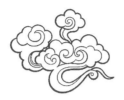

常见疾病验方验案集锦

温州市中西医结合医院　组编

上海科学技术出版社

图书在版编目（ＣＩＰ）数据

常见疾病验方验案集锦 / 温州市中西医结合医院组编；陈浩波主编. -- 上海 ：上海科学技术出版社，2023.10
　ISBN 978-7-5478-6346-6

　Ⅰ．①常… Ⅱ．①温… ②陈… Ⅲ．①验方－汇编②医案－汇编－中国－现代 Ⅳ．①R289.5②R249.7

　中国国家版本馆CIP数据核字(2023)第185187号

常见疾病验方验案集锦

温州市中西医结合医院　　组编

上海世纪出版(集团)有限公司
上 海 科 学 技 术 出 版 社 出版、发行
(上海市闵行区号景路159弄A座9F-10F)
邮政编码201101　　www. sstp. cn
常熟市华顺印刷有限公司印刷
开本 787×1094　1/16　印张 19.25
字数 230千字
2023年10月第1版　2023年10月第1次印刷
ISBN 978-7-5478-6346-6 / R·2853
定价: 60.00元

内 容 提 要

　　本书精选温州市中西医结合医院临床应用多年的验方近150首，以临床专科为分章，涵盖内、外、妇、儿、男科等10余个国家级和省市级重点专科，主要针对常见病、多发病、慢性病及疑难杂病的治疗，对临床具有较高参考价值。

　　本书具有选方实用性强、疗效显著、突出专病专用特点。每首方下包括主治疾病、药方组成、方药解析、验案举隅、注意事项、辨病选方心得等多个板块。书中验方遵循中医方证对应的辨证施治原则，在验案举隅、辨病选方经验分享中融入现代医学知识，注重西医辨病与中医辨证的中西医结合的思路与方法，不断挖掘中医"辨证论治"的现代科学内涵，提供中西医结合临床诊治的经验，能帮助读者更高效精准地运用验方，切实提高临床诊疗效果。

　　本书内容新颖，资料翔实，理论联系实际，临床实用性强。适用于中医、中西医结合、西学中等临床医师及医药院校学生阅读与参考。

编委员

组 编
温州市中西医结合医院

主 编
陈浩波

执行主编
谢作钢　朱文宗

副主编
欧洋帆

编 委
（以姓氏笔画为序）

丁壮壮	王文文	王超超	叶程程	刘　薇	刘运军
李雅静	汪　洋	陈智耶	陈墨金子	林圣乐	林雯雯
金清龙	郑梦梦	柯友辉	俞宁宁	施正贤	骆国钢
黄文彬	黄佳杰	赖　敏	蔡成思	蔡彬彬	

秘 书
李雅静（兼）

序 言

❧

习近平总书记提出："中医药学包含着中华民族几千年的健康养生理念及其实践经验，是中华文明的一个瑰宝。"

中医之学问博大精深，上承《内经》、易理，旁通诸子百家之哲思。经过数千年的传承，相关书籍更是浩繁如烟海，数之不尽，即便穷尽毕生之时间，也无法尽数熟悉掌握。故而，学好中医，需找好切入点，并有所取舍。

实践出真知，中医经验的获得必须来自临床一线，理论与实践两者缺一不可，需反复验证、不断精进。温州市中西医结合医院成立于1958年，65年来中西医临床工作者们扎根临床，悬壶济世，薪火相传，名医辈出，验方云集，涉及临床各科凡数十种，在常见病、多发病、慢性病、疑难病的治疗中积累了丰富的经验和心得。值此建院65周年之际，在医院中医经典研究所组织下，诸位同仁精心整理并筛选各科之验方，传承精华，守正创新，致敬六十五载辉煌。

首先，此书所选验方牢牢把握方剂的组方原则——理、法、方、药，此四者环环相扣、缺一不可。只看"方药"，不明"理法"，就好比大树无根，根基不稳，则必将倾倒。只有掌握"理法"，方知轻重缓急，圆机活法；只有掌握"方药"，才可遣方用药，灵活进退。

其次，中医药的灵魂与价值在于"效与验"，此书验方验案的内容包括方药、治法、验案、应用心得、注意事项等多部分组成，内容丰富且翔实，体现出实用性、科学性与生命力。相信本书的出版，必将对有志于中医事业的同道有所帮助。千里之行始于足下，望吾辈中医人日益精进，学有所获，行有所成。

最后，感谢该书撰编过程中各位编者们的辛勤付出和努力，在此向他们致以衷心谢意！

朱文宗

2023 年 8 月

前　言

中医药经过长期的实践，积累了大量的古籍古方及民间验方。"千方易得，一效难求"，中医药的传承创新不仅需要对古方验方进行搜集和整理，更加需要对古方验方的科学内涵和实践使用进行研究、消化、吸收，并转化为新的理论、技术成果，做到古为今用、化古为今——青蒿素的发现即是强有力的例证。对古方和验方进行及时整理、收集、更新，并融入现代医学理论，采用病证结合的辨病思维模式，客观记录验案并加以分析，总结使用经验，有助于拓展中医药应用范围，让中医药更好地服务于广大百姓。

温州市中西医结合医院是全国首批 28 家中西医结合医院之一，具有 65 年的悠久历史，始终坚持"特有中医，精准西医，一流中西医"的发展方向，立足"守正创新，传承发展"理念，经过长久的发展，取得了丰硕的成果。医院拥有国家中医药管理局"十二五"重点专科 2 个，浙江省中医药重点专科 4 个，温州市重点学科 5 个；浙江省名中医 2 人，温州市名医和名中医 5 人，全国优秀中医临床人才 2 人。诸多中医名家在不断临床实践中积累了丰富的经验，形成了一批具有"药简、效佳、适应证广"等特色的专方、验方。

温州市中西医结合医院中医经典研究所自成立以来，秉承"守正创新"的理念，以"传承中医经典，护佑生命健康"为宗旨，充分发挥中医药的特色优势，助力"健康中国"战略，并将经典学习常态化，促进中医药人才成长。笔者自担任中医经典研究所所长以来，带领团队不断挖掘我院名医名方，将诸多医家的经验条分缕析，加以整理，希冀为中医药经典理论的推广、应用尽献绵薄之力，促进中医药的继承与发展。

本书由常年从事临床一线、学验俱丰的名医们提供验方，经本院各位临床医务人员整理、撰写而成。全书以临床专科为分章，收集并精选验方近150首，验方涉及的疾病涵盖了内、外、妇、儿、男科等10余个国家级和省市级重点专科，对临床中的常见病、多发病、慢性病及疑难杂病的治疗具有参考价值。每首验方包括主治疾病、药方组成、方药解析、验案举隅、注意事项、辨病选方心得等多个板块，突出临床实用。

本书是首部集我院临床各科验方、验案的专著。本书的编写角度是以方为轴，从"深解、善用"经方、验方角度出发，并结合诸多名医的临证经验，着重从临床应用角度对方剂进行深入阐释。本书以"分类简明，辨证切要，方药精练，经验可靠"为特点，学习者通过本书可以快速了解经方、验方的实用价值，对于临证论治有很好的启迪作用，也有助于临床疗效的提高。相信本书的出版，对中西医结合的传承和发展起到一定的推动和促进作用，为中医药学的传承、创新和发展贡献力量。由于编者水平能力有限，书中难免有不尽如人意之处，望读者批评指正。

本书能够顺利完成，得益于浙江省名中医谢作钢和浙江省创新人才医院党委书记朱文宗给予的全力支持和指导，以及医院的名医们毫无保留地提供验方与验案，还有温州市中西医结合医院中医经典研究所全体参编人员的团队精神和付出的努力，在此对他们一并致以诚挚谢意！

陈浩波

2023 年 8 月

目　录

第四章 内分泌科疾病验方

第五章 肾内科疾病验方

第六章 神经科疾病验方

第七章 内科杂病验方

第八章 耳鼻喉科疾病验方

第九章 皮肤科疾病验方

第十章 泌尿男科疾病验方

第十一章 肛肠科疾病验方

第十二章 骨伤科疾病验方

第十三章　肿瘤科疾病验方

第十四章　妇产科疾病验方

第十五章　儿科疾病验方

第一章

呼吸科疾病验方

❦

泻肺定喘汤

【主治疾病】

中医病名：哮病。

西医病名：支气管哮喘。

【药方组成】

射干　炙麻黄　蝉蜕　地龙　前胡　杏仁　半夏　紫菀　款冬花　桑白皮　葶苈子　白鲜皮　炙甘草

【功效】

祛风涤痰，泻肺平喘。

【适宜证型】

风痰阻肺。

【用法】

每日 1 剂，水煎服，早、晚饭后 1 小时温服。

【方药解析】

此方由射干麻黄汤化裁而来，采取祛风涤痰与泻肺平喘治法相结合。方中重用炙麻黄祛外风、宣肺平喘，蝉蜕、地龙息内风、解痉平喘，桑白皮、葶苈子泻肺平喘，射干、半夏开结化痰，前胡、杏仁宣肺止咳，紫菀、款冬花降气化痰止咳，白鲜皮祛风止痒，炙甘草调和诸味。

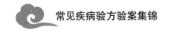

【验案举隅】

刘某，女，45岁。

初诊（2021年10月15日）

主诉：反复咳喘20余年，再发加重3日。

现病史：20余年前来温州，从事制鞋相关工作，之后反复发作咳喘，劳累后易发作，休息后有缓解，自行服用"氨茶碱"等药物。近年来咳喘发作频次较前增加，每隔一两月发作一次，不规则喷入沙丁胺醇气雾剂。3日前于鞋厂上班时再次发作，喉间喘鸣甚，自觉双目瘙痒不适，自行喷入沙丁胺醇气雾剂10余喷，症状未缓解，今至门诊。诊见：面色苍白，神疲乏力，喉间喘鸣，气短难以续接，咳痰阵作，痰黏不易咳出，夜间因咳喘剧难以平卧，纳呆，小便清长，大便正常。查体：呼吸26次/分，两肺呼吸音粗，闻及较多干啰音，心律齐，双下肢无明显浮肿，舌黯淡，苔白厚，脉细滑。辅助检查：胸部CT未见明显异常；血常规+CRP示白细胞9.0×10^9/L，中性粒细胞百分率64%，嗜酸性粒细胞百分率10%，CRP 4 mg/L；FeNO 89 bbp；肺功能+支气管舒张试验示中度混合性通气功能障碍，支气管舒张试验阳性。

中医诊断：哮病（风痰阻肺证）。

治法：祛风涤痰，泻肺平喘。

处方：泻肺定喘汤。射干10 g，炙麻黄10 g（先煎），蝉蜕8 g，地龙12 g，前胡10 g，杏仁10 g，半夏10 g，紫菀10 g，款冬花10 g，桑白皮10 g，葶苈子10 g，炙甘草6 g，白鲜皮12 g。7剂，每日1剂，水煎服，早、晚饭后1小时温服。并叮嘱患者脱离鞋厂工作环境，以免病情反复，难以控制。

二诊（2021年10月22日）

服药后咳喘较前明显好转，咳痰减少，痰白稀，夜间可平卧，大便稍稀。肺部听诊两肺闻及少许哮鸣音，舌黯淡，苔白腻，脉滑。予初诊方去葶苈子。7剂，每日1剂，煎服方法如前。

三诊（2021年10月27日）

患者自诉已无明显咳喘，咳嗽不多，无咳痰，活动后未发作，二便调和。肺部听诊未闻及哮鸣音。患者自诉经济困难，要求停药，并叮嘱患者调整工作岗位，避免接触刺激性气体。

【注意事项】

（1）哮病患者饮食宜清淡，忌肥甘油腻、辛辣甘甜，防止生痰生火。

（2）用药治疗期间，应尽量避免接触刺激性气味，以免反复发作，难以控制病情。

（3）本方含桑白皮、葶苈子等苦泻之品，脾虚腹胀、易泻者慎用；高血压、心动过速者，方中麻黄减量使用。

【辨病选方心得】

哮病是一种反复发作、缠绵难愈的疾病，中老年及体弱患者，肾气渐衰，发作频繁，不易根除。风痰哮常因外感风邪触发，具有发病迅速，兼咽、鼻发痒，喷嚏频作等症状，与现代医学中的过敏性哮喘相对应。针对风邪致病的特点，在射干麻黄汤基础上加入白鲜皮及虫类药蝉蜕、地龙祛风解痉。现代研究证实这类祛风解痉药物具有抗过敏的功效，用于过敏性哮喘的治疗上疗效颇佳。哮病治疗，"未发以扶正气为主，既发以攻邪气为急"。平时未发作时应注意调补肺脾肾三脏，发作时根据病邪特点辨证论治，风痰哮在急性发作时，予以泻肺定喘汤祛风涤痰、泻肺平喘以治其标，迅速缓解症状。风痰哮亦需注意饮食起居，避免外感风邪或接触过敏原。

祛风止咳方

【主治疾病】

中医病名：咳嗽。

西医病名：感染后咳嗽。

【药方组成】

麻黄　蝉蜕　紫苏子　紫菀　款冬花　杏仁　前胡　五味子　桔梗　蜜枇杷叶地龙　炙甘草

【功效】

祛风解痉，宣肺止咳。

【适宜证型】

风邪恋肺。

【用法】

每日1剂，水煎服，早、晚饭后1小时温服。

【方药解析】

此方由三拗汤、止嗽散化裁而来，采取祛风解痉与宣肺止咳治法相结合。

方中麻黄、杏仁宣肺止咳，蝉蜕、地龙祛风解痉，前胡、苏子化痰止咳，紫菀、款冬花、蜜枇杷叶润肺止咳，桔梗利咽化痰，五味子敛肺止咳，炙甘草调和诸药。

【验案举隅】

张某，男，32 岁。

初诊（2020 年 4 月 15 日）

主诉：咳嗽 2 月余。

现病史：患者 2 月余前受凉后出现鼻塞流涕、咽痛，自服感冒药及抗生素，后流涕、咽痛好转，初有咳痰，但逐渐出现咳嗽。至外院就诊，继续服用抗生素，咳痰好转，但咳嗽持续，白天夜间无明显差异，自觉咽痒，说话、闻油烟等则易发作，自服止咳糖浆等，咳嗽缓解不明显，今至门诊。诊见：面色红润，胃纳一般，夜眠欠安，二便调和。查体：呼吸平稳，两肺呼吸音清，未闻及干湿啰音，心律齐，双下肢无浮肿，舌红苔薄白，脉浮数。辅助检查：血常规 +CRP 无殊，胸部 CT 未见明显异常。

中医诊断：咳嗽（风邪恋肺证）。

治法：祛风解痉，宣肺止咳。

处方：祛风止咳方。麻黄 6 g，蝉蜕 6 g，紫苏子 12 g，紫菀 12 g，款冬花 12 g，杏仁 10 g，前胡 12 g，五味子 9 g，桔梗 10 g，蜜枇杷叶 12 g，地龙 9 g，炙甘草 3 g。7 剂，每日 1 剂，水煎服，早、晚饭后 1 小时温服。

二诊（2020 年 4 月 22 日）

服药后咽痒、咳嗽较前明显减轻，夜间咳嗽偶有，自觉口干。予初诊方去款冬花、桔梗，加北沙参 10 g、麦冬 10 g。7 剂，每日 1 剂，煎服方法如前。后患者未再来院就诊，电话随访，诉咳嗽已止。

【注意事项】

（1）感染后的咳嗽如若考虑支原体感染等引起，可将此方与喹诺酮类、大环内酯类抗生素联用以加强疗效。

（2）咳嗽剧烈，伴犬鸣样回声，需考虑类百日咳等可能，此类咳嗽十分剧烈，西医治疗往往疗效不明显，此方中加大蝉蜕、地龙等用量。

（3）注意起居饮食的调护，避免吸烟、饮酒、进食辛辣炙煿之品。

【辨病选方心得】

咳嗽论治，多从外感、内伤两类论治。感染后咳嗽亦属外感咳嗽，风邪恋肺证为常见证型。外感风热、风寒之邪经过治疗后寒热之邪大部分已清，但风邪独恋，部分患者正气已伤，祛邪无力，其症状以咽痒而咳，咯白痰或无痰为特征。针对风邪留恋这一特征，采用三拗汤、止嗽散化裁，创立祛风宣肺汤。全方以轻宣、疏风、解痉药物为主，并不一味使用止咳祛邪之品。

对于临床上遇到慢性咳嗽患者，初起有外感之证，后寒热之象不显，逐渐出现干咳咽痒等主症，久治不愈者，或者支原体、衣原体等非典型病原体感染后引起的咳嗽，都可选用此方化裁。

清金止咳汤

【主治疾病】

中医病名：感冒。

西医病名：上呼吸道感染。

【药方组成】

金银花　连翘　炒牛蒡子　玄参　桑叶　鱼腥草　黄芩　蜜枇杷叶　炙甘草

【功效】

疏风利咽，清肺止咳。

【适宜证型】

风热犯肺。

【用法】

每日1剂，水煎服，早、晚饭后1小时温服。

【方药解析】

此方由银翘散化裁而来，采取疏风利咽与清肺止咳治法相结合。方中金银花、连翘疏风清热，鱼腥草、黄芩清热解毒，炒牛蒡子、玄参清热利咽，桑叶、蜜枇杷叶润肺止咳，炙甘草调和诸药。

【验案举隅】

熊某，男，36岁。

初诊（2019年7月17日）

主诉：咽痛咳嗽2日。

现病史：2日前进食烧烤、冰啤酒等食物后出现咽痛，吞咽时疼痛明显，伴少许咳嗽，咳痰色黄，量不多，无发热畏寒，无胸闷心悸，自服"罗红霉素、双黄连口服液"，咽痛未有缓解，今至门诊。诊见：面红目赤，呼吸气粗，闻及口臭，胃纳减，夜眠欠安，小便黄赤，大便稍干。查体：咽红，扁桃体可见Ⅱ度肿大，未见脓苔附着，呼吸平稳，两肺呼吸音清，未闻及干湿啰音，心律齐，舌红，苔薄黄，脉浮数。辅助检查：血常规+CRP示白细胞12.4×10^9/L，中性粒细胞百分率85%，CRP 45 mg/L，胸片未见明显异常。

中医诊断：感冒（风热犯肺证）。

治法：疏风利咽，清肺止咳。

处方：清金止咳汤。金银花15 g，连翘10 g，炒牛蒡子10 g，玄参10 g，桑叶10 g，鱼腥草15 g，黄芩8 g，蜜枇杷叶10 g，炙甘草6 g。4剂，每日1剂，水煎服，早、晚分服。

二诊（2019年7月21日）

服药后咽痛大减，吞咽时疼痛亦不明显，咳嗽咳痰较前稍增多。予初诊方去金银花、炒牛蒡子、玄参，加干芦根15 g、浙贝母9 g、前胡10 g。5剂，每日1剂，煎服方法如前。后患者咳嗽渐愈。

【注意事项】

（1）感冒患者饮食宜清淡，忌肥甘油腻、辛辣炙煿之品，防止体内生痰生火。

（2）若素体阴虚，津液不足者患感冒，可适当多饮水，增津液以资汗源。

【辨病选方心得】

感冒是临床常见外感疾病，以鼻塞、流涕、喷嚏、头痛、恶风寒或发热等为主要临床表现。现今社会人们生活水平提高，饮食多肥甘厚腻之品，生活节奏极快，均易导致内热偏盛，故风热感冒最为常见。肺主皮毛，司呼吸，受邪之后，玄府闭塞，卫阳郁遏，可见恶寒发热、咳嗽。因此在疏散风热的同时，加入鱼腥草、黄芩清热解毒，旨在"先安未受邪之地"，防邪深入肺脏。此方由银翘散化裁而来，加清肺止咳之品，适用于大多数风热犯肺证患者。若时行感冒热毒较盛，壮热恶寒，头痛身痛，咽喉肿痛，咳嗽气粗，可配大青叶、蒲公英、重楼等清热解毒之品。夏季外感，暑湿偏盛，若见舌苔厚腻者，可加用芳香化湿之品。

益气补肺方

【主治疾病】

中医病名：喘证。

西医病名：气胸。

【药方组成】

黄芪　炒白术　茯苓　柴胡　香附　炒枳实　三七　山茱萸　生龙骨　生牡蛎　白及　炙甘草

【功效】

健脾益气，敛肺补络。

【适宜证型】

肺脾气虚，肺络破损。

【用法】

每日1剂，水煎服，早、晚饭后1小时温服。

【方药解析】

此方由补中益气汤、补络补管汤（出自张锡纯《医学衷中参西录》）两方化裁而来。方中黄芪、炙甘草、炒白术、茯苓健脾益气补肺，山茱萸、生龙骨、生牡蛎、白及酸敛收涩、促进破口愈合，柴胡、香附、炒枳实疏肝理气，三七活血化瘀通络。全方共奏健脾益气、收敛补络之功。

【验案举隅】

王某，男，74岁。

初诊（2022年7月14日）

主诉：确诊肺癌5年余，咳嗽、咳痰、气喘1周。

现病史：患者5年前在我科住院确诊小细胞肺癌，并予多次化疗。1周前因肺部癌灶，再次入院行微波消融术，术后发生气胸，持续未愈，水封瓶持续见气泡溢出。平素有慢性阻塞性肺疾病（COPD）病史，长期吸入沙美特罗替卡松粉吸入剂，有吸烟史。诊见：咳嗽咳痰阵作，痰白，动则气喘，咳嗽时见水封瓶中气泡溢出，纳眠可，寐安，大便正常。查体：呼吸平稳，口唇无发绀，皮肤巩膜无黄染，两肺听诊左肺呼吸音低，未闻及明显干湿啰音，胸腔闭式引流管在位，舌淡，苔薄白，脉沉细。

中医诊断：喘证（肺脾气虚证）。

治法：益气健脾，收敛补肺。

处方：益气补肺汤。山茱萸 20 g，黄芪 15 g，炙甘草 15 g，白花蛇舌草 15 g，生龙骨 15 g，生牡蛎 15 g，茯苓 15 g，炒白术 10 g，白及 10 g，柴胡 10 g，炒枳实 10 g，香附 9 g，三七 6 g。5 剂，每日 1 剂，水煎服，早、晚饭后 1 小时温服。

二诊（2022 年 7 月 19 日）

服药后自觉胸闷气喘较前明显缓解，诉偶有咳黄痰。予复查胸部 CT，提示引流管脱出，肺部已完全复张。予初诊方去泽泻，加鱼腥草 15 g。5 剂，每日 1 剂，煎服法如前。

2022 年 7 月 20 日患者痊愈出院，电话随访患者，诉自觉情况良好，无明显胸闷气促。

【注意事项】

（1）难治性气胸治疗疗程较长，患者可能存在情绪抑郁，注意疏肝理气之品应用。

（2）久病必瘀，适量使用活血化瘀之品有助于气胸愈合。

【辨病选方心得】

气胸为西医病名，并无对应的中医病名，若患者出现喘息、胸闷不适，可辨为喘证。单纯自发性气胸，予吸氧或胸腔穿刺抽气术处理后多能自愈。而益气补肺方治疗的是难治性气胸，此类患者多伴有 COPD、矽肺等基础肺疾病，素体肺脾气虚，气短难续，发生气胸后呼吸费力明显，加之基础肺结构破坏，气胸往往迁延难愈，或愈后复发。此方由补中益气汤及补管补络汤二方化裁而来，具有补气收敛、活血生肌之功效，在难治性气胸患者中应用颇见奇效，值得临床使用借鉴。

清毒宣肺汤

【主治疾病】

中医病名：喘证。

西医病名：病毒性肺炎。

【药方组成】

生石膏　生大黄　杏仁　瓜蒌皮　葶苈子　黄芩　甘草　鱼腥草　蒲公英

【功效】

清热解毒，宣肺通腑。

【适宜证型】

热毒闭肺。

【用法】

每日1剂，水煎服，早、晚饭后1小时温服。

【方药解析】

此方由宣白承气汤化裁而来，方中生石膏、黄芩清泄肺热，鱼腥草、蒲公英清热解毒，生大黄通腑泄热，杏仁、瓜蒌皮、葶苈子化痰泻肺平喘，兼能润肠通便，甘草调和诸药。全方"脏腑同治"，具有清热解毒、宣肺通腑的功效。

【验案举隅】

顾某，男，52岁。

初诊（2018年6月15日）

主诉：发热伴咳嗽咳痰、胸闷2日。

现病史：患者2日前出现发热，体温未测，伴咳嗽咳痰，胸闷、呼吸困难，渐进加重，曾就诊当地诊所，服用药物后症状无缓解，就诊外院，查胸部CT提示两肺感染，查流感咽拭子提示甲流弱阳性，予奥司他韦胶囊75 mg，每日2次口服抗病毒治疗。服药后患者自觉症状仍重，胸闷加重，遂就诊我院门诊。诊见：面红，气促，声粗，胃纳一般，夜眠欠安，小便黄赤，大便干结数日未解。查体：呼吸急促，两肺呼吸音清，未闻及干湿啰音，心律齐，心率偏快，双下肢无浮肿，舌红苔黄腻，脉洪。

中医诊断：喘证（热毒闭肺证）。

治法：清热解毒，宣肺通腑。

处方：清毒宣肺汤。生石膏20 g，生大黄15 g，杏仁12 g，瓜蒌皮12 g，葶苈子15 g，黄芩15 g，甘草10 g，鱼腥草30 g，蒲公英30 g。3剂，每日1剂，水煎服，早、晚饭后1小时温服。

二诊（2018年6月18日）

服药1剂后大便解出较多，热退，汗出较多，呼吸困难较前缓解，胸闷轻微，干咳无痰。予初诊方加减，生大黄减量为10 g。3剂，每日1剂，煎服方法如前。

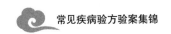

三诊（2018 年 6 月 21 日）

体温已恢复正常，动则气促，大便偏稀，干咳，无痰，舌红少苔，脉弦细。复查胸部 CT，提示病灶较前吸收好转，部分病灶纤维化改变。予二诊方去生石膏、生大黄、葶苈子、蒲公英，加党参、北沙参、麦冬各 15 g，五味子 10 g。5剂，每日 1 剂，煎服方法如前。

三诊后患者未再来医院就诊，电话随访，诉已基本恢复正常，活动耐量较病前稍有下降，嘱小心调护，避免再次感冒。

【注意事项】

（1）病毒性肺炎可能进展极快，若患者出现面色、唇甲发绀，喘促不得卧，极有可能进展为急性呼吸窘迫综合征（ARDS），需收住病房，配合激素、丙种球蛋白等综合治疗。

（2）此方为峻下清解之剂，用药颇为寒凉，中病即止，不可久服，以防伤及正气。

【辨病选方心得】

病毒性肺炎常见于流感、腺病毒、SARS、新型冠状病毒感染等，病情进展较快，容易引起急性呼吸窘迫综合征。临床表现为喘促不得卧，呼吸困难，胸满腹胀，大便不通，脉象滑实，舌苔黄燥。此为热毒闭肺，肺失肃降，腑气不通，使用通腑泄热之剂，有利于减轻腹胀，横膈下移，改善肺通气。病毒性肺炎的病理因素涉及热、痰、毒，病机为肺气郁闭，用清毒宣肺汤主要治疗热毒为主的病毒性肺炎，治疗初期重用清热解毒及通腑泄热之品如鱼腥草、蒲公英、大黄，后期注意中病即止，顾护正气，适当使用养阴清热之品如沙参、麦冬等。

补气消痈汤

【主治疾病】

中医病名：肺痈。

西医病名：支气管扩张伴感染，肺脓肿。

【药方组成】

生黄芪　忍冬藤　鱼腥草　金荞麦　瓜蒌皮　茯苓　生薏苡仁　冬瓜子　桃仁

芦根　炙甘草

【功效】

清肺化痰，补气消痈。

【适宜证型】

气虚痰热。

【用法】

每日 1 剂，水煎服，早、晚饭后 1 小时温服。

【方药解析】

此方由千金苇茎汤化裁而来，采取清肺化痰与补气消痈治法相结合。方中生黄芪益气托毒消痈，忍冬藤清热解毒散结，冬瓜子、生薏苡仁清肺排脓，鱼腥草、金荞麦解毒消痈，芦根清热生津，桃仁止咳平喘，瓜蒌皮化痰宽胸，茯苓健脾渗湿，炙甘草调和诸药。

【验案举隅】

李某，女，71 岁。

初诊（2019 年 7 月 1 日）

主诉：反复咳嗽咳痰伴喘息 50 余年，加重 10 余日。

现病史：患者 50 余年前出现咳嗽咳痰伴喘息，未予诊治，此后上述症状反复发作，曾长期服用地塞米松片及输液治疗。1 个月前患者因类似症状入住我科，予以抗感染、化痰等对症治疗后病情好转出院。10 余日前患者出现咳嗽加剧，痰黄脓，痰量多，伴胸闷气短，间断喘息，自服抗生素，症状未缓解，遂就诊我院门诊。诊见：面色苍白，气促，声低，乏力，胃纳欠佳，夜眠欠安，二便尚调。查体：呼吸稍促，两肺呼吸音粗，闻及大量湿啰音，心律齐，心率偏快，双下肢无浮肿，舌淡胖边有齿痕，苔黄腻，脉沉滑。辅助检查：血常规 +CRP 示白细胞 11.93×10^9/L，中性粒细胞百分率 85%，CRP 7.54 mg/L，胸部 CT 示支气管扩张合并感染，纵隔淋巴结增多、增大。

中医诊断：肺痈（肺气亏虚兼痰热蕴肺证）。

治法：清肺化痰，补气消痈。

处方：补气消痈汤。生黄芪 20 g，忍冬藤 15 g，鱼腥草 20 g，金荞麦 20 g，瓜蒌皮 10 g，茯苓 15 g，生薏苡仁 15 g，冬瓜子 10 g，桃仁 8 g，芦根 15 g，炙甘草 6 g。5 剂，每日 1 剂，水煎服，早、晚饭后 1 小时温服。

二诊（2019 年 7 月 6 日）

患者诉咳嗽、咳痰较前好转，痰色转淡，乏力缓解，大便溏薄，次数较多。

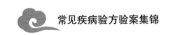

予初诊方去冬瓜子,加白术9 g。5剂,每日1剂,煎服方法如前。

三诊(2019年7月11日)

咳嗽咳痰不多,痰白,稍感活动后气促,大便仍偏稀。复查胸部CT,病灶较前吸收好转。予二诊方去鱼腥草、金荞麦,加党参15 g、五味子9 g。5剂,每日1剂,煎服方法如前。服药完毕后电话随访,诉一般情况良好。

【注意事项】

(1)支气管扩张患者往往反复发作,治疗疗程较长,切忌一味用苦寒清解之品,以防苦寒败胃。

(2)饮食宜清淡,多食蔬菜及优质蛋白质,忌油腻厚味。

【辨病选方心得】

支气管扩张伴感染是临床常见疾病,临床表现为反复咳嗽咳痰,咳痰黄稠,或有咯血,属中医肺痈范畴。中医论治肺痈,分为初期、成痈期、溃脓期、恢复期。对于支气管扩张伴感染患者,其治法总体从溃脓期、恢复期论治,大体为解毒排脓,清养肺气。对于反复感染发作,迁延不愈者,适当扶正排脓有利于加快病情康复,方中生黄芪具有益气扶正、托毒排脓的功效,在外科疮疡中多有应用;忍冬藤具有清热解毒、消肿散结的功效,用这两味药作为对药用来治疗支气管扩张、肺脓肿等属于肺气亏虚兼痰热阻肺的患者,颇有验效。如患者热盛伤阴,可再酌加生地黄、知母等甘寒养阴之品。

消瘀化痰利肺汤

【主治疾病】

中医病名:喘证。

西医病名:肺间质纤维化。

【药方组成】

桃仁 红花 牡丹皮 穿山龙 虎杖根 生白芍 紫苏子 葶苈子 泽兰 炙甘草 败酱草 当归 前胡 桑白皮 竹沥半夏 茯苓 丹参 太子参 金荞麦 佛耳草

【功效】

清肺化痰,活血化瘀。

【适宜证型】

痰瘀互结。

【用法】

每日 1 剂，水煎服，早、晚饭后 1 小时温服。

【方药解析】

此方取由桑白皮汤合桃红四物汤化裁而来，采取清肺化痰与活血化瘀治法相结合。方中桑白皮、金荞麦、佛耳草、竹沥半夏、前胡、虎杖根清肺化痰止咳，桃仁、红花、当归、牡丹皮、丹参、败酱草、泽兰活血化瘀，紫苏子、葶苈子、穿山龙降气平喘，太子参补益脾肺，茯苓健脾渗湿，生白芍养血和营，炙甘草调和诸药。

【验案举隅】

王某，女，75 岁。

初诊（2017 年 3 月 1 日）

主诉：反复咳嗽气急 3 年，加重 3 日。

现病史：患者 3 年前出现咳嗽咳痰伴喘息气急，至当地医院查胸部 CT，考虑两肺间质改变，予化痰等对症治疗后好转。此后患者长期口服"乙酰半胱氨酸泡腾片"，症状逐渐加重，稍事活动即感心悸气短不适。3 日前不甚受凉，即感咳嗽咳痰加剧，痰黄稠量多，不易咳出，伴胸闷气促明显，遂就诊我院门诊。诊见：面色紫暗，气促，声低，乏力，胃纳欠佳，夜眠欠安，二便尚调。查体：呼吸促，两肺呼吸音粗，闻及较多细湿啰音，心律齐，心率 120 次 / 分，双下肢无浮肿，舌暗苔黄腻，脉细涩。辅助检查：血常规 +CRP 示白细胞 14.93×10^9/L，中性粒细胞百分率 73%，CRP 25.54 mg/L，胸部 CT 示两肺间质改变，较 2014 年 5 月胸部 CT 病灶进展。

中医诊断：喘证（痰瘀互结证）。

治法：清肺化痰，活血化瘀。

处方：消瘀化痰利肺汤。桃仁 15 g，红花 15 g，牡丹皮 15 g，穿山龙 30 g，虎杖根 30 g，生白芍 30 g，紫苏子 15 g，葶苈子 9 g，泽兰 12 g，炙甘草 9 g，败酱草 30 g，当归 15 g，前胡 12 g，桑白皮 12 g，竹沥半夏 12 g，茯苓 15 g，丹参 30 g，太子参 15 g，金荞麦 30 g，佛耳草 15 g。5 剂，每日 1 剂，水煎服，早、晚饭后 1 小时温服。

二诊（2017 年 3 月 6 日）

患者诉咳嗽减轻，痰色转淡，胸闷气急较前缓解。予初诊方，5 剂，每日 1

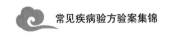

剂，煎服方法如前。

三诊（2017 年 3 月 11 日）

活动后仍有气急，但咳嗽咳痰已不明显，口唇发绀较前明显缓解，腹胀不适。复查胸部 CT，病灶较前吸收好转。予二诊方去金荞麦、佛耳草，加厚朴9 g。5 剂，每日 1 剂，煎服方法如前。服药完毕后电话随访，诉病情基本稳定。

【注意事项】

（1）间质性肺炎往往病史较久，久病者多痰瘀互结，疗程较长，且多有口服激素治疗，但激素久服多有副作用，可予此方加减，逐渐减量，且不可操之过急。

（2）若痰瘀互结之象逐渐改善，可在守方基础上逐渐增加益气、和血之品。

【辨病选方心得】

间质性肺炎，主要累及肺间质、肺泡和（或）细支气管的肺部弥漫性疾病，表现为渐进性、劳力性气促，限制性通气功能障碍伴弥散功能降低，低氧血症和影像学上的双肺弥漫改变，属中医喘证范畴。病情虚实夹杂，但始终以痰瘀互结为本。久病必瘀，痰浊恋肺，气机失调，瘀血阻络，肺络失和，痰瘀搏结，肺失清肃，故治疗上以清肺祛痰，活血化瘀为主。此方由桑白皮汤合桃红四物汤化裁而来，并加入穿山龙、虎杖根等现代药理学研究证实对肺间质纤维化具有明显疗效的药物。国医大师朱良春认为，穿山龙既能化痰又能通络，且具有肾上腺皮质激素样的作用，却无激素样不良反应。对于间质性肺炎患者伴有唇甲发绀、杵状指等明显瘀血内阻之象的患者，此方尤为合适。

加味柴胡陷胸汤

【主治疾病】

中医病名：悬饮。

西医病名：结核性胸膜炎。

【药方组成】

柴胡　黄芩　半夏　生姜　瓜蒌皮　黄连　枳实　桔梗　葶苈子　桑白皮　大枣　炙甘草

【功效】

调畅枢机，泻肺利水。

【适宜证型】

热饮结胸。

【用法】

每日1剂，水煎服，早、晚饭后1小时温服。

【方药解析】

此方由柴胡陷胸汤化裁而来。方中柴胡疏肝解郁，透邪外达；黄芩、黄连清泄热结，瓜蒌皮、半夏涤痰宽胸，寒热相伍，共奏苦降辛开、清热化痰、宽胸散结之功；半夏、生姜又能和胃降逆；桔梗、枳实一升一降，调畅胸膈气机；葶苈子泻肺逐饮，重用方能取效；大枣、炙甘草为补益气血、甘缓调和之品。全方能开能泄，能通能降，调畅枢机，宽胸消痞，泻肺利水，虚实兼顾，祛邪而无伤正之弊。

【验案举隅】

黄某，女，57岁。

初诊（2018年8月22日）

主诉：胸痛胸闷4日。

现病史：患者4日前出现胸痛胸闷，伴夜间咳嗽，不剧，未予重视，后胸痛胸闷症状较前有加重，于当地医院就诊，查胸部CT提示左侧胸腔积液伴邻近肺实质膨胀不全，右肺下叶少许纤维灶，左肺上叶肺气囊。为进一步诊治，患者转至我院就诊，并拟"胸腔积液（左侧）"收住我科。诊见：面色淡黄，气稍促，声低，乏力，胃纳欠佳，夜眠欠安，二便尚调。查体：呼吸稍促，左肺呼吸音低，右肺呼吸音清，心律齐，心率118次/分，双下肢无浮肿，舌淡苔薄腻，脉弦细。辅助检查：白细胞3.85×10^9/L，中性粒细胞百分率65.7%，淋巴细胞百分率21.1%，血红蛋白116 g/L，血小板计数226×10^9/L，CRP 4.31 mg/L。胸水B超提示左侧胸腔积液，深度为109 mm。

中医诊断：悬饮（热饮结胸证）。

治法：调畅枢机，泻肺利水。

处方：加味柴胡陷胸汤。柴胡10 g，黄芩10 g，半夏10 g，生姜10 g，瓜蒌皮10 g，黄连6 g，枳实15 g，桔梗10 g，葶苈子20 g，桑白皮15 g，大枣10 g，炙甘草6 g。5剂，每日1剂，水煎服，早、晚饭后1小时温服，并予左侧胸腔置管引流胸水。

二诊（2018年8月27日）

胸闷气促较前明显缓解，但持续低热，体温波动在37.1～37.8℃，乏力明显，予初诊方中加入青蒿 15 g、知母 12 g。5 剂，每日 1 剂，煎服方法如前。

三诊（2018 年 9 月 1 日）

胸水化验结果考虑结核性胸膜炎，予抗痨治疗。低热已退，但仍感乏力纳差，予二诊方去青蒿、知母，加入黄芪、党参各 15 g。5 剂，每日 1 剂，煎服方法如前。服药完毕后患者出院，后电话随访，自行至当地续方 10 剂，服用后纳眠均可，无胸闷气促等不适。

【注意事项】

（1）悬饮之证使用攻逐水饮之药，需注意顾护胃气，中病即止。

（2）若纳差食少明显者，可佐以温阳健脾之法，不可一味峻攻，否则用药后可能出现呕吐、腹痛、腹泻过剧。

【辨病选方心得】

结核性胸膜炎可归属于中医的"悬饮"范畴。张仲景在《金匮要略》中提出"饮后水流在胁下，咳唾引痛，谓之悬饮"。患者起病多因痨虫乘虚犯肺，肺失宣肃，通调水道失司，津液输布失常，积液成饮。水饮停于胸胁，气机郁闭，故致胸胁胀痛、咳嗽气促；久之因气滞血瘀，络脉痹阻于胸膜而致胸膜增厚。临床常见邪郁少阳、饮停胸胁、肺络不畅等证型。柴胡陷胸汤首见于《重订通俗伤寒论》，由小柴胡汤与小陷胸汤加减化裁而成。小柴胡汤主治"往来寒热，胸胁苦满，默默不欲饮食，心烦喜呕"之少阳证。小陷胸汤主治"小结胸病，正在心下，按之则痛，脉浮滑者"。结核性胸膜炎患者午后发热盗汗、胸胁痞闷或疼痛、纳差乏力、舌红脉弦滑等表现与上述脉症颇为相符，故用此方加入葶苈子、桑白皮加强泻肺利水的作用，更有效缓解胸胁胀闷的症状。气虚乏力者，加黄芪、党参补益肺气；夜热盗汗者，加青蒿、知母清退虚热；咳嗽甚者，加紫菀、款冬花肃肺止咳；胸痛甚者，加红花、延胡索通络止痛。

降气化痰平喘方

【主治疾病】

中医病名：肺胀。

西医病名：慢性阻塞性肺疾病。

【药方组成】

紫苏子　莱菔子　五味子　前胡　姜厚朴　肉桂　陈皮　姜半夏　沉香　当归　炙甘草

【功效】

化痰降气，纳气平喘。

【适宜证型】

肺肾气虚，痰浊阻肺。

【用法】

每日 1 剂，水煎服，早、晚分服。

【方药解析】

此方由苏子降气汤合三子养亲汤化裁而来，采取化痰降气与纳气平喘治法相结合。方中紫苏子、莱菔子降气平喘，祛痰止咳，姜半夏燥湿化痰降逆，姜厚朴下气宽胸除满，陈皮、前胡下气祛痰止咳，肉桂温补下元，沉香纳气平喘，五味子收敛肺气，当归既治咳逆上气，又养血润燥，甘草调和诸药。

【验案举隅】

应某，男，84 岁。

初诊（2019 年 4 月 17 日）

主诉：反复咳嗽 30 余年，加重伴胸闷 2 日。

现病史：患者既往反复咳嗽 30 余年，诊断为 COPD，规律吸入布地格福治疗。2 日前因受凉后出现发热，自服抗生素后热退，但出现胸闷、呼吸费力，咳痰色白，量多，夜间难以平卧，遂就诊我院。诊见：面色㿠白，气促，声低，乏力，胃纳欠佳，夜眠欠安，二便尚调。查体：呼吸急促，两肺肺呼吸音低，未闻及干湿啰音，心律不齐，双下肢无浮肿，舌淡苔薄腻，脉沉细。辅助检查：血常规 +CRP 示白细胞 14.64×10^9/L↑，中性粒细胞 11.71×10^9/L↑，淋巴细胞 1.49×10^9/L，CRP 79.22 mg/L↑。血气分析示 pH 7.46↑，氧分压 137 mmHg↑，二氧化碳分压 32 mmHg↓，血乳酸 3.0 mmol/L↑。胸部 CT 示两肺支气管炎、散在炎性灶；肺气肿；两侧胸膜增厚。

中医诊断：肺胀（肺肾气虚兼痰浊阻肺证）。

治法：化痰降气，纳气平喘。

处方：降气化痰平喘方。紫苏子 9 g，莱菔子 9 g，五味子 8 g，前胡 9 g，姜厚朴 9 g，肉桂 6 g，陈皮 9 g，姜半夏 9 g，沉香 3 g，当归 9 g，炙甘草 6 g。7 剂，每日 1 剂，水煎服，早、晚饭后 1 小时温服。

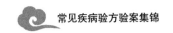

二诊（2019 年 4 月 24 日）

服药后胸闷、呼吸费力较前明显好转，咳痰减少，痰白稀，夜间可平卧。予初诊方去沉香，姜厚朴减为 6 g，加杏仁 9 g。7 剂，每日 1 剂，煎服方法如前。

三诊（2019 年 4 月 30 日）

患者自诉休息时已无明显胸闷，咳嗽不多，无咳痰。予二诊方去前胡，加熟地黄 15 g、生黄芪 15 g。7 剂，每日 1 剂，煎服方法如前。后电话随访患者，自诉一般情况良好，可至公园慢走。

【注意事项】

（1）肺胀之病，每遇外感易加重，故预防感冒，及时治疗内伤咳嗽以防止病情迁延发展为慢性咳喘，是为治未病之关键。

（2）秋冬季节，注意保暖，避免感受外邪，忌烟酒，少食辛辣、过咸、过甜之品。

（3）中虚痰多、阴虚燥热者不宜用。

【辨病选方心得】

慢性阻塞性肺疾病可归属于中医学"肺胀"范畴，临床表现主要为咳嗽、咳痰、气喘，主病之脏在肺，可累及心脾肾，病理性质为本虚标实。病初多肺气郁滞，痰生、饮停、瘀留，久则肺虚，脉络瘀阻，虚实互为因果，痰瘀兼夹为病。急性发作期当以邪实为主，重在缓解标急。外邪引动肺内伏痰时，此中痰液性质黏稠浊腻，难化难消，涤痰利肺为当务之急。此方为苏子降气汤合三子养亲汤加减，方中姜半夏、紫苏子、莱菔子均为降气化痰之品，配合沉香、陈皮、姜厚朴顺气导痰，用之可化痰豁痰，肺热腑实者可加大黄、芒硝。

温阳化瘀汤

【主治疾病】

中医病名：肺胀。

西医病名：肺源性心脏病。

【药方组成】

制附子　桂枝　茯苓　生白术　猪苓　泽泻　丹参　泽兰　生黄芪　降香　葶苈子

【功效】

温阳利水，化瘀通络。

【适宜证型】

阳虚水泛，肺络郁闭。

【用法】

每日 1 剂，水煎服，早、晚饭后 1 小时温服。

【方药解析】

此方由附子理苓汤化裁而来。方中制附子、桂枝温补脾肾，通阳化气，生白术、茯苓健脾利水，猪苓、泽泻利水渗湿，泽兰、降香、丹参化瘀通络，生黄芪补益肺气，葶苈子泻肺平喘。全方共奏温阳利水、化瘀通络之功。

【验案举隅】

陈某，男，74 岁。

初诊（2017 年 11 月 4 日）

主诉：反复咳嗽 20 余年，加重伴下肢浮肿 1 周。

现病史：患者既往反复咳嗽 20 余年，诊断为 COPD。1 年前开始反复出现下肢浮肿，患者至当地医院就诊，考虑肺心病，予利尿剂口服后水肿消退。1 周前因受凉后出现咳嗽咳痰增多，伴胸闷，下肢浮肿，少尿，患者自服抗生素 1 周，咳嗽咳痰较前好转，但胸闷、下肢浮肿仍明显。诊见：面色紫暗，动则气促明显，声低懒言，下肢水肿明显，按之凹陷，胃纳欠佳，夜眠欠安，小便量少，大便干结。查体：口唇发绀，呼吸促，两肺呼吸音低，未闻及干湿啰音，心律不齐，双下肢中度浮肿，舌淡胖紫暗，苔白腻，脉虚弱无力。指测 SPO_2 82%。辅助检查：血常规 +CRP 示白细胞 $5.29 \times 10^9/L$，中性粒细胞百分率 70.2%↑，淋巴细胞百分率 20.7%，血红蛋白 93 g/L↓，C－反应蛋白 1.21 mg/L。血气分析示 pH 7.34↓，氧分压 49 mmHg↓，二氧化碳分压 48 mmHg↑，血乳酸 1.7 mmol/L。胸部 CT 示两肺气肿伴肺大疱，两肺少许炎性灶、纤维灶，两肺上叶陈旧性肺结核考虑，心包少量积液；冠脉、主动脉管壁钙化。

中医诊断：肺胀（阳虚水泛证）。

治法：温阳利水，化瘀通络。

处方：温阳化瘀汤。制附子 9 g，桂枝 10 g，茯苓 10 g，生白术 10 g，猪苓 10 g，泽泻 10 g，丹参 15 g，泽兰 10 g，生黄芪 15 g，降香 10 g，葶苈子 10 g。7 剂，每日 1 剂，水煎服，早、晚饭后 1 小时温服。

二诊（2017 年 11 月 11 日）

服药后小便较前明显增多，浮肿减轻，胸闷呼吸费力亦较前明显好转，口唇仍发绀。予初诊方 7 剂，每日 1 剂，煎服方法如前。

三诊（2017 年 11 月 18 日）

患者诉浮肿已消，口唇仍发绀，动作气促。予二诊方去猪苓、泽泻，加瓜蒌子 12 g。7 剂，每日 1 剂，煎服方法如前。后患者复诊 5 次，予前方加减，胸闷、浮肿未再发作。

【注意事项】

（1）肺心病患者不宜大量应用人参、黄芪。两者均为益气升提之品，适合气虚证者，用量 15～25 g 为宜。使用时当配伍桔梗、枳壳、杏仁疏利肺气。

（2）肺心病患者往往多有大便秘结之苦，应以润下为宜，不可峻下。

【辨病选方心得】

肺心病是由于肺、胸廓或肺动脉慢性病引起肺循环阻力增加，肺动脉高压，进而引起右心室肥厚、扩大，发展为右心衰竭。本病属于"喘证、痰饮、肺胀"等范畴。症状除咳喘外，多兼见短气、心悸、胸闷、小便少、水肿、口唇发绀、舌质紫暗等。本虚标实和血瘀始终贯穿本病。附子理苓汤出自《内经拾遗》，原方用于治疗大便自利，小便不利的三阴虚寒之证。本方在此基础上化裁，加入泽兰、降香、丹参等活血之品以化瘀。全方共奏温肾健脾、化瘀利水之功效，临床用于肺心病浮肿、发绀明显者多有验效。

第二章

消化内科疾病验方

化湿和胃方

【主治疾病】

中医病名：胃脘痛，胃痞。

西医病名：慢性浅表性胃炎，慢性糜烂性胃炎。

【药方组成】

苍术　佛手　桂枝　干姜　豆蔻　砂仁　佩兰　藿香　姜厚朴　姜半夏　陈皮　炙甘草

【功效】

健脾化湿，行气和胃。

【适宜证型】

湿阻中焦。

【用法】

每日1剂，水煎服，早、晚饭后40分钟服。

【方药解析】

此方为平胃散加味而成。脾为太阴湿土，喜燥恶湿，湿阻中焦则脾运不健，气机受阻，胃失和降，遍生诸症。方中苍术燥湿健脾，能使湿去而脾运有权，脾健则湿邪得化；姜厚朴、佛手以行气祛湿；陈皮理气和胃，芳香醒脾，姜半夏燥湿化痰，降逆止呕；又因"湿为阴邪，得阳乃化"，故以砂仁配豆蔻以温中化湿，桂枝配干姜以温化水饮，兼以和胃；藿香、佩兰芳香化湿，炙甘草甘缓

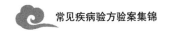

和中，调和诸药。

【验案举隅】

林某，男，37 岁。

初诊（2016 年 7 月 18 日）

主诉：胃脘部胀痛不适 2 年余。

现病史：患者 2 年多来每于饮食不当后出现胃脘部胀痛不适，时有嗳气，自觉口中乏味，食欲不振，大便溏结不调，中西药屡治效果不佳，前来我科就诊。刻下：胃脘部隐隐作痛，腹胀嗳气，身困体乏，纳差，大便质黏，寐尚可。平素嗜酒，每日饮白酒 50~100 mL，喜食海鲜等物。查体：体型肥胖，腹膨隆，尚软，剑突下轻压痛，无反跳痛，肝脾肋下未及，肠鸣音不亢。舌苔白腻，脉滑。查胃镜示慢性胃炎，予胃窦小弯活检，病理示胃小弯活动性炎症，无萎缩及肠上皮化生；^{13}C 呼气试验阴性。

中医诊断：胃脘痛（湿浊困脾，胃失和降证）。

治法：健脾化湿，行气和胃。

处方：化湿和胃方化裁。苍术 9 g，佛手 6 g，砂仁 6 g，桂枝 3 g，干姜 3 g，豆蔻 3 g，佩兰 9 g，藿香 9 g，姜厚朴 9 g，姜半夏 9 g，陈皮 6 g，炙甘草 6 g。7 剂，每日 1 剂，水煎服，早、晚饭后 40 分钟温服。

二诊（2016 年 7 月 25 日）

药后平顺，诸症较前明显改善，诉夜寐稍欠安。效不更方，予初诊方加茯神 12 g，继服 7 剂。

三诊（2016 年 8 月 1 日）

药后平顺，诉时有身困体乏，多食稍有腹胀，余无明显不适。予初诊方去佛手、桂枝、干姜、豆蔻、佩兰、藿香、姜半夏，加炒麦芽 6 g、山楂 3 g。继服 10 剂。并嘱患者三餐规律，饮食有节，不可嗜食肥甘厚味。门诊随访。

【注意事项】

（1）服药期间需清淡饮食，忌食生冷、辛辣刺激、油腻食物，禁酒。

（2）本方含桂枝、干姜、豆蔻等辛温之品，湿热或阴虚体质者应慎用或加减化裁。

（3）湿性黏滞，缠绵难愈，故治疗上不可随意中断，症状消失仍应调护脾胃，以防再发。

【辨病选方心得】

慢性胃炎为消化科最常见病之一，该病症状易反复发作，严重影响患者的生活质量。根据其主症之不同，本病可归于中医学"胃脘痛""痞满""嘈杂"范畴。脾虚、湿阻、气滞是该病的基本病机，血瘀则常见于病久及年老体弱者。平胃散为治疗湿滞脾胃的经典方，我科根据多年临床经验，结合此区域人群体质特点，将其加味化裁而成化湿和胃方。该方针对因湿阻中焦且偏寒湿致病为主的患者，临床常表现为腹痛腹胀、嗳气不舒、身困乏力、大便溏结不调等。

因脾为太阴湿土，喜燥恶湿，湿阻中焦则脾运不健，气机受阻，则会引起胃气失和，故化湿与和胃，两者需并重，治之应以"和""通"为法。临床上还可随症化裁，如兼食积者加焦三仙、鸡内金等，夜寐欠安者予茯神。"内伤脾胃，百病由生"，调护脾胃的重要性在临床上不言而喻，化湿和胃方可借鉴选用。

温中健脾方

【主治疾病】

中医病名：泄泻。

西医病名：胃肠功能紊乱，腹泻型肠易激综合征，慢性肠炎，吸收不良综合征。

【药方组成】

党参　茯苓　炙甘草　干姜　制附子　桔梗　薏苡仁　砂仁　山药　白扁豆　炒白术　陈皮

【功效】

温中健脾，渗湿止泻。

【适宜证型】

脾胃阳虚。

【用法】

每日 1 剂，水煎服，早、晚饭后 40 分钟服。

【方药解析】

方中党参大补脾胃之气，炒白术、茯苓健脾渗湿，共为君药。山药健脾益气；制附子大热，温中散寒，与山药共用，可助党参、白术健脾益气，兼以厚肠止泻；白扁豆健脾化湿，薏苡仁健脾渗湿，二者助白术、茯苓健脾助运，渗湿止泻，四药共为臣药。陈皮理气和胃、燥湿，干姜温中化饮；佐以砂仁芳香醒脾，

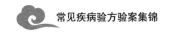

行气和胃，既助除湿之力，又畅达气机；桔梗宣开肺气，通利水道，并能载药上行，以益肺气而成培土生金之功。炙甘草健脾和中，调和药性，此为使药。诸药相合，温中益气健脾，渗湿止泻。

【验案举隅】

林某，男，61岁。

初诊（2018年5月17日）

主诉：慢性腹泻4年余。

现病史：患者4年来多因寒凉饮食或气候转凉等原因出现泄泻，每日可排便数次甚至十余次，大便质稀，时伴黏溏，时伴脘腹胀痛，经中西医多种药物治疗，但上症仍反复间断性出现。现食后脘腹微胀，偶有腹痛，大便每日2～3次，稍饮寒凉即次数增多，质溏薄或黏溏，晨起肠鸣重，渴欲饮温水，但饮不多，身困乏力，体胖而少食，面色少华，嗜睡。查体：舌淡，边有齿痕，苔白润，脉细滑而无力。查体无殊，肠镜、粪便常规＋隐血、腹部CT等检查均无明显异常。

中医诊断：泄泻（脾阳虚湿重证）。

治法：温中健脾，渗湿止泻。

处方：温中健脾方化裁。党参10g，茯苓15g，炙甘草3g，干姜6g，制附子6g，桔梗9g，薏苡仁20g，砂仁5g，山药15g，白扁豆20g，炒白术15g，陈皮9g。14剂，每日1剂，水煎服，早、晚饭后40分钟温服。

二诊（2018年6月3日）

药后平顺，患者觉精力大增，诸症改善明显，但胃纳仍欠佳。予初诊方基础上，改制附子3g，加鸡内金9g。28剂，每日1剂，水煎服，早、晚饭后40分钟温服。

三诊（2018年7月5日）

患者大便已正常，无所苦，纳可，寐安，精力充沛，诉其工作繁忙，三餐欠规律，餐后偶有腹胀。考虑其脾虚日久，故予香砂六君子丸继服3月余，以竟全功。嘱其三餐规律，忌食寒冷。后患者诸症痊愈。

【注意事项】

（1）泄泻患者应忌食寒凉、生冷、辛辣油腻之物，起居有节，不妄作劳。

（2）因方中有干姜、制附子等辛温之品，素体阴虚者应慎用或合理化裁，避免其燥热助火伤津。

（3）制附子有毒，孕妇禁服；高血压、冠心病等慢性病患者应慎用。

【辨病选方心得】

泄泻是指以排便次数增多，粪质溏薄或完谷不化，甚至泻出如水样为主症的病证。现代医学中各种因消化器官功能和器质性病变而发生的腹泻如胃肠功能紊乱、慢性肠炎、腹泻型肠易激综合征、功能性腹泻、吸收不良综合征等，均归于此列。感受外邪、饮食所伤、情志失调、病后体虚、禀赋不足等是泄泻的主要病因。六淫皆可致泄泻，但以湿邪为主。

脾虚湿盛是泄泻的主要病机。湿为阴邪，易化寒湿，寒湿日久，伤及脾阳，脾阳虚而生泄泻。温中健脾汤有温中健脾、渗湿止泻之功，针对脾阳虚证泄泻患者的上述症状，往往行之有效。然方中制附子虽经炮制，仍有小毒，故临床使用应中病即止，有回阳之势即改用砂仁、豆蔻之属，徐徐图之，令阳气来复。另，根据临床经验，患者症状消失后，继服六君子丸之属健运脾胃，可防止泄泻之证再发。

清热泻下方

【主治疾病】

中医病名：腹痛。

西医病名：急性胰腺炎，慢性胰腺炎急性发作。

【药方组成】

柴胡　枳壳　延胡索　姜厚朴　木香　芒硝　生大黄　生白芍　黄芩　陈皮

【功效】

行气消积，清热泻下。

【适宜证型】

腑实热结。

【用法】

每日1剂，水煎服，早、晚饭后40分钟服。

【方药解析】

方中黄芩、芒硝、生大黄泄热通便，配枳壳、姜厚朴行气消满，合柴胡疏肝理气；延胡索、木香活血行气止痛，佐以陈皮理气燥湿，行气而不耗气；生白芍敛阴柔肝、缓急止痛，使全方散中见收，缓热结之急，泄腑中之热而不伤正。

【验案举隅】

朱某，男，27 岁。

初诊（2020 年 6 月 12 日）

主诉：腹痛 5 小时余。

现病史：患者 5 小时前进食油腻夜宵及饮酒后出现腹痛，较剧，伴恶心呕吐，共呕吐 2 次，呕吐物为胃内容物，由 120 送至我院就诊。刻下：症见中上腹疼痛较剧，拒按，不能翻身，伴发热，最高体温 38.2℃，伴腹胀，伴恶心欲呕，口干口苦，大便未解。平素嗜酒。查体：体型稍肥胖，腹膨隆，腹肌紧张，中上腹压痛明显，轻反跳痛，肝脾肋下未及，肠鸣音不亢。舌红苔黄厚腻，脉弦滑。辅助检查：腹部 CT 提示急性胰腺炎，腹盆腔少量积液。血常规示白细胞 $12.10 \times 10^9/L \uparrow$，CRP 33.71 mg/L ↑，血淀粉酶 319 U/L ↑。

中医诊断：腹痛（腑实热结证）。

治法：行气消积，清热泻下。

处方：清热泻下汤加减化裁。柴胡 10 g，枳壳 10 g，姜厚朴 10 g，延胡索 10 g，姜半夏 9 g，木香 5 g，芒硝 5 g，生大黄 6 g，生白芍 10 g，黄芩 10 g，陈皮 6 g。2 剂，每日 1 剂，早、晚温服。

二诊（2020 年 6 月 14 日）

患者无明显腹痛，腹胀较前明显缓解，2 日来解大便 3 次，质稀，口干，腹中饥饿感明显。查体：中上腹轻压痛，无反跳痛，舌淡红苔黄，脉稍弦。辅助检查：查腹部 CT 提示急性胰腺炎，较前片明显好转。血常规示白细胞 $5.86 \times 10^9/L$，CRP 7.31 mg/L ↑，血淀粉酶 195 U/L。予初诊方改制大黄 3 g、炒白芍 9 g，加生姜、大枣各 9 g。3 剂，早、晚温服。后患者治愈出院。

【注意事项】

（1）急性胰腺炎早期需严格禁食，平素忌酒忌油腻，清淡饮食。

（2）急性胰腺炎多为本虚标实之证，泻下药物不可久服，避免寒凉伤及脾阳，中病即止，以免耗伤正气，时刻注意顾护脾胃。

（3）此方泻下峻猛，气虚、阴亏较重者慎用；孕妇禁用。

【辨病选方心得】

急性胰腺炎是指多种病因引起的胰酶激活，继以胰腺局部炎性反应为主要特征，伴或不伴其他器官功能改变的疾病。临床以急性上腹痛、恶心、呕吐、发热和血清淀粉酶增高等为特点，大多数患者病程呈自限性，20%～30% 患者临床经过凶险，总体病死率 5%～10%。近年来该病发病率有增加的趋势，是临床常见的消化系统疾病之一。

急性胰腺炎病因包括胆结石、虫积、素体肥胖、饮食不节（主要包括暴饮暴食、饮酒、嗜食肥甘厚腻）等。其病位在脾，脾病上乘与肝、胆、胃密切相关，以里、实、热证为主，基本病机是"腑气不通"。故"通腑"在疾病的治疗中尤为关键。对于临床上急性胰腺炎或胰腺炎急性发作，主症为腹部胀痛较剧，伴口干口苦、大便秘结等的患者，拟清热泻下方治之，以行气消积、清热泻下为务，防止疾病的传变，防止其邪热内陷所致机窍阻闭，出现神昏谵语等。

调脂护肝方

【主治疾病】

中医病名：肝癖。

西医病名：脂肪肝。

【药方组成】

柴胡 苍术 虎杖 丹参 三七 决明子 荷叶 炒山楂 五味子 绞股蓝 莪术 赤芍 红曲 生甘草

【功效】

疏肝解郁，活血消积。

【适宜证型】

肝郁脾虚夹瘀。

【用法】

每日1剂，水煎服，早、晚饭后40分钟服。

【方药解析】

方中柴胡疏肝解郁，升举阳气；苍术辛苦温燥，入脾胃经，虎杖苦寒，归肝胆经，有利水渗湿之功，两者相须为用；莪术消积行气，加丹参入血，共破血中气滞。炒山楂、荷叶健脾消食和中；绞股蓝、红曲健脾，兼有化瘀清热之功；决明子疏肝理气，润肠通便，令邪有去路；赤芍凉血活血，三七活血化瘀，生甘草调和诸药；研究表明五味子有降转氨酶的作用。全方疏而不损，散收并用，共奏清热凉血、疏肝解郁、消积化滞之功。

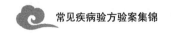

【验案举隅】

徐某，男，48岁。

初诊（2017年5月19日）

主诉：右上腹痛2年余。

现病史：患者近2年来时有右上腹隐痛，伴腹胀，进食油腻或情绪不畅时发作愈发频繁，未系统治疗。刻下：症见右胁隐隐作痛，时作时止，胃纳可，餐后腹胀，嗳气，易疲倦，夜间口苦，夜寐欠安，大便稍黏，小便可。查体：体型稍肥胖，腹膨隆，舌红边有瘀斑，苔黄腻，脉弦滑。辅助检查：腹部CT示中重度脂肪肝，查血生化示甘油三酯3.04 mmol/L，γ-谷氨酰转肽酶偏高。

中医诊断：肝癖（肝郁脾虚血瘀证）。

治法：调脂护肝方加减。柴胡12 g，苍术9 g，虎杖9 g，丹参9 g，三七3 g，决明子9 g，荷叶6 g，炒山楂9 g，五味子9 g，绞股蓝30 g，赤芍9 g，红曲6 g，生甘草6 g。14剂，每日1剂，早、晚温服。

二诊（2017年6月5日）

患者胁痛、腹胀减轻，诉近几日大便偏稀，夜寐仍欠安。予初诊方去决明子，减赤芍、虎杖至6 g，加炒白术12 g、茯苓12 g、酸枣仁15 g。14剂，每日1剂，早、晚温服。

三诊（2017年7月6日）

患者无明显胁痛，又诉其近来进食油腻后恶心作呕，纳可，寐安，舌淡红苔薄白，舌下络脉稍粗，脉滑。予初诊方去赤芍、莪术、三七，加当归9 g、姜半夏6 g、砂仁6 g，生甘草改炙用。28剂，每日1剂，早、晚温服。嘱其忌油腻。

四诊（2017年8月6日）

患者诸症均消。查腹部B超示轻度脂肪肝，查血脂常规未见异常。遂嘱其停药，改生活饮食调理。2个月后我科电话随访，患者诉于外院复查，肝脏B超示无明显异常。

【注意事项】

（1）本病一般病程较长，治疗也非一日之功所能及，需配合生活调理。饮食需清淡，低盐低脂，严禁饮酒。

（2）此方有行气活血之效，不可久服，避免耗气伤血；孕妇及有出血倾向者禁用。

【辨病选方心得】

脂肪肝是临床常见病和多发病，其发病率及检出率逐年增加。研究发现，成人脂肪肝的发病率高达 20% 以上。本病的中医病名为"肝癖"，亦可归类于"胁痛""积聚"等范畴。饮食不节、劳逸失度、情志失调等是本病的主要发病诱因。本病病位在肝，涉及脾、肾等脏腑。肝失调达，脾肾亏虚为主要病机，痰、湿、瘀、热为主要病理因素。

病变初起者，以气机不畅为主，肝气郁结，可见腹痛、餐后腹胀、嗳气等；随着疾病的进展，脾虚则湿浊内停；湿邪日久，郁而化热而出现湿热内蕴，则见胁痛、口干、肢体困倦、大便质黏等；后期气滞血瘀，瘀血内停，阻滞脉络，则可见肝区刺痛，夜寐难安，舌有瘀斑，舌下脉络青紫等。本病早期症状较轻，不易察觉，临床上的肝郁脾虚夹瘀证患者多见。故针对此，笔者根据临床经验，治以疏肝解郁、活血消积，创立调脂护肝方，标本兼治，不仅解决患者的痛苦，亦能预防疾病的复发。

胃转安方

【主治疾病】

中医病名：胃脘痛。

西医病名：慢性萎缩性胃炎。

【药方组成】

苍术　姜厚朴　陈皮　木香　砂仁　乌药　莪术　三棱　香茶菜　延胡索　丹参　姜半夏　山药　茯苓　炒薏苡仁

【功效】

健脾和胃，理气化瘀。

【适宜证型】

脾虚气滞夹瘀。

【用法】

每日 1 剂，水煎服，早、晚饭后 40 分钟服。

【方药解析】

方中苍术、姜厚朴辛苦温燥，行气消胀，燥湿除满；木香辛苦而温，善通行胃肠、三焦气滞，为行气止痛之要药；砂仁、陈皮理气宽中，共助木香行气导滞，兼健脾和胃；三棱、莪术破血行气，消积止痛；丹参、延胡索活血化瘀，行

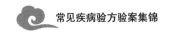

气止痛；姜半夏散结除痞，又善降逆止呕，配以炒薏苡仁、茯苓利水渗湿；乌药、山药共奏温中补虚之功，使正复邪去。诸药相伍，则积滞下，正气复，胀痛皆消。

【验案举隅】

朱某，男，61岁。

初诊（2018年2月28日）

主诉：反复胃脘胀痛2年余。

现病史：患者饮食不规律，近2年来胃脘部反复胀闷不舒伴疼痛，餐后明显，伴嗳气，时有泛酸，纳差，自行服用"奥美拉唑肠溶胶囊、铝碳酸镁咀嚼片"以缓解症状，但上症时有反复，故来我科查胃镜示慢性糜烂性胃炎，病理示胃窦小弯慢性胃炎（++），活动性（+），萎缩（++），肠化生（-），异型增生（-），Hp（-）。刻下：症见胃脘胀痛，痛处固定，时有泛酸，口干，纳寐欠，二便正常，舌尖红薄白，脉弦。

中医诊断：胃脘痛（脾虚气滞夹瘀证）。

治法：健脾和胃，理气化瘀。

处方：胃转安方加减。苍术9g，厚朴9g，陈皮6g，木香6g，砂仁5g，乌药10g，莪术10g，三棱10g，香茶菜10g，延胡索10g，丹参10g，姜半夏6g，山药15g，茯苓15g，炒薏苡仁15g。14剂，每日1剂，水煎服，早、晚饭后40分钟温服。

二诊（2010年2月7日）

患者诉药后，胃痛较前明显减轻，仍有泛酸，纳欠佳，余证皆缓，舌暗苔白腻，脉弦。予初诊方加鸡内金9g、六神曲6g、海螵蛸9g。14剂，水煎服，每日1剂，水煎服，早、晚饭后40分钟温服。

三诊（2010年2月21日）

药后胃脘疼痛基本缓解，无泛酸，食欲可，睡眠稍欠，二便调，舌淡苔白，脉沉。予二诊方去海螵蛸、延胡索，加生牡蛎30g。14剂，水煎服，每日1剂，早、晚饭后40分钟温服。

患者诉服上药后，胃脘疼痛未再发作，纳可寐安，余证皆除，告知患者萎缩性胃炎，虽症状缓解，仍需坚持服药，巩固疗效，后长期门诊随诊，又予上方加减调治4月余，复查胃镜提示已无萎缩表现，予取活检，病理示萎缩（-）。

【注意事项】

（1）慢性萎缩性胃炎疗程较长，一般在3个月以上，并且治疗后需要长期随访。

（2）不良情绪会诱发或加重不适症状，故适当的心理疏导能起到事半功倍效果，提高临床疗效。

（3）方中破血行瘀之力较强，易耗气伤血，待胃脘刺痛等症缓解，观舌脉见瘀血之征已去，即减活血化瘀药，不可滥用无度；孕妇及有出血倾向者禁用。

【辨病选方心得】

慢性萎缩性胃炎是临床常见病，系指胃黏膜上皮遭受反复损害导致固有腺体减少，伴或不伴肠腺化生和（或）假幽门腺化生的一种慢性胃部疾病，其发病率及检出率随年龄增长而增加。

胃在生理上以和降为顺，在病理上因滞而病，本病主要与情志失和、饮食不调、外邪犯胃（包括 Hp 感染）等多种因素有关。上述病因损脾伤胃，致使脾失健运，胃失和降，中焦枢机不利，气机升降失调，从而产生气滞、湿阻、寒凝、火郁、血瘀等各种病理产物。本病病位在胃，与肝、脾两脏密切相关。脾虚、气滞、血瘀是本病的基本病机，其中，血瘀是最重要的病理因素，是疾病发生发展甚至恶变的关键病理环节。

根据笔者多年来积累的诊疗经验，临床上该病以脾虚气滞夹瘀证最为常见，患者常表现为胃脘胀痛或刺痛、泛酸嗳气、夜寐欠安等。故治疗上应兼顾健脾、理气、化瘀，缺一不可竟全功。故我科以健脾和胃、理气化瘀为治疗大法，以胃转安方为主方，并随症加减，多有验效。如泛酸重者可加海螵蛸，大便干结者可加火麻仁。本病治疗疗程较长，应加强对患者的宣教，树立其信心，坚持服药，以取得更好的疗效。

疏肝和胃方

【主治疾病】

中医病名：胃疡。

西医病名：消化性溃疡。

【药方组成】

柴胡　清半夏　黄芩　白及　丹参　延胡索　枳壳　郁金　玉竹

【功效】

疏肝和胃，活血生肌。

【适宜证型】

肝郁血瘀。

【用法】

每日 1 剂，水煎服，早、晚饭后 40 分钟服。

【方药解析】

本方由小柴胡汤加减化裁而成。柴胡苦平，入肝胆经，透泄半表半里之邪，并能疏泄气机之郁滞，使少阳之邪得以疏散，为君药。黄芩苦寒，清泄少阳之热，为臣药。柴胡、黄芩相配伍，一散一清，解少阳之邪。肝气犯胃，胃失和降，佐以清半夏和胃降逆止呕。邪入于内久之未去，缘于正气本虚，故又佐以玉竹养阴生津而补气，一者取其扶正以祛邪，一者取其补气以旺脾气，则邪无内向之机；丹参、延胡索、郁金相伍，活血行气散瘀，白及收敛止血，枳壳下气消积，用为佐使药。诸药合用，以和解少阳为主，兼和胃气，活血生肌使邪气得解，枢机得利，则诸证自除。

【验案举隅】

张某，男，63 岁。

初诊（2016 年 6 月 18 日）

主诉：上腹部疼痛 1 月余。

现病史：患者近 1 月余胃痛频繁发作，有时夜间加重。现胃脘胀痛，食后明显，嗳气频频，时伴夜间刺痛，痛处不移，胃中灼热，口渴喜冷饮，但饮后干呕，纳差，大便偏干，小便可。舌红苔薄黄，舌下络脉紫，脉弦细。胃镜检查报告提示胃溃疡（胃窦大弯）。病理示 Hp（＋）。

中医诊断：胃疡（肝郁气滞证）。

治法：疏肝和胃，活血生肌。

处方：疏肝和胃方加减。柴胡 10 g，清半夏 10 g，黄芩 10 g，白及 10 g，丹参 15 g，延胡索 10 g，枳壳 10 g，郁金 10 g，玉竹 10 g。14 剂，每日 1 剂，水煎服，早、晚饭后 40 分钟服。联合西药四联抗 Hp 治疗。

二诊（2016 年 7 月 2 日）

服药 10 剂后，胃痛减轻，疼痛持续时间缩短，仍偶有腹胀，予初诊方加炒白术 20 g、鸡内金 6 g。14 剂，服法如前。

三诊（2016 年 7 月 20 日）

诸症皆消，继服 28 剂。1 个月后胃镜复查溃疡愈合，^{13}C 呼气试验阴性。

【注意事项】

（1）消化性溃疡的治疗，需明确有无幽门螺杆菌感染，若有则需尽快行抗幽门螺杆菌治疗。

（2）宜三餐规律，忌烟酒，忌大量饮用浓茶及咖啡，忌辛辣刺激食物。

（3）避免过度劳累及精神紧张，以预防应激性溃疡的产生。

（4）方中郁金活血，且有小毒，中病即可去之，不可久服；孕妇、出血倾向者、肝肾功能不全者慎用。

【辨病选方心得】

消化性溃疡是指在各种致病因子的作用下，黏膜发生的炎性反应与坏死性病变，病变深达黏膜肌层，常发生于与胃酸分泌有关的消化道黏膜，其中以胃、十二指肠最常见，是消化系统的一种常见多发性疾病。

溃疡的病位在胃，与肝、脾二脏的功能失调密切相关。其病因主要有外邪犯胃、饮食不节、情志内伤、先天禀赋不足等。基本病机为胃之气机阻滞或脉络失养，致胃失和降，不通则痛，失荣亦痛。本病初起多为外邪、饮食、情志等单一病因，亦常可相兼为病，故临床多表现为实证，发病日久则常由实转虚，由气及血，而因实致虚，或虚实夹杂证。

疏肝和胃方由小柴胡化裁而成，具有理气健脾、和胃止痛、化瘀生肌的功效，主要针对主症为胃脘胀痛或刺痛，次症为疼痛夜间发作频繁、嗳气、口苦口干的患者。

肝胃郁热方

【主治疾病】

中医病名：吐酸病，食管瘅。

西医病名：胃食管反流病。

【药方组成】

柴胡　黄芩　焦栀子　蒲公英　陈皮　佛手　紫苏梗　香附　生白芍　枳壳海螵蛸　瓦楞子　浙贝母

【功效】

疏肝泄热，和胃降逆。

【适宜证型】

肝胃郁热。

【用法】

每日 1 剂，水煎服，早、晚饭后 40 分钟服。

【方药解析】

方中柴胡疏肝解郁，黄芩、焦栀子泄热，前者清上焦之火，后者清泄三焦火热，导热下行；蒲公英清热排痈解毒，共为臣药。枳壳、香附、紫苏梗行气消满；海螵蛸、瓦楞子制酸止痛，前者又兼助香附活血之功。生白芍敛阴柔肝，防清泄伤阴。陈皮、佛手疏肝理气解郁。诸药合用，共奏疏肝泄热、和胃降逆之功。

【验案举隅】

丘某，女，31 岁。

初诊（2020 年 1 月 22 日）

主诉：餐后反酸烧心半年余。

现病史：患者半年余来反复出现餐后反酸、胃脘烧灼感明显，嗳气，偶有咽部异物感，易饥，喜冷饮，口干口苦，寐差，入睡困难。大便干，日一行，小便尚可。舌边尖红，苔黄，脉弦。胃镜示反流性食管炎（LA-B 级），慢性非萎缩性胃炎伴糜烂。^{13}C 呼气试验阴性。

中医诊断：食管瘅（肝胃郁热证）。

治法：疏肝泄热，和胃降逆。

处方：肝胃郁热方加减。柴胡 15 g，黄芩 10 g，焦栀子 6 g，蒲公英 15 g，陈皮 6 g，佛手 10 g，紫苏梗 10 g，香附 10 g，生白芍 10 g，枳壳 10 g，海螵蛸 10 g，瓦楞子 10 g，浙贝母 10 g。14 剂，水煎服，每日 1 剂，分 2 次饭后温服。

二诊（2020 年 2 月 7 日）

药后诸症减轻。予初诊方去焦栀子，加炒白术 15 g。14 剂，每日 1 剂，水煎服，分 2 次饭后温服。后患者诸症皆消，随访半年未复发。

【注意事项】

（1）肥胖患者要控制饮食，平衡营养，尽快减轻体重，减少高脂肪膳食的摄入。

（2）忌食咖啡、巧克力、薄荷等食物，禁烟、酒，避免食用过冷、过热、酸甜辛辣等刺激食物。

（3）睡眠时适当抬高床头（15～20 cm），睡前不进食，晚餐与入睡的间隔不得少于 3 小时，以减少夜间食物刺激泌酸。

（4）餐后适当站立活动，但避免剧烈运动。

（5）病程日久及脾虚症状明显者，应适当加健脾药物以扶正。

（6）保持情志调畅。

【辨病选方心得】

胃食管反流病是指胃内容物反流入食管引起的反流相关症状和（或）并发症的一种疾病。2009年《胃食管反流病中医诊疗共识意见》中，以"吐酸病""食管瘅"作为胃食管反流病的中医病名。主要病因有感受外邪、寒热客胃，以及情志不遂、思虑太过等。其病位在食管和胃，与肝、胆、脾等脏腑功能失调密切相关。胃失和降，胃气上逆为胃食管反流病基本病机，肝胆失于疏泄、脾失健运、胃失和降、肺失宣肃、胃气上逆，上犯食管，形成本病的一系列临床症状。本病病机特点，一为逆，二为热，三为郁。

肝胃郁热方具有疏肝泄热、和胃降逆之效，主要针对肝胃郁热证的胃食管反流病患者，多表现为反酸较重、胃脘烧灼感明显，口干口苦，大便干结，平素易躁易怒等。若不思饮食者，可加鸡内金、焦山楂等；腹胀较重，可加大腹皮、槟榔等；若不寐重者，可加酸枣仁。

软 肝 方

【主治疾病】

中医病名：臌胀。

西医病名：肝硬化。

【药方组成】

鳖甲　生大黄　土鳖虫　党参　炒白术　茯苓　车前子　草薢　大腹皮　牛膝　覆盆子　女贞子　丹参

【功效】

滋养肝肾，健脾化瘀。

【适宜证型】

肝肾亏损，脾虚血瘀。

【用法】

每日1剂，水煎服，早、晚饭后1小时服。

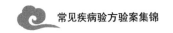

【方药解析】

方中鳖甲软坚散结，大补真阴；生大黄苦寒，泻下攻积，活血祛瘀；土鳖虫咸寒，破血祛瘀，牛膝、丹参助君药以破血通络，攻逐血瘀，牛膝还兼滋补肝肾，载药下行，覆盆子、女贞子滋补肝肾；车前子清热利尿，导热下行；党参、炒白术益气缓中，健脾和胃；萆薢味苦性平，可利湿祛浊，与茯苓共利膀胱气化。诸药合用，攻中有补，使瘀血除，瘀热清，阴血得补，邪去正安。

【验案举隅】

艾某，男，46岁。

初诊（2015年3月27日）

主诉：发现肝硬化、腹水3月余。

现病史：患者3个月前体检时发现肝硬化、腹水。既往慢性乙型肝炎数十年，未规律复查病毒指标，未行西医抗病毒治疗。平素性情急躁忧虑，嗜酒。刻下：患者腹胀纳差，右胁隐痛，有时刺痛，固定不移，痛处拒按，脘闷纳呆，嗳气时作，有时恶心，纳食减少，腰酸，牙宣易出血，口干口渴，夜寐欠安，小便短赤。查体：腹膨隆，尚软，全腹无明显压痛及反跳痛，未触及明显包块，肝肋下2 cm，脾肋下2 cm，肝区轻叩击痛，移动性浊音阳性。舌暗红，苔花剥，脉弦细涩。辅助检查：CT示肝硬化、腹腔积液，脾大；肝功能示ALT 85 U/L，余项尚正常。

中医诊断：臌胀（肝肾亏损，脾虚血瘀证）。

治法：滋养肝肾，健脾化瘀。

处方：软肝方加减。鳖甲30 g，生大黄3 g，土鳖虫3 g，党参30 g，炒白术15 g，茯苓15 g，车前子10 g，萆薢15 g，大腹皮12 g，牛膝15 g，覆盆子15 g，女贞子10 g，丹参15 g。7剂，水煎服，早、晚饭后1小时服。联合西药恩替卡韦抗病毒，适当使用利尿剂。

二诊（2015年4月12日）

患者腹胀纳差较前明显好转，右胁疼痛减轻，纳食较前增多，口干渴减轻。复查肝功能正常，B超示肝硬化，少量腹水，脾脏较前缩小。予初诊方，7剂，服法如前。

三诊（2015年4月20日）

患者诸症皆缓，查腹部B超示肝硬化，少量腹腔积液，脾脏厚度较前缩小。予二诊方去生大黄、土鳖虫、大腹皮、车前子、萆薢，加黄芪15 g。14剂，水煎服，早、晚分服。

四诊（2015 年 5 月 5 日）

患者诸症皆消，查 B 超示肝硬化，脾脏大小厚度基本正常，又查 CT 仍示脾脏正常。查体：腹软，无压痛及反跳痛，肝脾肋下未及，肝区叩击痛阴性，移动性浊音阴性。舌淡红苔白，脉弦。患者总体疗效明显，改为归芍六君子汤以健脾养肝，嘱患者坚持调治，长期随访，定期复查。

【注意事项】

（1）肝体阴而用阳，故肝病最忌伤阴，利湿利尿易损阴津，故不可长期祛湿利小便。

（2）肝硬化需定期随访，避免疾病的慢性进展及演变。

（3）活血化瘀药不可过服，避免破血伤精。孕妇及出血倾向者禁服。

（4）保持大便通畅，避免劳累，忌辛辣刺激及寒凉饮食；禁酒，用药需遵医嘱。

（5）方中大黄苦寒，中病即止，勿伤脾胃。

【辨病选方心得】

肝硬化是一种常见的慢性进行性、弥漫性肝病终末期阶段的并发症，可由病毒性肝炎、酒精性肝炎、胆汁淤积性肝病、自身免疫性肝炎、药物性肝炎、非酒精性脂肪性肝炎等引起。当腹腔内出现过多游离液体（＞ 50 mL）时称为腹水，腹水是肝硬化的常见并发症之一。其属于中医臌胀范畴。中医药治疗对促进腹水消退、预防腹水复发等方面具有重要作用。

该病主要关系肝脾两脏，甚则及肾。而肝失疏泄，脾失健运，肾失气化是形成臌胀的关键病机。气滞、血瘀、水停是形成臌胀的基本病理因素；其病理性质为本虚标实，正邪交争。虚为肝脾肾亏虚，或阳气衰微，或阴血不足；实多指邪实。本病首病气血，继而病水，肝郁血瘀是其源，脾胃气虚升降无权是其本。

多年来，我科总结临床经验发现该病患者就诊时往往多为疾病后期，其肝脾肾三脏亏虚，且瘀血内阻，病属虚实夹杂。软肝方可滋养肝肾、健脾利湿、化瘀消癥，祛邪扶正，双管齐下，临床疗效显著。但对于肝硬化伴腹水的患者，即使服用中药行规范治疗，也要长期随访，定期复查，避免疾病的传变或发展至肝癌。

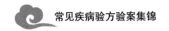

护肝降酶退黄方

【主治疾病】

中医病名：黄疸。

西医病名：急性肝炎或慢性肝炎活动期。

【药方组成】

柴胡 黄芩 茵陈 垂盆草 虎杖 焦栀子 土茯苓 丹参 重楼

【功效】

疏肝清热，利湿解毒。

【适宜证型】

肝胆湿热。

【用法】

每日1剂，水煎服，早、晚饭后1小时服。

【方药解析】

此方重用茵陈、虎杖，以其苦寒降泄，擅长清利脾胃肝胆湿热，为治黄疸要药。垂盆草、黄芩清热燥湿，泻火解毒，三药相伍，正合湿热并重之病机。焦栀子泄热降火，清利三焦湿热，合茵陈可使湿热从小便而去，为臣药。柴胡疏肝解郁，土茯苓清热利湿，重楼凉肝解毒，丹参活血化瘀，共为佐药。诸药相合，使二便通利，湿热瘀滞前后分消，则黄疸消，诸症愈。

【验案举隅】

张某，男，60岁。

初诊（2020年5月28日）

主诉：皮肤黄染3日。

现病史：患者于3日前无明显诱因出现全身皮肤发黄，黄色鲜明如橘，尿黄如茶，伴乏力纳差，伴恶心欲呕，腹胀不适，来我院查肝功能提示谷丙转氨酶1 143 U/L，谷草转氨酶964 U/L，总胆红素34.6 μmol/L。刻下：身目发黄，尿黄，乏力，纳差，恶心，腹胀，大便未通，失眠，舌红苔白，脉弦数。

中医诊断：黄疸（肝胆湿热证）。

治法：疏肝清热，利湿解毒。

处方：护肝降酶退黄方加减。柴胡24 g，黄芩9 g，茵陈15 g，垂盆草12 g，虎杖 12 g，焦栀子 6 g，土茯苓 10 g，丹参 15 g，重楼 3 g。7 剂，水煎服，每日 1 剂，早、晚饭后 1 小时温服。

二诊（2020 年 6 月 13 日）

药后黄疸较前减退，乏力、纳差较前缓解，夜寐欠安，阴囊时有瘙痒。化验回报戊肝 IgG、IgM 阳性，考虑急性戊型肝炎。予初诊方加茯神 12 g、萹蓄 9 g。7 剂。

三诊（2020 年 6 月 20 日）

药后黄疸渐退，余症皆缓，复查相关指标趋近正常，予二诊方去萹蓄，加炒白术 12 g、山药 9 g。7 剂。随访，其诉诸症悉除。

【注意事项】

（1）解毒勿伤正气，扶正勿恋毒邪。

（2）药期间忌辛辣、油腻，避免房事。

（3）病有传染性，需隔离 3 周，单独用餐，餐具等生活用品严格消毒，做好排泄物管理，避免其经由消化道及粪口传播。

（4）此方寒凉，且方中重楼有小毒，中病即止，孕妇及气虚甚者忌用。

【辨病选方心得】

急性病毒性肝炎是临床上的常见传染病，根据病原学类型，可分为甲、乙、丙、丁、戊型五种肝炎。其中甲型和戊型常为急性感染。

本病属中医"黄疸"范畴，主要因感受湿热、疫毒所致。当人体感受湿热、疫毒，郁而不达，蕴结在里，使脾胃受困，本病急性发作病变在肝，涉及胆和脾胃；而慢性肝病与脾肾关系密切，其病理因素则有湿热、疫毒内留、气血瘀滞，进而导致脏腑功能失调，气血阴阳俱损。肝失疏泄，气机阻滞，湿热熏蒸肝胆，胆汁外溢，则发黄疸。故急性起病时，临床多见肝胆湿热证，表现为黄疸、乏力、纳差、恶心、腹胀等。

针对此类患者，常用护肝降酶退黄方，以疏肝清热、利湿解毒为治则，且治疗过程中药随症转，灵活变通。对于本病而言，急则治其标，早期当以祛邪为务，故治以清热化湿解毒，邪去则正安。但见肝之病，知肝传脾，故邪衰之后当顾正气，勿伤脾胃。切忌一味驱邪，忽视后天，损伤正气。

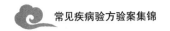

抑 激 方

【主治疾病】
中医病名：泄泻。

西医病名：腹泻型肠易激综合征。

【药方组成】
炒白术　陈皮　白芍　防风　刺五加　酸枣仁　神曲　郁金　升麻

【功效】
疏肝健脾止泻。

【适宜证型】
肝郁脾虚。

【用法】
每日1剂，水煎服，早、晚饭后1小时温服。

【方药解析】
方中炒白术苦甘而温，补脾燥湿以培土，为君药。白芍酸甘而寒，柔肝缓急以止痛，为臣药。陈皮辛苦而温，理气燥湿，醒脾和胃，为佐药。防风具升散之性，合白芍以助疏散肝郁，伍炒白术、刺五加以鼓舞脾之清阳，并可祛湿以助止泻，又为脾经引经药，故兼具佐使之用。五药相合，脾健肝柔，痛泻自止。肝藏魂，肝郁魂不守，夜必寐差，以酸枣仁、郁金养血安神。神曲健脾和胃，并以升麻益气之品升提下陷之中气。诸药合用，共奏疏肝健脾之功。

【验案举隅】
丁某，男，19岁。

初诊（2013年4月18日）
主诉：腹泻3月余。

现病史：患者3月前因出现腹泻，每日2～3次，便稀溏，多在腹痛后便意频频，泻后腹痛即止，心情不畅或应试前上症有所加重，余无不适，纳可，寐安，小便调。舌淡红苔薄白，脉弦。查结肠镜无殊。

中医诊断：泄泻（肝郁脾虚证）。

治法：疏肝健脾止泻。

处方：抑激方加减。炒白术12g，陈皮6g，白芍9g，防风6g，刺五加

6 g，酸枣仁 9 g，神曲 9 g，郁金 9 g，升麻 6 g。7 剂，水煎服，每日 1 剂，早、晚饭后温服。

二诊（2013 年 4 月 30 日）

患者服上方 7 剂后症状有所改善，守初诊方继予 14 剂，煎服法同前。

三诊（2013 年 5 月 16 日）

药后最初腹痛减轻，腹泻次数较前较少，症状改善。但因高考在即，一次服用滋补品后诉食后腹胀、腹泻水样便 10 余次，腹中肠鸣，彻夜未眠。予初诊方加诃子 9 g、黄芪 6 g、山药 15 g、炙甘草 6 g。7 剂，煎服法同前。

四诊（2019 年 5 月 23 日）

药后泻止，偶有腹痛，自觉无明显不适。舌淡红苔白，脉弦。予初诊方去诃子，加茯苓 9 g。14 剂，煎服法同前。诸症皆消，痛泻痊愈。

【注意事项】

（1）本病病程往往较长，且易反复，服药期间患者应保持身心舒畅，避免情绪的大起大落，饮食有节。

（2）方中郁金有小毒，不可久服，中病即止；孕妇及出血倾向者可去之。

（3）阳明湿热及热毒泄泻者忌用。

【辨病选方心得】

肠易激综合征是指一种以腹痛或腹部不适伴排便习惯改变和（或）大便性状异常的功能性肠病。我国城市居民的患病率约为 5%，在欧美国家则为10%～20%。在我国，临床上以腹泻型肠易激综合征最为多见，属于中医"泄泻"范畴。本病的发生多由素体脾胃虚弱或久病伤脾；饮食不节，损伤脾胃；情志不遂，肝气郁结，久则横逆犯脾；水湿不行，痰湿内阻；日久失治，损伤脾肾等所致。诸多原因导致脾失健运，运化失司，形成水湿、痰瘀、食积等病理产物。因此，本病病位在肠，与肝、脾、肾三脏密切相关。脾胃虚弱和肝气疏泄障碍存在于腹泻型肠易激综合征发病的整个过程，肝郁脾虚是导致肠易激综合征发生的重要因素。

肝气郁结，气郁肠腑，不通则痛，故腹胀、腹痛；脾失健运，湿邪内生，下注大肠，则腹泻。《医方考》云："泻责之脾，痛责之肝；肝责之实，脾责之虚，脾虚肝实，故令痛泻。"故其责之肝脾，当治以抑肝扶脾，燥湿止泻。抑激方尤适合肝郁脾虚型肠易激综合征患者，疏肝健脾止泻，标本兼顾，疗效佳。

第三章

心血管科疾病验方

❧❧❧

通 脉 饮

【主治疾病】

中医病名：胸痹，心痛，眩晕。

西医病名：颈动脉斑块，冠心病。

【药方组成】

三七　山楂　土鳖虫　丹参　红花　银杏叶　川芎　葛根

【功效】

活血通络。

【适宜证型】

瘀血阻络。

【用法】

每日 1 剂，水煎服，早、晚饭后 1 小时温服。

【方药解析】

本方采取活血通经和养血补血治法相结合。方中红花、三七活血通经，散瘀止痛；土鳖虫破血逐瘀；银杏叶、川芎、山楂活血通络；丹参养血补血，防止辛散药伤及血分；葛根升阳，改善心脑血供。

【验案举隅】

刘某，女，65 岁。

初诊（2019 年 11 月 20 日）

主诉：冠心病病史 10 余年，胸闷、憋气反复发作，加重 1 周。

现病史：患者有冠心病病史 10 余年，平素胸闷憋气等不适反复发作，1 周前因生气后加重，曾自服丹参滴丸治疗，症状改善不明显，遂来就诊。刻下：症见胸闷短气，心慌，偶有心前区疼痛，牵及后肩背不适，活动后加重，无烧心、泛酸嗳气等症，胃纳尚可，睡眠易醒，二便调。舌暗，苔薄白，脉细涩。心电图示窦性心律，Ⅰ、Ⅱ、Ⅲ 导联，avF 导联 ST 段压低。

中医诊断：胸痹（心血瘀阻证）。

治法：活血化瘀通络。

处方：通脉饮加减。三七 9 g，山楂 15 g，土鳖虫 10 g，丹参 15 g，红花 10 g，银杏叶 10 g，川芎 15 g，葛根 20 g。7 剂，水煎服，每日 1 剂，早、晚饭后温服。

二诊（2019 年 11 月 28 日）

诉胸闷短气，心前区疼痛等不适较前明显好转，仍觉心慌不适，夜寐欠佳。于初诊方加酸枣仁 15 g。7 剂，早、晚饭后温服。

三诊（2019 年 12 月 6 日）

诉诸症均较前好转，睡眠改善。予二诊方继服 14 剂以巩固疗效，定期随诊。

【注意事项】

（1）由于心血管疾病大都属于慢性病，故需长期服药。但活血化瘀药物不可久用，一般病情缓解，如胸闷、心痛等症状明显好转即可减量使用，避免温燥伤血。另外，有出血倾向患者慎用此类药。

（2）对于阴血亏虚、瘀血阻络的患者，在使用本方的同时，可酌情加入滋阴的药物。

【辨病选方心得】

对于动脉斑块患者，中医辨证多属心血瘀阻。动脉斑块大多属于中医的心悸、胸痹、真心痛、眩晕等范畴，其病位主要在心与血脉。从现代医学的角度来看，大多数动脉斑块的患者都存在血液流变学异常、微循环障碍、血流动力学异常等。从而致使心主血脉生理功能发生障碍，导致心脉瘀阻而出现心前区疼痛，且固定不移，或痛如针刺，更有面色暗，唇甲青紫，舌质呈紫色、紫黑色或有瘀点、瘀斑，脉涩或结代等血瘀证的表现。活血化瘀法是使心主血脉生理功能恢复正常的基本治疗方法。通脉饮在活血化瘀的同时，又加入葛根、丹参生津养血，在临床上凡是属于瘀血闭阻的动脉斑块患者，皆可选用本方加减治疗。

强心化瘀汤

【主治疾病】

中医病名：胸痹，水肿，心悸。

西医病名：心力衰竭。

【药方组成】

黄芪　太子参　丹参　三七　红景天　葶苈子　五加皮

【功效】

益气活血，利水消肿。

【适宜证型】

气虚血瘀。

【用法】

每日 1 剂，水煎服，早、晚饭后 1 小时温服。

【方药解析】

本方采取益气活血与利水消肿治法相结合。方中黄芪、太子参补益心气；丹参、三七、红景天活血养血；葶苈子、五加皮利水消肿。

【验案举隅】

钟某，男，65 岁。

初诊（2020 年 11 月 3 日）

主诉：反复胸闷、气短 15 年，加重 1 月余。

现病史：患者曾于 2015 年 8 月 10 日就诊于当地医院，行经皮冠状动脉介入治疗手术，冠状动脉前降支植入 1 枚支架，后因胸闷、气短症状反复出现多次于当地医院住院治疗，给予改善微循环、抗血小板聚集、调脂等对症治疗后病情好转出院。1 个月前患者又出现胸闷、气短，活动后加重，乏力、自汗，双下肢浮肿，胃纳尚可，二便正常，舌红苔薄白，脉沉弱。测定 6 分钟步行距离约 125 m（重度心功能不全）。辅助检查：心脏彩超示主动脉硬化，全心扩大，左室壁增厚，左室收缩功能正常，彩色血流示二尖瓣反流（少量），三尖瓣反流（少量）。ECG 示左心室肥大，ST-T 异常改变。

中医诊断：胸痹（气虚血瘀证）。

治法：益气活血，利水消肿。

处方：强心化瘀汤。黄芪 30 g，太子参 30 g，丹参 20 g，三七 10 g，红景天 20 g，葶苈子 15 g，五加皮 20 g。7 剂，水煎服，每日 1 剂。

二诊（2020 年 11 月 10 日）

诉胸闷气短明显减轻，下肢水肿较前稍缓解。予初诊方加车前子 30 g。7 剂，服法同前。

三诊（2020 年 11 月 18 日）

诉胸闷在不剧烈运动下基本不出现，下肢水肿明显减轻。予二诊方，7 剂，服法如前。

【注意事项】

（1）本方有葶苈子、五加皮利水消肿药物，不可久用，以免伤及气血，一般病情缓解即可减量。

（2）心衰患者避免剧烈运动，以免加重心脏负担。

【辨病选方心得】

目前临床医家对心衰病因病机的认识已基本一致，认为心衰病位在心，与五脏相关，为本虚标实之证，临床以气虚、阳虚为本虚，血瘀、水停、痰饮为标实。水湿、瘀血、痰浊既是病理产物，也是致病因素，与气虚互为因果，形成恶性循环。治疗宜益气活血，利水消肿，标本兼顾。

现代医学研究表明，益气活血法通过激活 RAS 系统、神经内分泌系统和细胞因子，使血流动力学改变，改善血管壁、内皮功能，促进血液成分结构调整，以增加冠状动脉血流量，改善心肌供血供氧、抗血栓形成、抑制凝血、激活纤溶系统、扩张冠状动脉并改善微循环、抗心肌缺血和抗动脉粥样硬化保护心肌超微结构，最终改善心力衰竭的症状和预后。

强心化瘀汤中加入丹参、太子参养血生津，利水而不伤血，益气活血与利水消肿相结合，临床可广泛应用于气虚血瘀型心衰患者。

温阳强心汤

【主治疾病】

中医病名：胸痹，水肿，心悸。

西医病名：心力衰竭。

【药方组成】

制附子　茯苓　炒白术　白芍　黄芪　太子参

【功效】

温阳化饮，强心益气。

【适宜证型】

阳虚水泛。

【用法】

每日1剂，水煎服，早、晚饭后1小时温服。

【方药解析】

此方为真武汤加减而成，采取温阳化饮与强心益气治法相结合。方中制附子性味辛温大热，能回阳救逆，温补心阳，兼暖脾土；茯苓健脾利水，养心安神，为治水之要药；炒白术苦温，健脾燥湿，温补中焦，使水有所制；太子参益气健脾；制附子、茯苓、白术、太子参四药合用，能温补心脾，温化寒饮。黄芪益气升阳。白芍入血分而利水，同时芍药酸柔可入肝，肝主疏泄，亦可输布水液，肝之气机疏泻适度，气行则水行。再者，芍药性微寒，可缓和附子之辛燥、辛散，使其刚柔相济，利水而不伤阴。

【验案举隅】

赵某，女，75岁。

初诊（2019年12月3日）

现病史：患者既往有冠心病病史。自诉胸闷，心慌，气短，双下肢轻度水肿，每日18～22点为主，双膝似置冰水中，寒冷刺骨，夜尿频多，胃纳尚可，大便偏稀，舌淡嫩，少苔，脉沉无力。心电图示左心室肥厚，ST-T改变。心脏超声示左心增大，左房约38 mm×57 mm×45 mm，室间隔心尖段、左室壁心尖段运动幅度减低。射血分数50%；主动脉瓣增厚，主动脉瓣反流、二尖瓣轻度反流，三尖瓣见极少量反流信号；主动脉窦、升主动脉、主动脉瓣弓增宽；主动脉硬化，左室舒张功能减低。

中医诊断：心衰（心肾阳衰证）。

治法：温阳利水。

处方：温阳强心汤加减。制附子10 g，茯苓30 g，炒白术15 g，白芍10 g，黄芪20 g，太子参20 g。7剂，水煎服，每日1剂，早、晚饭后温服。

二诊（2019年12月10日）

患者诉胸闷、气短较前缓解，仍双下肢发冷，夜尿多，舌脉同前。予初诊方改制附子增至 15 g。7 剂，煎服同前。

三诊（2019 年 12 月 17 日）

患者诉症状进一步好转，仍感双下肢有冰冷刺骨之感，夜尿多，全身乏力，舌淡嫩，无苔，脉沉。予二诊方改制附子增加至 20 g。7 剂，服法如前。

【注意事项】

（1）本方由大量温阳利水药组成，阴虚津亏患者禁用。

（2）心主血脉，心阳不足，气血推动无力，因此本方可配活血药物同用。

【辨病选方心得】

心肾阳衰型心衰在临床上大多属于舒张性心力衰竭，目前舒张性心衰的治疗主要是针对症状、并存疾病及危险因素的综合性治疗，积极控制血压，优选 β 受体阻滞剂、ACEI 或 ARB，应用利尿剂，以及控制和治疗其他基础疾病和合并症，同时进行血运重建，但部分药物在治疗的同时会产生一定的副作用。心衰根据临床表现可归于心悸、水肿等中医疾病范畴。心衰的基本病机为心阳不足，水饮内盛。其病机转变多为各种因素引起的心阳虚，导致体内水液与血液的运行失去动力。水液集聚、血脉瘀阻造成瘀血或水肿，最终导致瘀血内生，水饮内停；而作为病理产物的瘀血及水饮，又可以影响全身阳气的生成与运行，阻塞气血运行，进一步导致心气、心阳亏虚，使患者出现心悸胸闷、咳喘、气短乏力等临床症状。

温阳强心汤中，制附子温心脏阳气，暖肾中命门之火；炒白术苦温燥湿，健脾制水；茯苓淡渗利水，白芍利水，佐炒白术健脾，使水湿下渗；黄芪补中益气；太子参健脾益气。本验方用于阳虚水泛，有温阳利水之功，使阴霾消散，心悸、气短、水肿等症自愈。阴平阳秘，阴阳乃和，掌握阴阳的偏虚，正确地加减运用本方，是临床获得疗效的关键。

平眩抑肝汤

【主治疾病】

中医病名：眩晕，头痛。

西医病名：高血压。

【药方组成】

天麻 钩藤 石决明 罗布麻 桑寄生

【功效】

平肝潜阳，补益肝肾。

【适宜证型】

肝阳上亢。

【用法】

每日 1 剂，水煎服，早、晚饭后 1 小时温服。

【方药解析】

本方为天麻钩藤饮化裁而成，采取平肝潜阳的治法。方中天麻、钩藤平肝潜阳，为君药。石决明咸寒质重，功能平肝潜阳，并能除热明目；罗布麻清热平肝，二者与君药合用，加强平肝之力。桑寄生补益肝肾以治本。

【验案举隅】

黄某，女，39 岁。

初诊（2019 年 7 月 9 日）

主诉：间歇性头胀、头痛 2 年。

现病史：患者 2 年前因头晕至当地卫生院测量血压 145/89 mmHg，未引起重视。近日头胀、头痛加重，伴见心烦易怒、口干口苦、睡眠多梦易醒，月经量增多，色红，每于月经前出现乳房胀痛，舌红，苔薄黄，脉弦数。诊时测量血压 185/105 mmHg。

中医诊断：头痛（肝阳上亢证）。

治法：平肝潜阳，补益肝肾。

处方：平眩抑肝汤加减。天麻 10 g，钩藤 10 g，石决明 15 g，罗布麻 10 g，桑寄生 10 g，珍珠母 30 g。7 剂，水煎服，早、晚饭后温服。

二诊（2019 年 7 月 16 日）

患者诉头胀、头痛较前缓解，且多梦的情况减轻，诊时测量血压 150/100 mmHg。予初诊方加减。天麻 15 g，钩藤 15 g，石决明 20 g，罗布麻 15 g，桑寄生 10 g，珍珠母 30 g，夜交藤 30 g。7 剂，水煎服，早、晚饭后温服。

三诊（2019 年 7 月 23 日）

患者诉头痛基本缓解，睡眠能睡到天亮，但梦还是稍多，这次月经来之前乳房胀痛感消失。诊时测量血压 140/90 mmHg。予初诊方加夜交藤 30 g。7 剂，水煎服，早、晚饭后温服。

【注意事项】

（1）心脾两虚证以致头痛、头昏者忌用本方。

（2）平常饮食宜清淡少盐，慎食辛辣燥热食物，禁止饮酒或含有酒精类的饮料。

（3）宜保持精神愉快，切忌恼怒、忧思过度。

【辨病选方心得】

高血压病临床发病率逐年提高，且有年轻化的趋势。但临床高血压病仍以老年群体为主，这类人群都有一个共同的生理基础，即随着年龄增大而出现的肝肾不足。肝肾阴液不足，易出现肝阳上亢，进而引起头痛、头胀等表现。因此，高血压病其病机本为肝肾亏虚，标为肝阳上亢。临床上患者血压升高时，头痛等表现尤为突出，因此治疗上宜以治标为主，兼顾本虚。本方运用大量平肝潜阳药物以压制上亢之肝阳，适当运用桑寄生以填补亏虚之肝肾，适合血压控制不佳的肝阳上亢患者。

清窍化痰汤

【主治疾病】

中医病名：眩晕，头痛。

西医病名：高血压。

【药方组成】

姜半夏　陈皮　茯苓　炙甘草　枳壳　竹茹　罗布麻

【功效】

理气化痰，清热祛湿。

【适宜证型】

痰热内扰。

【用法】

每日 1 剂，水煎服，早、晚饭后 1 小时温服。

【方药解析】

此方为温胆汤加罗布麻而成，采取理气化痰与清热祛湿治法相结合。方中姜半夏燥湿化痰，降逆和胃；竹茹清热化痰，除烦止呕；枳壳行气消痰，与半夏相配，气顺痰消，气滞得畅；茯苓健脾渗湿，以绝生痰之源，且有宁心安神之功；炙甘草益脾和中，协调诸药；罗布麻清热平肝。

【验案举隅】

方某，男，48岁。

初诊（2018年12月2日）

主诉：发作性头晕2年。

现病史：患者高血压病史10余年，长期口服络活喜控制，但血压控制不佳，一直未予重视。2年前患者开始出现发作性头晕，至当地医院就诊，诊断为高血压、高脂血症、颈动脉斑块、空腹血糖异常，医嘱予氨氯地平阿托伐他汀钙片、阿司匹林治疗，治疗后患者血压控制尚可，但头晕一直反复发作。1周前患者再次出现头晕，伴有恶心，今来我院就诊。刻下：头晕，恶心，胃纳欠佳，大便黏，小便可，睡眠易醒，多梦。舌淡红苔黄腻，脉弦滑。血压175/95 mmHg。

中医诊断：眩晕（痰热内扰证）。

治法：清热化痰，燥湿去浊。

处方：清窍化痰汤。半夏10 g，陈皮10 g，茯苓10 g，炙甘草5 g，枳壳10 g，竹茹10 g，罗布麻10 g。7剂，水煎服，早、晚饭后温服。

二诊（2018年12月9日）

患者诉头晕减轻，恶心除，胃纳改善，睡眠欠佳。予初诊方加夜交藤20 g。7剂，水煎服，早、晚饭后温服。

三诊（2018年12月16日）

患者诉头晕基本消失，睡眠多梦、易醒缓解。予初诊方，7剂，水煎服，早、晚饭后温服。

【注意事项】

（1）本方组成多为燥湿之品，长期服用容易造成精血耗伤，因此本方不可久服。

（2）阴虚内热、肝阳上亢的高血压病患者忌用本方。

（3）服药期间避免过劳，避免暴饮暴食。

【辨病选方心得】

高血压病的治疗，临床以控制血压为主要治疗目的。目前西医治疗高血压病以长期口服降压药为主，但是仅仅是暂时控制血压，无法达到满意效果，而且长期用药导致患者依从性差，也会增加患者出现耐药性。中医学认为高血压病患者很大一部分是属于"痰浊""头晕"的范畴。由于患者长期油腻饮食，加之工作压力大，缺乏运动，导致脾胃失于健运，痰湿在体内郁积，出现气机紊乱，血气失调，进一步导致血压的升高。

本方为温胆汤加罗布麻而成，温胆汤理气化痰，清热祛湿，清除体内郁积的痰浊，恢复脾胃正常运化功能。适用于痰浊内蕴导致的高血压病。

消 脂 饮

【主治疾病】

中医病名：痰饮，头晕，脂膏。

西医病名：高脂血症。

【药方组成】

山楂　红曲　荷叶　陈皮

【功效】

利水祛湿，降脂消浊。

【适宜证型】

痰浊壅盛。

【用法】

每日 1 剂，水煎服，早、晚饭后 1 小时温服。

【方药解析】

本方主要采用利水祛湿、降脂消浊的方法。方中荷叶升发阳气、清热利水；陈皮健脾行气，燥湿化痰；荷叶、陈皮合用能健运脾胃，恢复脾胃代谢水液的作用，且二者皆有化湿利水的作用。山楂健脾消食、行气化瘀、化浊降脂；红曲活血化瘀、降脂；山楂、红曲合用，有较强的降脂消浊功效。

【验案举隅】

黄某，男，40 岁。

初诊（2020 年 8 月 12 日）

主诉：食后嗳气 10 余日。

现病史：患者 10 余日前出现食后嗳气，头昏沉，乏力，无恶心呕吐，胃纳欠佳，眠浅易醒，二便调。体检结果示甘油三酯 5.6 mmol/L，低密度脂蛋白 3.8 mmol/L。腹部 B 超示中度脂肪肝。口服降脂西药阿托伐他汀，规律服用 1 周。既往体健，平素嗜油腻，长期饮酒史，缺乏锻炼。刻下：食后嗳气，胃纳欠佳，乏力，时头昏，睡眠欠佳，形体肥胖。舌质淡，苔白腻，舌下脉络增粗，脉滑。

中医诊断：痰饮，头晕（痰湿内盛证）。

治法：健脾益气，祛痰化湿。

处方：消脂饮加减。山楂15 g，红曲6 g，荷叶10 g，陈皮10 g。7剂，每日1剂，水煎分2次服。

二诊（2020年8月19日）

患者诉肢体困重减轻，睡眠好转，食欲稍差。予初诊方加炒麦芽15 g、炒谷芽15 g。7剂，服法如前。

三诊（2020年8月26日）

患者诉食欲改善，饭后嗳气减轻。予二诊方，10剂，服法如前。

随访，患者诉不适症状基本缓解，体重较服药前下降4.5 kg，复查血脂，甘油三酯下降为2.59 mmol/L。

【注意事项】

（1）由于高脂血症患者大多缺乏运动，且形体肥胖，因此建议患者在服用中药的同时，配合控制饮食、适当运动减轻体重。

（2）本方以温燥药物为主，因此阴虚内热患者忌用。

【辨病选方心得】

随着人们生活水平提高，高脂血症的发病率也在逐年升高。高脂血症的病理，有"本虚"和"标实"两个方面，以五脏功能失调为本，其中又尤以脾虚为主，痰、湿、瘀为标。因此临床上要标本兼顾。本方山楂、陈皮、红曲皆有健脾功效，恢复脾胃运湿化浊功能以固本；荷叶、山楂、红曲皆有祛湿化浊的功效，能消除脏腑经络的湿浊邪气以治标。

随着社会的发展及人们生活水平的不断提高，伴随而来的饮食结构不合理、缺少运动等不良生活习惯，皆会导致脾胃运化功能受损，故高脂血症的预防应该配合饮食结构及生活方式的调整，建议以"四低一高"原则，即低摄入脂肪、热量、胆固醇、糖类，以高纤维饮食为主。

益气复脉汤

【主治疾病】

中医病名：心悸。

西医病名：心律失常。

【药方组成】

太子参　麦冬　五味子　甘松

【功效】

益气生津复脉。

【适宜证型】

气津两虚。

【用法】

每日 1 剂，水煎服，早、晚饭后 1 小时温服。

【方药解析】

此方为生脉饮加甘松而成，主要功效为益气生津复脉。方中太子参补气生津；麦冬养阴生津，清心除烦。太子参、麦冬合用可使心脏气津恢复。五味子敛阴止汗、宁心安神。甘松行气止痛、开郁醒脾。

【验案举隅】

林某，女，35 岁。

初诊（2018 年 5 月 20 日）

主诉：胸闷、心悸 8 年。

现病史：青少年时期即发现心率快。8 年前患者自觉胸闷、心悸，劳累加重，大便每日 2～3 次，偏软。查体：体温 36.4℃，脉搏 52 次 / 分，呼吸 19 次 / 分，血压 105/55 mmHg。听诊：心脏未闻及明显杂音，两肺呼吸音清晰。神志清楚，精神差，体型偏瘦，舌质暗红，少苔，脉结代。心肺听诊无异常。辅助检查：心电图示窦性心动过缓，T 波异常改变。心脏彩超示左室收缩功能减低。冠脉造影提示无明显狭窄。血 T3、T4、TSH 正常。

中医诊断：心悸（气阴两虚证）。

治法：益气养阴复脉。

处方：益气复脉汤。太子参 15 g，麦冬 10 g，五味子 8 g，甘松 10 g。7 剂，水煎服，早、晚饭后温服。

二诊（2018 年 5 月 27 日）

患者诉乏力改善，心悸的频率有所缓解。予初诊方改太子参 30 g。7 剂。

三诊（2018 年 6 月 3 日）

患者诉精神状态大为改善，胸闷的症状基本消失，心悸的感觉时常还会有。予二诊方继续服用 10 剂。

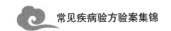

四诊（2018 年 6 月 13 日）

患者诉心悸的症状偶尔出现，复查心电图示窦性心律，心率 70 次 / 分。继续予二诊方治疗，巩固疗效。

【注意事项】

（1）本方有较多滋阴药物，因此痰湿体质应酌情使用，也可在方中适当加入化湿类药物。

（2）避免过度劳累，避免剧烈运动，保持心情愉悦。

【辨病选方心得】

心律失常属于中医学"心悸"范畴，发病时轻则心悸气短，重则胸痛晕厥，甚至猝死，对生命危害极大。心律失常通常发生于心脏器质性损害和自主神经功能失调，后者大多表现为心悸胸闷、神疲乏力、眩晕多梦、气促胸痛、脉细弱及促结代，舌体暗色淡，苔少润滑等气阴两虚特点。生脉饮方出自元代名医李东垣所著的《内外伤辨惑论》，由人参、麦冬、五味子组成，具有益气生津、敛阴止汗的作用。

本方中太子参、麦冬味甘微苦入肺脾心经，前温后微寒，二者温寒相辅，甘苦温以益气生血，甘苦寒以滋润阴津。五味子味甘酸性温入肺心肾经，配合麦冬收敛阴血。中医理论认为心主血脉和神明，在体合脉，在液为汗，故心脏的气阴受损、气血不足是心律失常发生的根本原因。而本方的功效是益气生津复脉，对心律失常病证具有根本的补益调节作用。临床上，凡是心律失常属于气阴两虚，主要表现为心悸、乏力等症状，皆可考虑使用本方加减。

定悸复脉汤

【主治疾病】

中医病名：心悸。

西医病名：心律失常。

【药方组成】

丹参　桂枝　炙甘草　茯苓　白术　甘松

【功效】

温阳化饮，养血活血。

【适宜证型】

水气凌心。

【用法】

每日 1 剂，水煎服，早、晚饭后 1 小时温服。

【方药解析】

本方为苓桂术甘汤加上丹参、甘松而成，主要采取温阳化饮与养血活血治法相结合。方中桂枝温经通脉，助阳化气；炙甘草健脾益气，和中缓急。桂枝、甘草合用能补助心阳，生阳化气。茯苓健脾利水，宁心安神；白术健脾化湿。茯苓、白术合用能健脾化湿，宁心安神。丹参养血活血；甘松行气止痛。丹参、甘松合用行气活血，且养血不伤血。

【验案举隅】

朱某，男，62 岁。

初诊（2019 年 4 月 3 日）

主诉：心慌间断发作 2 年，渐进加重 2 个月。

现病史：患者 2 年前无明显诱因反复出现心慌，伴胸闷、喘憋，休息后缓解。前往当地医院内科住院治疗，自述进行冠状动脉 CT 造影检查，提示狭窄最严重处达 75%，具体部位不详。2018 年 12 月 2 日 24 小时动态心电图示室性期前收缩（50 613 次，43.1%），成对（839 对，1.4%）。诊断为冠心病，心律失常。对症治疗后好转，出院后规律服用盐酸美西律片、阿托伐他汀钙片、阿司匹林肠溶片。心慌、胸闷等症状仍反复发作。治疗 3 个月后复查，2019 年 3 月 20 日 24 小时动态心电图显示室性期前收缩（30 855 次，29%），成对（39 对，0.2%）。心慌、胸闷症状未见好转。2 个月前心慌、胸闷症状渐进加重，为求进一步诊治，遂来我院诊。刻下：症见心慌明显，易受惊吓，伴阵发胸闷、头晕。身怕冷，下肢微肿，胃纳尚可，睡眠欠佳，二便可。既往史：高血压 10 年，最高 180/95 mmHg，现服苯磺酸氨氯地平治疗，血压控制尚可。有饮酒史 20 年，现已戒酒，嗜食油腻食品。查体：血压140/88 mmHg，心率 89 次 / 分。面色白，唇暗，舌体胖大，边有齿痕，舌质淡紫，苔薄白滑腻，脉结。

中医诊断：心悸（水气凌心证）。

治法：温阳化气行水。

处方：定悸复脉汤加减。丹参 15 g，桂枝 10 g，炙甘草 10 g，茯苓 10 g，白术 10 g，甘松 10 g。7 剂，水煎服，早、晚饭后温服。

二诊（2019 年 4 月 10 日）

患者心慌好转，头晕减轻，血压控制在 130/85 mmHg 左右，仍胸闷时作。予初诊方加薤白 10 g。7 剂，水煎服，早、晚饭后温服。

三诊（2019 年 4 月 17 日）

患者自觉心慌发作次数明显减少，头晕基本不发作，胸闷减轻，下肢水肿消除。予二诊方，7 剂，水煎服，早、晚饭后温服。

【注意事项】

（1）本经验方主要由苓桂术甘汤加味而成，其主要功效为温阳化饮，因此阴虚、湿热体质患者谨慎使用。

（2）服用本方期间，忌烟酒，适当运动，保持情志愉悦。

【辨病选方心得】

苓桂术甘汤出自张仲景《伤寒论》第 67 条"伤寒，若吐、若下后，心下逆满，气上冲胸，起则头眩，脉沉紧，发汗则动经，身为振振摇者，茯苓桂枝白术甘草汤主之"，以及《金匮要略》"心下有痰饮，胸胁支满，目眩，苓桂术甘汤主之"，"夫短气有微饮，当从小便去之，苓桂术甘汤主之；肾气丸亦主之"。本方中茯苓能利水消肿，宁心定悸；桂枝平冲下气以降上逆，宣通卫阳以消阴翳；白术健脾祛湿；丹参甘松合用养血活血；炙甘草调和诸药。

心主血脉，而血在脉中运行需要心阳推动。心阳不足，下焦水饮不化而上逆出现心悸、胸闷等症状。本验方可温心阳，化水饮，恢复心主血脉的功能。

化瘀复脉汤

【主治疾病】

中医病名：心悸。

西医病名：心律失常。

【药方组成】

丹参　三七　川芎　甘松

【功效】

活血化瘀，行气止痛。

【适宜证型】

气滞血瘀。

【用法】

每日 1 剂，水煎服，早、晚饭后 1 小时温服。

【方药解析】

本方治法为活血化瘀、行气止痛。方中丹参活血祛瘀，通经止痛，清心除烦，养血安神；三七活血止血，化瘀止痛；川芎活血行气止痛；甘松行气止痛。

【验案举隅】

颜某，女，42 岁。

初诊（2018 年 6 月 11 日）

主诉：胸痛心悸 3 个月，加重 1 周。

现病史：3 个月前无明显诱因出现胸痛心悸，在当地医院就诊，查心率 45 次 / 分，曾口服阿托品、注射参麦注射液治疗，用药后心率可达 55～70 次 / 分，但心悸症状未缓解，且停药后心率又降至 50 次 / 分以下。近 1 周来胸痛心悸加重，且伴见头晕。今来我院门诊求中医治疗。查体：体温 36.5℃，脉搏 48 次 / 分，呼吸 20 次 / 分，血压 110/75 mmHg，神清，双肺（－），心界不大，心律齐，未闻及病理性杂音，腹软，舌淡，苔薄白，脉沉迟。ECG 示窦性心动过缓。阿托品试验阳性。

中医诊断：心悸（气滞血瘀证）。

治法：活血化瘀，行气止痛。

处方：化瘀复脉汤加减。丹参 15 g，三七 10 g，川芎 10 g，甘松 10 g。7 剂，水煎服，早、晚饭后温服。

二诊（2018 年 6 月 18 日）

患者诉胸痛缓解，时有心悸，睡眠欠佳。予初诊方加酸枣仁 10 g。7 剂，水煎服，早、晚饭后温服。

三诊（2018 年 6 月 25 日）

患者诉胸痛除，心悸较前减轻，仍感头晕，乏力。予二诊方加太子参 15 g，麦冬 9 g，五味子 9 g。7 剂，水煎服，早、晚饭后温服。

四诊（2018 年 7 月 3 日）

患者诉头晕、乏力减轻，心悸偶发，基本不影响日常生活工作。复查心电图示窦性心律，心率 65 次 / 分。予三诊方，7 剂，水煎服，早、晚饭后温服。

【注意事项】

（1）本验方主要由活血化瘀药物组成，长期使用会造成气血损伤，因此症状缓解或者明显好转可减量，有出血倾向患者慎用此类药。

（2）心律失常患者尽量避免情绪波动，注意作息规律。

【辨病选方心得】

心律失常属于中医"心悸""怔忡"等范畴。本病的病位在心，其发病原因不外乎外感与内伤。外感以寒邪为多见，因寒性收引，致脉道拘急，造成血行不畅而致心悸。内伤病因，不管是七情郁结，还是饮食不当、劳倦所伤，终致气滞血瘀的病机存在，瘀血阻滞，心失所养，从而影响心之主血脉功能，出现心悸、胸痛等心律失常症状。

本方中丹参活血养血、养心安神，具有活血不伤血的特点；三七活血散瘀；川芎、甘松活血行气止痛。四药合用，活血化瘀，行气止痛，恢复心主血脉的功能。临床上凡是气滞血瘀导致的心悸、胸痛皆可考虑使用本方。

第四章

内分泌科疾病验方

活血通痹止痛方

【主治疾病】

中医病名：消渴病，痹病。

西医病名：糖尿病，周围神经病变。

【药方组成】

当归　茵陈　炙甘草　苍术　羌活　知母　猪苓　泽泻　升麻　白术　黄芩　葛根　柴胡　白头翁　牛膝　泽兰　蜈蚣　防风

【功效】

通络止痛，利湿清热。

【适宜证型】

痰湿阻络。

【用法】

每日1剂，水煎服，早、晚饭后1小时温服。

【方药解析】

此方为当归拈痛汤化裁，采取清热利湿与通络止痛治法相结合。方中羌活、茵陈共同清肝利胆益脾，并祛湿疏风，清热止痛。猪苓、泽泻清内外之湿，补虚损，二味共同利水泄浊。柴胡、黄芩清泻内郁之热，同时黄芩、白头翁清热燥湿，利肌肤。防风、升麻、葛根透发邪热，解表疏风。白术、苍术燥湿健脾，运化水湿邪气。当归、知母益气养血，助上药祛邪而不伤正。牛膝活血通经亦可补肝肾，蜈蚣、泽兰均活血通络止痛。炙甘草清热益气和中，调和诸药并止痛。

【验案举隅】

陈某，男，67岁。

初诊（2022年9月10日）

主诉：反复口干20年，双下肢麻木6个月。

现病史：患者20年来反复出现口干，查空腹血糖及餐后血糖均高于15 mmol/L，西医诊断为"2型糖尿病"，于甘精胰岛素针联合阿卡波糖、格列美脲降糖，血糖控制欠佳。6个月前出现双下肢麻木，逐渐加重。刻下：口干口苦，头晕，咽干，胃纳可，寐佳，大便质黏。查体：神志清，精神可，心肺腹查体未见明显异常。双下肢足背动脉减弱。舌淡暗，苔白腻，脉弦滑。辅助检查：肌电图示双侧胫神经、双侧腓总神经、双侧腓浅神经损害，腰骶神经根改变。

中医诊断：消渴病痹病（痰湿阻络化热证）。

治法：清热利湿，通络止痛。

处方：活血通痹止痛方化裁。当归15 g，茵陈30 g，炙甘草10 g，防风10 g，苍术10 g，羌活10 g，知母15 g，猪苓10 g，泽泻30 g，升麻8 g，白术15 g，黄芩10 g，葛根30 g，牛膝30 g，泽兰10 g，蜈蚣1条。7剂，每日1剂，水煎服，早、晚饭后1小时温服。

二诊（2022年9月18日）

服药后，大便稍稀，麻木改善，但仍有痛。予初诊方加细辛10 g、威灵仙20 g。14剂，每日1剂，煎服方法如前。

三诊（2022年10月28日）

患者诉双下肢偶有麻木，无疼痛。予初诊方加减治疗，巩固疗效。

【注意事项】

（1）经病变疗程较长，需长期服药。但活血化瘀药物不可久用，一般病情缓解，如麻木、疼痛症状好转即可减量使用，有出血倾向患者慎用此类药。

（2）保护双足，沐足时避免皮肤烫伤。

（3）寒湿痹证者慎用本方。

（4）方中蜈蚣有毒性，用量宜轻，中病即止。

【辨病选方心得】

糖尿病周围神经病变属于中医学"不仁""痹证""脉痹""血痹"等范畴，消渴病之痹证不同于风寒湿所致的痹证，系消渴病日久因虚致实，如其所变生的痰浊瘀血等病理产物是由于消渴后气阴耗伤或是脾虚不运内生痰湿所致。同时，内生之邪又可耗气伤血，或化热伤阴，阻滞脉络，表现为顽固性肢体疼痛、麻木等症状。

仲景云："风湿相搏，一身尽疼痛，法当汗出而解。"张璐云："治湿在上在外者当微汗，在下在内者当利小便。"活血通痹止痛方是在当归拈痛汤基础上加减化裁而来，清热利湿与通络止痛并举。方中蜈蚣量虽少，确是不可或缺的一环，其性善走窜，辛能发散，温能疗结，故功善搜风解痉，攻毒散结，通络止痛，止痛作用强于其他虫类药。运用此方可有效缓解肢体麻木、神经痛等糖尿病周围神经病的症状。若疼痛仍剧，可加入细辛 10 g、威灵仙 20 g，以加强活血通络止痛之效。

新加消瘿方

【主治疾病】

中医病名：瘿类病。

西医病名：甲状腺结节。

【药方组成】

猫爪草 夏枯草 昆布 柴胡 黄芩 法半夏 党参 炙甘草 生姜 大枣 浙贝母 川芎 郁金 枳实

【功效】

清热理气，化痰散结。

【适宜证型】

痰气互结。

【用法】

每日 1 剂，水煎服，早、晚饭后 1 小时温服。

【方药解析】

此方为小柴胡汤化裁，具有解郁理气、化痰散结功效。方中柴胡苦平，入肝胆经，疏泄气机之郁滞，使少阳半表之邪得以疏散；黄芩苦寒，清泄少阳半里之热；法半夏、生姜和胃降逆止呕，党参、大枣益气健脾，一者取其扶正以祛邪，一者取其益气以御邪内传，使正气旺盛，则邪无内向之机；炙甘草助参、枣扶

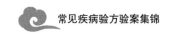

正，且能调和诸药；猫爪草、夏枯草助清热化痰之效，枳实助其调畅气机；同用活血化瘀之川芎，以期痰瘀同治；浙贝母、昆布散结化痰；郁金活血凉血。诸药合用，标本兼顾，共奏清热化痰散结之效。

【验案举隅】

吴某，男，23岁。

初诊（2022年9月15日）

主诉：心慌手抖1个月。

现病史：患者1个月前无明显诱因下出现心慌手抖，伴消瘦，1个月来体重共下降5 kg，伴口苦，面赤，易出汗，时有胸闷腹胀，心烦，偶有呕，胃纳可，寐佳，大便正常，小便黄。查体：神志清，精神可，甲状腺弥漫性Ⅱ度肿大，双手细震颤，心肺腹查体未见明显异常。舌淡红，苔薄白，脉弦。辅助检查：甲状腺B超提示结节性甲状腺肿。甲状腺功能提示甲亢表现（甲状腺功能：TSH < 0.1 μIU/mL，FT3 15 pg/mL，FT4 13 ng/dL）。

中医诊断：瘿类病（痰气互结证）。

治法：清热理气，化痰散结。

处方：新加消瘿方加减。柴胡20 g，黄芩10 g，法半夏10 g，党参10 g，炙甘草10 g，生姜10 g，大枣15 g，浙贝母15 g，川芎10 g，郁金10 g，枳实10 g，猫爪草30 g，夏枯草15 g，昆布15 g。14剂，每日1剂，水煎服，早、晚饭后1小时温服。

二诊（2022年10月20日）

服药后，口苦心烦改善，无呕，但甲状腺仍大。予初诊方减党参、生姜、大枣，加莪术10 g、醋三棱10 g。14剂，每日1剂。

三诊（2022年11月10日）

患者无诉不适，复查甲状腺B超提示甲状腺结节较前缩小。予二诊方加减治疗，巩固疗效。

【注意事项】

（1）甲状腺结节疗程较长，需长期服药。但活血化瘀药物不可久用，一般病情缓解，即可减量使用，有出血倾向患者慎用此类药。

（2）脾胃虚寒患者需慎用。

【辨病选方心得】

甲状腺结节归于中医学"瘿病"的范畴，在甲状腺疾病中，甲状腺结节在发病机制上可引申为气血痰瘀结而成块状，在证型上多以肝郁气滞痰凝为主，所以与肝胆功能有密切关系，这也在理论上证明了小柴胡类方可治疗甲状腺疾病。

根据甲状腺结节的病机特点，在小柴胡汤基础上加用猫爪草、夏枯草、浙贝母、昆布等药，以加强其散结化痰的能力，临床应用收效颇佳。在使用小柴胡汤治疗甲状腺疾病时善于病证结合。甲亢者多有阴虚阳亢表现，加石斛、沙参、天冬、麦冬等以养阴生津，赤芍、白芍等以柔肝和血；甲状腺结节者，当治以化痰散结，加牡蛎、当归、贝母、海藻等软坚散结之品。

第五章

肾内科疾病验方

滋肾降浊方

【主治疾病】

中医病名：尿浊。

西医病名：慢性肾炎。

【药方组成】

生黄芪　女贞子　墨旱莲　当归　白芍　生地黄　川芎　山药　金樱子　芡实　白术

【功效】

益气养阴。

【适宜证型】

气阴亏虚。

【用法】

每日1剂，水煎服，早、晚饭后0.5小时温服。

【方药解析】

此方由二至丸、水陆二仙丹、四物汤化裁而来。方中生黄芪益气扶正，女贞子、墨旱莲、当归、白芍、地黄、川芎益肾养阴，山药、白术健脾以生气血，金樱子、芡实补肾固涩。诸药相配，共奏补益气阴之功。

【验案举隅】

刘某，男，43岁。

初诊（2021 年 1 月 12 日）

主诉：发现尿检异常 5 月余。

现病史：患者 2～3 个月前体检发现尿蛋白（++），尿隐血（+++），少量泡沫尿，未做任何治疗，上述症状持续存在。5 个月前于我科就诊，查尿常规提示隐血（+）↑，蛋白质（+）↑，红细胞 30.6/ μL ↑，尿微量白蛋白 548.00 mg/L ↑，尿免疫球蛋白 G 67.90 mg/L ↑，尿转铁蛋白 38.10 mg/L ↑，尿 $α_1$ 微球蛋白 13.80 mg/L ↑，予住院行肾穿刺，病理诊断"IgA 肾病（M1E1S0T0C0）"，予氯沙坦钾片 50 mg，每日 2 次，护肾降尿蛋白治疗，出院后规律随访，其间 24 小时尿蛋白波动于 0.5～0.78 g，有少量泡沫尿。3 个月前患者出现尿浊，腰酸，乏力，口干，手足心热，夜尿多，脉细数，舌红苔薄，舌体胖，舌边有齿痕。既往有高尿酸血症、高脂血症病史。

中医诊断：尿浊（气阴亏虚证）。

治法：补益气阴。

处方：滋肾降浊方。生黄芪 30 g，女贞子 15 g，墨旱莲 15 g，当归 15 g，白芍 15 g，生地黄 25 g，川芎 9 g，山药 15 g，金樱子 15 g，芡实 15 g，白术 10 g。14 剂，每日 1 剂，早、晚分服。

二诊（2022 年 12 月 5 日）

患者 24 小时尿蛋白 0.48 g，予初诊方加减，14 剂。后多次门诊复诊，西医治疗方案无更改，中药予滋肾降浊方加减，其间查 24 小时尿蛋白波动于 0.25～0.51 g，另尿泡明显减少，偶有乏力，已无腰酸，无口干、无手足心热，夜尿偶有 1 次 / 夜。

【注意事项】

（1）注意与淋证的鉴别，建议完善泌尿系统超声，关注尿常规化验指标情况。

（2）建议低盐、优质低蛋白质饮食，避风寒，畅情志，减少人口聚集，避免感染。

（3）此方功偏补益，注意实邪，避免留寇。

【辨病选方心得】

尿中泡沫增多，尿检出现尿蛋白或（和）尿血（包括镜下多型红细胞尿）是尿浊的辨证依据。缘由肾气不固，封藏失职，使蛋白质和红细胞等属于阴血范畴的精微物质随尿泄漏。肾气阴两虚证是 IgA 肾病从尿检异常一开始就存在的共性问题，只是气虚与阴虚在程度上存在个体差异。腰酸、乏力、口干、目涩、手足心热、眼睑或足跗浮肿、夜尿多、舌红苔薄脉细，皆是肾气阴亏虚之症。滋肾降浊方由二至丸、水陆二仙丹、四物汤化裁而来，二至丸滋肾阴且平和，水陆二仙丹可与二至丸共同补肾的同时，更发挥收涩固肾之功，减少精微物质下泄；再添四物汤，以补肾的气阴和气血。如若阴虚偏盛，阴虚火旺，建议及时加用滋阴降火药物，如丹皮、知母等。

加味积雪草方

【主治疾病】

中医病名：尿浊。

西医病名：慢性肾炎。

【药方组成】

丹参　积雪草　桃仁　熟大黄　莪术　三棱

【功效】

活血通络。

【适宜证型】

瘀阻脉络。

【用法】

每日1剂，水煎服，早、晚饭后0.5小时温服。

【方药解析】

丹参、桃仁功偏活血，积雪草、莪术、三棱、熟大黄功偏消癥，其中积雪草、桃仁、熟大黄合用已被现代研究证实可以抑制肾纤维化。诸药相配，共奏活血通络之功。

【验案举隅】

周某，男，40岁。

初诊（2018年8月11日）

主诉：乏力、尿中泡沫增多半年。

现病史：患者半年前出现乏力，尿中泡沫增多，伴咳嗽、心悸，当时于某医院检查提示尿蛋白（+++），血压增高（170/110 mmHg），血肌酐（Scr）220 μmol/L，上海某医院肾穿提示16个小球，10个球性硬化，系膜区见嗜复红物沉积，间质纤维化（+++），中等量炎细胞浸润，小管大片萎缩，小血管壁内膜增厚，管腔狭窄，甚至闭塞，入球小动脉可见透明变性，免疫荧光（－）。病理诊断：早期硬化性肾炎（IgA 肾病可能）。予泼尼松每日 40 mg+ 吗替麦考酚酯（MMF）每日 1.5 g，治疗后尿检及肾功能有好转，但并发重症肺炎、呼衰，遂停 MMF，予抗感染及加大激素、呼吸机治疗，病情控制。刻下：患者诉乏力、心悸，动则汗出，睡眠欠安，夜尿 2 次以上，目前"甲泼尼龙＋缬沙坦＋硝苯地平控释片"治疗。查体：血压 120/80 mmHg，心率 90 次 / 分，体重减轻 12.5 kg。苔薄白，脉细弦。辅助检查：查尿蛋白（－），红细胞（－），尿蛋白定量 0.55 g，血 Scr 142 μmol/L（当地参考范围 40～106 μmol/L）。

中医诊断：尿浊（瘀阻脉络证）。

治法：活血通络。

处方：加味积雪草方加减。丹参 10 g，积雪草 15 g，桃仁 10 g，熟大黄 9 g，莪术 10 g，三棱 10 g。14 剂，每日 1 剂，水煎服，早、晚饭后 0.5 小时温服。激素减量，改甲泼尼龙 32 mg、24 mg 隔日交替，钙尔奇 D 0.6 g 每晚给药 1 次，缬沙坦 80 mg 每日 2 次，硝苯地平控释片 30 mg 每晚给药 1 次，盐酸贝那普利 5 mg 每晚给药 1 次。

二诊（2018 年 8 月 21 日）

患者诉心悸改善，夜尿 1 次，精神略有好转，睡眠仍欠安，晨起血压偏高，尿常规正常，血 Scr 132 μmol/L，苔薄白，脉细数。今血压 110/70 mmHg。予初诊方，7 剂。

随访至 2018 年底，中药仍以活血通络为法，以前方为基础，或养阴宁心或温阳益肾加减；激素逐渐减量，已减为甲泼尼龙 24 mg，隔日 1 次，尿检持续阴性，血 Scr 117 μmol/L，体重有明显增加，睡眠转安，平素较易激动，余无明显不适。

【注意事项】

（1）低盐优质低蛋白质饮食，避免吸烟、饮酒、进食辛辣炙煿之品。免疫抑制期间避免去人口聚集地，谨防交叉感染。

（2）定期复查肾功能及尿液检查，动态调整药物剂量。

（3）此方活血通络，孕妇、有出血风险者慎用。

【辨病选方心得】

脉络瘀阻、血溢脉外，则出现尿血或镜下红细胞尿；肾络瘀阻，肾府刺痛久病难愈，这些是脉络瘀阻的典型证候。但肾活检更能提供肾脏局部瘀血的微观辨证依据，如肾毛细血管祥闭塞、微血栓、肾小球球囊粘连、肾瘢痕形成等，都是肾脏局部瘀血证特点，成为 IgA 肾病脉络瘀阻十分重要的早期证据。借助肾穿刺技术、光学显微镜、免疫荧光以及电镜等先进设备，使我们有可能直观地看到肾脏局部的内在改变，达到早期辨证、早期论治的目的。同样，借助现代生化检查发现的甲皱微循环郁滞、血黏度增高、尿纤维蛋白降解产物（FDP）含量增高等也能早期提供肾络瘀阻的辨证依据，这些表现较之"面色黧黑，肌肤甲错，皮肤赤丝红缕，蟹爪纹络"血瘀症候更常见。因此，在现代医学技术及理论指导下，选方用药可更大胆精准，比如肾穿刺提示细胞性新月体为主，在排除相关禁忌情况下，除了活血化瘀类方剂，可加用破血的方剂或药对，如三棱和莪术，药对出自《经验良方》三棱丸，配伍后气血双施，活血化瘀，行气止痛，化积消块，对延缓肾功能进展，甚至改善肾功能均有获益。张锡纯谓："三棱、莪术，若治陡然腹胁疼痛，由于气血凝滞者，可单用三棱、莪术，不必以补药佐之；若治瘀血积久过坚者，原非数剂所能愈，必以补药佐之，方能久服无弊。或用黄芪 18 克，三棱、莪术各 10 克，或减黄芪 10 克，加野台党参 10 克，其补破之力皆可相敌，不但气血不受伤损，瘀血之化亦较速，盖人之气血壮旺，愈能驾驭药力以胜病也。"三棱气味俱淡，微有辛意；莪术味微苦，气微香，亦微有辛意，性皆微温，为化瘀血之要药。

固肾降浊方

【主治疾病】

中医病名：尿浊。

西医病名：慢性肾炎。

【药方组成】

防己　生黄芪　炙甘草　炒白术　徐长卿

【功效】

祛风燥湿。

【适宜证型】

风湿蕴结。

【用法】

每日 1 剂，水煎服，早、晚饭后 0.5 小时温服。

【方药解析】

此方由《金匮要略》防己黄芪汤化裁而来。方中以防己、黄芪共为君药，防已祛风行水，生黄芪益气固表，兼可利水，两者相合，祛风除湿而不伤正，益气固表而不恋邪，使风湿俱去，无风湿之邪侵扰，肾气得固，可改善肾的封藏功能，减少精微物质下泄。臣以徐长卿加强祛风除湿之效；炒白术补气健脾祛湿，既助防己祛湿行水之功，又增生黄芪益气固表之力。炙甘草和中，兼可调和诸药，是为佐使之用。诸药相配，共奏祛风燥湿之功。

【验案举隅】

沙某，男，64 岁。

初诊（2022 年 11 月 21 日）

主诉：发现尿检异常 30 年，肾功能异常 1 年。

现病史：患者 30 余年前体检发现尿蛋白（+/++），肾功能情况不详，曾服用中药治疗。2 年前因"冠心病"于我院住院，当时尿常规阴性，血 Scr 95 μmol/L。1 年前体检查发现尿蛋白（++），红细胞（++/HP），血 Scr 152 μmol/L，尿酸 662 μmol/L。1 年前因"冠心病"于我院心内科住院查血 Scr 177 μmol/L，尿酸 570 μmol/L，尿蛋白（++），红细胞（++/HP），以畸形红细胞为主，尿微量白蛋白 1 010.00 mg/L ↑，尿免疫球蛋白 G 145.00 mg/L ↑，尿转铁蛋白 41.90 mg/L ↑，尿 α_1 微球蛋白 55.20 mg/L ↑，尿 β_2 微球蛋白 3.31 mg/L ↑，24 小时尿蛋白 1.70 g ↑，24 小时尿微量白蛋白 1.042 g，血抗核抗体 1∶100，ANCA、IgG4、抗 GBM 抗体、血抗 PLA2R 抗体、免疫固定电泳均阴性，有泡沫尿，无浮肿。排除禁忌后，于 2021 年 11 月行超声下肾穿刺活检术，过程顺利，术后肾周无血肿，病理提示 IgA 肾病。刻下：患者尿浊，腰酸，乏力，口干，足跗浮肿，夜尿多，脉弦，苔薄腻。

中医诊断：尿浊（风湿蕴结证）。

治法：祛风燥湿。

处方：固肾降浊方加减。生黄芪 30 g，防己 15 g，炙甘草 6 g，炒白术 15 g，徐长卿 10 g。14 剂，每日 1 剂，早、晚分服。西药予护肾降尿蛋白、抗血小板聚集、调脂、控制血压血糖、改善贫血、降尿酸等治疗。后门诊多次复查肾功能稳定，每日尿蛋白均低于 1.0 g，腰酸、发力、口干症状明显改善，足跗浮肿消退，夜尿目前 0～1 次 / 夜。

【注意事项】

（1）注意与淋证的鉴别，建议完善泌尿系统超声，关注尿常规化验指标情况。

（2）该证型尿蛋白偏多，多加用激素或免疫抑制剂，导致患者免疫力下降，注意避风寒，畅情志，减少人口聚集，避免感染；并需定期复查肾功能及尿液等检查，动态调整药物剂量。

（3）黄芪有一定升压作用，血压偏高者注意下调剂量；另甘草有引起水钠潴留风险，建议浮肿患者慎用。

【辨病选方心得】

风湿内扰是 IgA 肾病发病和进展的重要因素。肾气不固，封藏失职，固然是精微物质从尿中泄漏的重要病机。但风为阳邪，因其善行而无处不到，数变而证非一端，尤其当善行数变、其性开泄的风邪一旦与黏腻难清的湿邪相合，内扰于肾时，不仅加重"肾失封藏"的病机，使尿泡沫明显增多，尿蛋白及尿血加重，而且还使 IgA 肾病的病情发展。在"湿"的慢性化过程中，又增加了"风"的活动性因素，寓"风"于"湿"之中，寓活动性病变于慢性化过程之中。临床出现新近加重的困乏、眩晕，水肿时有时无、逐渐加重，血压、血肌酐、尿蛋白等出现变动、升高，肾病理出现肾小球系膜细胞或内皮细胞增生、间质炎细胞浸润或节段性毛细血管袢纤维素样坏死、小细胞性新月体形成及（或）足突广泛融合等，如此时及时予固肾降浊方以祛风胜湿中药治疗，风湿得去，肾失侵扰，并加强肾之封藏作用，可减少精微物质下泄，减少尿蛋白及尿血，并改善新近加重的困乏、眩晕症状。另外，此方祛风燥湿作用明显，但固肾收涩作用不足，建议尿蛋白偏多者，加用水陆二仙丹补脾固肾、收涩固精；血尿突出者，可加用藕节炭、小蓟、白及等。

参芪补肾方

【主治疾病】

中医病名：水肿。

西医病名：肾病综合征。

【药方组成】

黄芪　党参　熟地黄　山药　当归　白芍　川芎　女贞子　墨旱莲　金樱子　芡实

【功效】

补益气阴。

【适宜证型】

气阴亏虚。

【用法】

每日 1 剂，水煎服，早、晚饭后 0.5 小时温服。

【方药解析】

此方包含参芪地黄汤、四物汤和水陆二仙丹。方中黄芪、党参补气，熟地黄、女贞子、墨旱莲滋阴，山药健脾补气，当归、川芎活血调血，金樱子、芡实收敛固肾。

【验案举隅】

杨某，女，20 岁。

初诊（2022 年 10 月 7 日）

主诉：反复浮肿 3 年余。

现病史：患者 3 年余前无明显诱因下出现眼睑浮肿，伴双下肢浮肿，未关注泡沫尿情况，无肉眼血尿，无腰痛，尿量情况不详，至当地医院就诊，查血（2019 年 4 月 11 日）提示白蛋白 11 g/L，总胆固醇 10.13 mmol/L，24 小时尿蛋白定量 4.35 g/1 600 mL，诊断为肾病综合征，予输注白蛋白并利尿，同时予"甲泼尼龙片 60 mg，每日 1 次"抗炎及免疫抑制治疗，浮肿有所减轻后出院。3 个月后开始减量（2019 年 7 月），每月减甲泼尼龙片 1 片。2 年前（2020 年 8 月）减量为"甲泼尼龙片 16 mg，每日 1 次"，至我院门诊（2020 年 8 月 20 日）查 β_2 微球蛋白 0.68 mg/L，尿蛋白 / 尿肌酐 0.12 g/g，白蛋白 45.7 g/L，肌酐 58 μmol/L，后自行停用激素，未肾内科随访。1 年前（2021 年 8 月 4 日）患者因浮肿再发于我科住院治疗，入院时查尿蛋白（++++）↑，尿蛋白 / 尿肌酐 2.31 g/g，血白蛋白 17.0 g/L ↓。2021 年 8 月 6 日超声定位下行肾穿刺活检，病理提示微小病变性肾病伴 IgA 沉积，但不排除局灶阶段性肾小球硬化症（FSGS）。刻下：患者症见周身水肿，尿中泡沫增多，面色少华，倦怠乏力，腰酸膝软，手足心热，口干咽燥。舌淡红、苔薄，脉细数。

中医诊断：水肿（气阴两虚证）。

治法：补益气阴。

处方：参芪补肾方。黄芪 30 g，党参 15 g，熟地黄 25 g，山药 15 g，当归 15 g，白芍 15 g，川芎 9 g，女贞子 15 g，墨旱莲 15 g，金樱子 15 g，芡实 10 g。14 剂，每日 1 剂，早、晚分服。

二诊（2022 年 10 月 21 日）

患者浮肿缓解，体重下降约 5 kg，泡沫尿减少，复查血白蛋白升高，24 小时尿蛋白定量明显下降，乏力明显改善，手足心热程度减轻，无腰酸膝软，无口

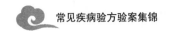

干咽燥。予初诊方加减，巩固疗效。

【注意事项】

（1）低盐、优质低蛋白质饮食；适度运动，注意休息，避免熬夜、过度劳累；若患有其他疾病，如感冒、肠胃炎等，请告知接诊医生，尽量避免应用肾毒性药物。

（2）定期肾内科门诊复查，监测肝肾功能电解质、24小时尿蛋白等变化。

（3）此方功效为补益气阴，阳虚以及寒证患者慎用。

【辨病选方心得】

初起治"气"，后期治"阳"。本病初期多为风湿致气虚，肺主气，主宣发和肃降，通调水道，为水之上源，水肿病之初除祛风化湿之外，尚需要重视宣肺利水，随着病情发展，脾虚不能制水，肾虚固摄无权，水湿壅盛，更损其阳，必然导致脾肾阳气俱衰，故常用健脾利水、温补脾肾等治疗方法。参芪补肾方由参芪地黄汤（《杂病源流犀烛》）、水陆二仙丹（《洪氏经验集》）、四物汤（《仙授理伤续断秘方》）化裁，参芪地黄汤益气养阴，滋肾健脾，在此基础上加入水陆二仙丹固肾涩精、四物汤活血养血，以加强肾之封藏作用，减少精微物质下泄，更填补肾之气阴和气血。临床用此方治疗肾病综合征治疗日久，出现乏力、怕热明显者多有验效。

补中固肾方

【主治疾病】

中医病名：水肿。

西医病名：肾病综合征。

【药方组成】

黄芪　党参　菟丝子　炒白术　防风　山药　熟地黄　当归　陈皮　升麻柴胡

【功效】

补脾益肺。

【适宜证型】

肺脾气虚。

【用法】

每日 1 剂，水煎服，早、晚饭后 0.5 小时温服。

【方药解析】

此方中黄芪味甘微温，入脾、肺经，有补中益气、升阳固表的功效。党参、炒白术、山药补气健脾，与黄芪合用，增强补益中气之功。气血相关，气虚时久，营血亏虚，而当归、熟地黄有滋阴养血和营之功，与党参、黄芪共同补气养血。陈皮有理气和胃之功，使诸药补而不滞；防风祛风，以防风邪扰肾，再加菟丝子固肾，以保护肾之封藏功能，减少精微物质下泄；少量升麻、柴胡以升阳举陷。

【验案举隅】

赖某，女，70 岁。

初诊（2022 年 11 月 2 日）

主诉：反复浮肿伴尿检异常 5 个月。

现病史：患者 5 个月前无明显诱因下出现双下肢浮肿，伴泡沫尿，小便量少，于外院就诊，查尿常规示尿蛋白（+++），尿红细胞 10 mol/L，血白蛋白 18.9 g/L，尿总蛋白 / 肌酐 11.734 g/g，遂至我科住院治疗。患者入院后完善检查，明确为肾病综合征，但患者拒绝肾活检。刻下：症见周身水肿，尿中泡沫增多，面色少华，倦怠乏力，易感冒，腰酸膝软，手足心热。舌淡红、苔薄，脉细数。

中医诊断：水肿（气阴亏虚证）。

治法：补脾益肺。

处方：补中固肾方。黄芪 30 g，党参 15 g，菟丝子 15 g，炒白术 15 g，防风 15 g，山药 15 g，熟地黄 25 g，当归 10 g，陈皮 9 g，升麻 10 g，柴胡 10 g。14 剂，每日 1 剂，早、晚分服。西药予"甲泼尼龙琥珀酸钠 40 mg，每日 1 次静滴"免疫抑制治疗，"复方新诺明"预防免疫治疗后引起卡孢肺孢子菌肺炎感染、护胃、预防骨质疏松，以及控制血压调脂，预防血栓形成等对症治疗。

二诊（2022 年 11 月 16 日）

患者浮肿改善，尿蛋白转阴，白蛋白升高，体重下降，同时已无乏力，腰酸膝软明显改善，无手足心热，无口干咽燥。予初诊方加减治疗，巩固疗效。

【注意事项】

（1）低盐、优质低蛋白质饮食；适度运动，注意休息，避免熬夜、过度劳累。

（2）若患有其他疾病，如感冒、肠胃炎等，请告知接诊医生，尽量避免应用肾毒性药物。

（3）定期肾内科门诊复查，监测肝肾功能、电解质、24小时尿蛋白等变化。

（4）本方偏补益，注意实邪侵犯，避免留寇。

【辨病选方心得】

补中固肾方汤的底方出自《脾胃论》补气消肿方，原方补中益气、升举阳气，在此基础上加入防风祛风，以防风邪扰肾，再加菟丝子固肾，以保护肾之封藏功能，减少精微物质下泄；另山药补气健脾，熟地黄滋补肾阴，补脾益肺的同时，加强固肾。临床用于肾病综合征治疗日久，乏力明显者多有验效。另外，由于激素是治疗肾病综合征的常用药物，而激素的使用会导致机体体质发生一些转化，随激素剂量变化"首剂量-减量-维持量"，机体相应出现"阴虚-气阴两虚-阳虚"的病理改变，因而在激素治疗过程中需要分阶段辨证采用"滋阴降火-益气养阴-温肾助阳"的治疗方法。因此对于使用激素后阴虚显著甚至阴虚火旺者，可在原方基础上加重滋阴药物或联合其他滋阴降火药物治疗，如知母、牡丹皮等。

第六章

神经科疾病验方

❧❧❧

颅 痛 饮

【主治疾病】

中医病名：头痛。

西医病名：紧张性头痛，血管性头痛，偏头痛。

【药方组成】

蒺藜　石膏　蔓荆子　羌活　白芷　川芎　藁本　细辛　柴胡　黄芩　炙甘草

【功效】

疏风清热止痛。

【适宜证型】

风热气滞头痛。

【用法】

每日1剂，水煎服，早、晚分服。

【方药解析】

本方由小柴胡汤和芎芷石膏汤化裁而来，在和解少阳的基础上加用疏风清热止痛药品以清热疏风止痛。方中川芎、柴胡善于祛风活血而止头痛，长于治少阳、厥阴经头痛，为君药。石膏、蒺藜、黄芩善能疏风止痛，并能清利头目，为臣药。细辛、蔓荆子散寒止痛，并长于治少阴经头痛；羌活、白芷祛风止痛；上述诸药协助君、臣药以增强疏风止痛之效，均为佐药。炙甘草益气和中，调和诸药，为使。诸药合用，共奏清热疏风止痛之效。

【验案举隅】

陶某，女，23岁。

初诊（2018年7月27日）

主诉：针刺样头痛1个月。

现病史：患者诉针刺样头痛，头麻，怕冷，胸闷心慌，痰多，膝部疼痛，无口苦口干，纳可，寐差，二便调和。查体：舌红苔白，脉弦，腹直肌紧张。

中医诊断：头痛（风热上扰证）。

治法：疏风清热之痛。

处方：颅痛饮加减。蒺藜10g，石膏40g，蔓荆子10g，羌活10g，白芷12g，川芎15g，藁本12g，细辛5g，柴胡15g，黄芩10g，炙甘草10g，桔梗12g，半夏15g。7剂，嘱咐开盖煎服。

二诊

患者诉头痛缓解，胸闷心慌缓解，无口干口苦。查体：舌红苔白，脉弦，腹直肌紧张。予初诊方，7剂。

三诊

患者诉头痛明显缓解，无胸闷心慌，无口干口苦。查体：舌淡红苔白，脉弦，腹直肌无紧张。予初诊方，7剂。告愈，随访1年未复发。

【注意事项】

（1）紧张性头痛、血管性头痛、偏头痛患者多数情绪紧张焦虑，应注意患者心理疏导，调畅情志。

（2）细辛有辛苦味，煎服中药时，嘱开盖煎服。

【辨病选方心得】

原发性头痛发病率为23.8%，其中尤以紧张性头痛和偏头痛为常见，发病率分别为10.77%和9.3%。紧张性头痛、血管性头痛、偏头痛，相当于中医学当中的"头痛"，中医认为其病因病机虽夹杂多变，包括外感头痛和内伤头痛，治疗上总以疏风止痛为基础，或辅以活血，或予以健脾化痰，或处以清热等治法。临床上常用颅痛饮加减，以疏风清热止痛，临证时应结合头痛疾病的病程，若病程较长可适量加虫类药，如全蝎、蜈蚣、地龙，加强活血化瘀止痛功效。

柴陈泽泻汤

【主治疾病】

中医病名：眩晕，头晕。

西医病名：良性位置性眩晕，梅尼埃病，后循环缺血，高血压病头晕。

【药方组成】

柴胡　黄芩　姜半夏　党参　甘草　陈皮　茯苓　炒白术　泽泻　天麻　钩藤　菊花

【功效】

益气健脾，燥湿化痰，清热镇肝息风。

【适宜证型】

痰湿中阻，肝阳上亢。

【用法】

每日 1 剂，水煎服，早、晚分服。

【方药解析】

本方由半夏白术天麻汤、二陈汤化裁而来，在益气健脾、燥湿化痰的基础上，佐以利水渗湿、泄热、镇肝息风。方中以党参、炒白术、茯苓、甘草益气健脾，脾气健运则气行湿化，以杜生痰之源；姜半夏辛温而燥，为化湿祛痰之要药，并善降逆和胃止呕；陈皮既可调理气机以除胸脘痞闷，又能止呕以降胃气，还能燥湿化痰以消湿聚之痰；柴胡、黄芩、泽泻利水渗湿、泄热；天麻、钩藤、菊花清热镇肝息风。

【验案举隅】

周某，男，78 岁。

初诊（2019 年 11 月 30 日）

现病史：患者诉头晕眼花，无恶心呕吐，双目干涩，乏力嗜睡，伴耳鸣，口干夜间尤甚，畏寒肢冷，既往有高血压病病史。查体：形体稍肥胖，营养状况良好，行动缓慢。血压 155/97 mmHg，舌暗红，脉弦。

中医诊断：眩晕（痰湿中阻、肝阳上亢证）。

治法：健脾燥湿，镇肝息风。

处方：柴陈泽泻汤加减。柴胡 15 g，黄芩 10 g，姜半夏 12 g，党参 15 g，甘草 5 g，陈皮 3 g，茯苓 15 g，炒白术 15 g，泽泻 10 g，天麻 9 g，钩藤 15 g，菊花 5 g，天花粉 15 g。7 剂。

二诊

患者诉眼花眼干症状好转，头晕仍明显，耳鸣，口干喜饮，查体：舌红脉弦细，苔薄白，血压 145/82 mmHg。守初诊方，7 剂。

三诊

患者此次复诊时，自觉头晕耳鸣明显减轻，口干，查体：舌红脉弦细，苔薄白，血压 138/79 mmHg。予二诊方加知母 10 g、生晒参 6 g。7 剂。

四诊

患者头晕耳鸣症状消退，查体：舌红脉弦细，苔薄白，血压 135/67 mmHg。予三诊方，7 剂。告愈，随访 1 年未复发。

【注意事项】

（1）眩晕、头晕发生往往与精神因素有关，患者应保持乐观愉快的情绪，解除顾虑，避免精神刺激。

（2）生活中须注意缓慢改变体位，调配饮食，宜清淡，多食易消化，忌肥甘厚味及辛辣之品。

【辨病选方心得】

眩晕是一种较为常见的症状，其患病率年轻人约为 1.8%，老年人则高于 30%。良性位置性眩晕、梅尼埃病、后循环缺血、高血压病眩晕，相当于中医学"眩晕、头晕"。虽言眩晕病的病机不外乎风、火、痰、瘀、虚五种病因，然患者单一病因发病少之又少，更多的是各个病因纵横交错共同致病。一般认为，眩晕一病难逃风、火、痰、虚四种病机，设立柴陈泽泻汤，融豁痰、补虚、祛风、清火于一体。柴陈泽泻汤可解离成半夏白术天麻汤、二陈汤。方中二陈汤益气健脾，燥湿化痰以补虚；再加天麻、钩藤、菊花镇肝息风。故柴陈泽泻汤可谓兼顾风、火、痰、虚，临证每遇眩晕病因病机错综复杂，首考虑此方，速止眩晕。

双 补 汤

【主治疾病】

中医病名：中风。

西医病名：脑血管病。

【药方组成】

黄芪 白术 陈皮 升麻 柴胡 党参 甘草 当归 赤芍 地龙 川芎 红花 桃仁

【功效】

补中益气，活血通络。

【适宜证型】

气虚血瘀。

【用法】

每日 1 剂，水煎服，早、晚分服。

【方药解析】

本方由补阳还五汤、补中益气汤化裁而来，在活血通络的基础上补中益气。方中重用生黄芪，大补脾胃之元气，使气旺血行，瘀去络通；党参、生白术、甘草甘温益气，补益脾胃；陈皮调理气机，升麻、柴胡升举阳气；赤芍、川芎、桃仁、红花、地龙、当归活血祛瘀，通经活络，运用大量补气药与少量活血药相配，气旺则血行，活血而又不伤正，共奏补气活血通络之功。

【验案举隅】

叶某，男，43 岁。

初诊（2019 年 12 月 28 日）

主诉：左侧肢体无力、乏力 4 年。

现病史：患者诉 4 年前由于高血压病导致脑出血后出现左侧肢体无力，乏力明显，便秘，情绪焦虑。患者体型偏胖，肤色较黄，眼裂较小。查体：舌暗苔白，舌下静脉色暗，脉弱。

中医诊断：中风病（气虚血瘀证）。

治法：补中益气，活血通络。

处方：双补汤加减。生黄芪 40 g，生白术 30 g，陈皮 12 g，升麻 12 g，柴胡 12 g，党参 12 g，甘草 6 g，当归 12 g，赤芍 12 g，地龙 15 g，川芎 9 g，红花 9 g，桃仁 9 g，姜半夏 15 g，茯苓 20 g。7 剂，每日 1 剂，水煎服，早、晚分服。

二诊

患者乏力，紧张情绪明显好转，无便秘，舌暗苔白，脉稍弱。守初诊方，7 剂。后随诊患者左侧肢体无力缓解，乏力明显好转。

【注意事项】

（1）高血压病头晕，患者多数情绪紧张、焦虑，伴"三高"，应保持情绪乐观，心情舒畅，适当锻炼，解除顾虑，避免精神刺激。

（2）生活中须注意活动徐缓，调配饮食，宜清淡，多食易消化食物，忌肥甘厚味及辛辣之品。

【辨病选方心得】

我国脑出血发病率为每年（60～80）/10万，约占全部脑卒中的20%～30%。脑血管病，相当于中医学的"中风病"。中医认为其病因病机可以概括为风火痰瘀，治疗上以活血化瘀通络、补气化痰等为法。对于临床常见高血压病导致脑出血后出现肢体无力，乏力明显，便秘，情绪焦虑，舌暗苔白，舌下静脉色暗，脉弱，辨为中风病气虚血瘀证者，常以此方补中益气，活血通络。临证时结合患者的情绪变化，予酌情加疏肝畅情之药改善情绪紧张的药物，如姜半夏、茯苓，加强化痰安神之功。

十四味温胆汤

【主治疾病】

中医病名：不寐。

西医病名：睡眠障碍，焦虑症。

【药方组成】

姜半夏　黄芪　当归　生地黄　麦冬　五味子　远志　石菖蒲　茯苓　枳壳
生白芍　陈皮　竹茹

【功效】

理气化痰，清胆和胃，止呕安神。

【适宜证型】

气阴两虚，痰热阻滞。

【用法】

每日1剂，水煎服，早、晚分服。

【方药解析】

本方由温胆汤、安神定志汤化裁而来，在理气化痰、清胆和胃的基础上加以止呕安神。方中姜半夏燥湿化痰、降逆止呕、宁心安神，为全方用药的核心；竹茹化痰和胃，又清胆热，令胆胃得和；陈皮理气化痰，健脾燥湿；枳壳破气消积，化痰散痞，乃"治痰需治气，气顺则痰消"之理；茯苓健脾宁心，以杜生痰之源，甘草益气和中；当归、黄芪补心气，养心血；生白芍、五味子益气养阴，敛阴止汗；远志、石菖蒲、生地黄交通心肾，水火既济。

【验案举隅】

丁某，女，66 岁。

初诊（2020 年 12 月 1 日）

现病史：患者失眠数月、心烦不安，胆怯，触事易惊，乏力明显，偶有口干，二便调和。体型偏胖，肤色偏黄，眼裂大。查体：舌淡苔白腻，脉弱。

中医诊断：不寐（气阴两虚，痰热阻滞证）。

治法：理气化痰，止呕安神。

处方：十四味温胆汤加减。茯苓 20 g，枳壳 15 g，生白芍 15 g，陈皮 12 g，竹茹 15 g，远志 10 g，石菖蒲 12 g，生地黄 15 g，姜半夏 18 g，黄芪 15 g，当归 12 g，麦冬 12 g，五味子 12 g。7 剂，每日 1 剂。水煎服，早、晚温服。

二诊（2020 年 12 月 8 日）

患者失眠、心烦好转，焦虑状态缓解，乏力明显好转，舌淡红苔白，脉滑。守初诊方，7 剂。

三诊（2020 年 12 月 16 日）

患者无失眠，稍有乏力，舌淡红苔白，脉稍滑。守初诊方，7 剂。告愈，随访 1 年未复发。

【注意事项】

（1）睡眠障碍患者多数情绪紧张、焦虑，应保持情绪乐观，心情舒畅，适当锻炼，解除顾虑，避免精神刺激。

（2）生活中须注意缓慢改变体位，调配饮食，宜清淡，多食易消化食物，忌肥甘厚味及辛辣之品。

【辨病选方心得】

我国睡眠障碍人群占比为 11.68%，并逐渐增加，该病为中医学的"不寐"范畴。中医学认为其病因病机可以概括为心肾不交、水火不济，治疗上以补虚泻实，调整阴阳，理气化痰等为法。本方由温胆汤加安神定志汤组成，治一切虚性失眠。温胆汤出自《三因极一病证方论》，可"治心胆虚怯，触事易惊，或梦寐四肢浮肿，饮食无味，心虚烦闷，坐卧不安"。温胆汤具有理气化痰、和胃利胆之功效。主治胆郁痰扰证，症见胆怯易惊，头眩心悸，心烦不眠，夜多异梦；或呕恶呃逆，眩晕、癫痫，苔白腻，脉滑。若患者乏力，加入当归、黄芪补心气，养心血；生白芍、五味子相合，滋其阴津以充养血脉，益气养阴，敛阴止汗。失眠、心烦、胆怯、焦虑、乏力明显，尤适合本方，以理气化痰，清胆和胃，止呕安神。临证时结合患者的睡眠情况，予添加改善睡眠的药物，如生龙骨、琥珀、生牡蛎，加强镇静安神之功。

抽 动 方

【主治疾病】

中医病名：颤证。

西医病名：小儿抽动症。

【药方组成】

钩藤　川楝子　石决明　枸杞　蒺藜　生地黄　熟地黄　地龙　全蝎　蝉蜕　炙甘草

【功效】

平肝潜阳，疏肝泻热，息风止痉。

【适宜证型】

阴虚阳亢，肝风上扰。

【用法】

每日 1 剂，水煎服，早、晚分服。

【方药解析】

方中钩藤、川楝子息风止痉，清热平肝，为君药；石决明、蒺藜，平肝潜阳，清肝明目，疏肝泻热；枸杞、生地黄、熟地黄，滋补肝肾，益精明目，养阴生津；地龙、全蝎、蝉蜕，息风止痉，攻毒散结，活血通络；炙甘草调和诸药。

【验案举隅】

何某，男，8 岁。

初诊（2021 年 7 月 12 日）

主诉：不自主清喉半年余。

现病史：患者半年余前开始不自主清喉，频率大概每分钟 20 余次，声音响亮，开始时家人以为咽喉炎未引起重视，后因长久不愈，在五官科就诊多次，症状无明显缓解。刻下：患儿面色偏黄，清喉明显，但无咽痒咽痛，胃纳一般，舌红苔少，脉细数。

中医诊断：颤证（阴虚阳亢，肝风上扰证）。

治法：清热息风，补益肝肾。

处方：抽动方。川楝子 6g，石决明 15g，枸杞 9g，蒺藜 9g，钩藤 6g（后下），生地黄 10g，熟地黄 10g，地龙 4.5g，全蝎 6g，蝉蜕 10g，炙甘草 9g。7 剂，每日 1 剂。水煎服，早、晚温服。

二诊

患者清喉频率下降，每分钟 3～5 次。守初诊方，14 剂。随访诉症状完全消失，告愈，随访 1 年未复发。

【注意事项】

（1）小儿抽动症患者，要给予安静的环境，给予充分的休息时间。

（2）暴力性的视频要少看或不看，注意视频用眼时间。

（3）多带孩子参加体育活动，锻炼孩子的注意力和协调能力。

（4）调配饮食，宜清淡，多食易消化食物，忌肥甘厚味及辛辣之品。

【辨病选方心得】

小儿抽动症相当于中医学的"颤证"。多发性抽动症，多起病于 3～8 岁的儿童，男性多于女性，男女患病比率为（3～4）∶1。中医治疗颤证以清热息风、补益肝肾等为法。临证见患儿出现清嗓、眨眼、歪头等抽动症状，舌红苔薄白，脉浮数，为阴虚阳亢、肝风上扰证，临床常用抽动方加以治疗，疗效较佳。

十一味解郁汤

【主治疾病】

中医病名：郁证，不寐。

西医病名：焦虑症，抑郁症，睡眠障碍。

【药方组成】

姜半夏　茯苓　炙甘草　紫苏梗　姜厚朴　连翘　枳壳　栀子　黄芩　柴

胡 生白芍

【功效】

行气解郁，化痰除烦。

【适宜证型】

痰热中阻。

【用法】

每日 1 剂，水煎服，早、晚分服。

【方药解析】

本方是在半夏厚朴汤、栀子厚朴汤、小柴胡汤的基础上化裁而来，在行气解郁基础上，除烦化痰。方中姜半夏化痰开结，降逆和胃，重在降逆；姜厚朴下气除满，以散胸中滞气，重在行气，共为君药；茯苓渗湿健脾，助姜半夏祛湿化痰；紫苏梗芳香宣肺，顺气宽胸，宣通胸中之郁结之气，助姜厚朴顺气宽胸，共为臣药；生姜和胃降逆止呕，枳壳、姜厚朴偏于清热、温通；柴胡联合黄芩、栀子和解少阳、清泻郁热，共为佐药；炙甘草调和诸药，为使药。

【验案举隅】

滕某，女，54 岁。

初诊（2018 年 11 月 3 日）

主诉：失眠伴心烦 3 个月。

现病史：患者诉近 3 个月来出现失眠、头晕、耳鸣、心烦不安，"川"字眉，喉咙疼痛，手脚冰冷，腹胀，大便不通。体型偏胖，肤色偏黄，眼裂大。查体：舌红胖苔少，脉滑。

中医诊断：郁证（痰热中阻证）。

治法：行气解郁，化痰除烦。

处方：十一味解郁汤加减。姜半夏 15 g，茯苓 15 g，炙甘草 6 g，紫苏梗 15 g，姜厚朴 15 g，连翘 15 g，枳壳 15 g，栀子 10 g，黄芩 10 g，柴胡 15 g，生白芍 12 g。7 剂，每日 1 剂。水煎服，早、晚温服。

二诊（2018 年 11 月 10 日）

患者失眠好转，心烦好转，大便可，舌红胖苔少，脉滑。守初诊方，7 剂。

三诊（2018 年 11 月 17 日）

患者失眠好转，可以睡 4～5 小时，耳鸣缓解，手脚变暖，心烦好转，大便可，查体：舌红胖苔少，脉滑。守初诊方，7 剂。随诊诉症状消失，告愈，1 年未复发。

【注意事项】

焦虑症、抑郁症、睡眠障碍患者，多数情绪紧张，应保持情绪乐观，心情舒畅，适当锻炼，解除顾虑，避免精神刺激。

【辨病选方心得】

焦虑症，是以广泛、持续性焦虑或反复发作的惊恐不安为主要特征的神经症性障碍，女性患病率明显高于男性。焦虑症归属于中医学"郁证"范畴，其病因主要与情志内伤和脏气素弱有关，治疗上以理气开郁、调畅气机为原则。根据南京中医药大学教授黄煌对半夏体质的描述，"患者营养状况较好，肥胖者居多，目睛大而有光，舌苔厚，脉滑，主诉多为自觉症状"，本案从患者形貌及脉象特征上判断患者为半夏体质，十一味解郁除烦汤为半夏厚朴汤合小柴胡汤加黄芩、连翘、栀子、枳壳组成。很多患者压抑日久会出现焦虑、烦躁、失眠多梦、胸闷腹满的症状，常以此方治之，药后患者往往腹胀消除，睡眠改善，则精神状态随之好转。十一味解郁除烦汤的主证为失眠，头晕，耳鸣，心烦不安，喉咙疼痛，次证为手脚冰冷，腹胀，大便不通，舌红胖苔少，脉滑。临证时舌暗淡，气上冲者，加肉桂；心下痞痛者，加黄连；尿黄、尿痛者，加六一散。

面 瘫 方

【主治疾病】

中医病名：面瘫。

西医病名：面神经麻痹，面神经炎。

【药方组成】

荆芥　防风　当归　赤芍　川芎　茯苓　陈皮　石膏　炙麻黄　桂枝　甘草　制附子　全蝎　僵蚕

【功效】

清热疏风，祛风化痰，通络止痛。

【适宜证型】

风痰阻络。

【用法】

每日1剂，水煎服，早、晚分服。

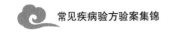

【方药解析】

本方是在古今验录小续命汤、牵正散的基础上化裁而来，在扶正祛邪、清热疏风基础上，予祛风化痰、通络止痛。方中炙麻黄、桂枝发散风寒，石膏清热解毒，荆芥、防风助其宣散外邪；茯苓、陈皮健脾和胃渗湿；当归、赤芍、川芎养血通络，联合制附子、全蝎、僵蚕祛风化痰止痉；气血充足，祛风化痰，则风痰自愈。

【验案举隅】

谢某，男，46岁。

初诊（2019年3月23日）

主诉：右侧口角歪斜、眼睑闭合困难3个月。

现病史：患者3个月前吹风后出现右侧口角歪斜、眼睑闭合困难，无口干，食量大，寐可，二便可，无头晕，无头痛，无恶心呕吐。无高血压病和心脏病史。体型偏胖，肤色正常，眼裂较大。查体：右眼不可闭合，右侧口角向左侧歪斜，伸舌居中，右侧鼻唇沟变浅，右侧额纹消失，鼓腮试验（＋），抬眉试验（＋）。心率72次/分，心律齐，无病理性杂音。腹诊：脐上悸，左侧腹部微压痛，下腹部正中软。舌红绛苔微黄，脉沉。辅助检查：颅脑CT未见异常。

中医诊断：面瘫（风痰阻络证）。

治法：祛风化痰，通络止痛。

处方：面瘫方加减。蜜麻黄30g，桂枝6g，杏仁10g，甘草6g，川芎20g，当归12g，石膏70g，生晒参9g，柴胡15g，黄芩15g，全虫2g，蜈蚣1条，僵蚕10g，龙胆草10g，牡蛎15g。7剂，每日1剂。水煎服，早、晚温服。

二诊（2019年3月30日）

患者诉右侧口角可以活动，进食量大，眼睛可微微闭合，偶有头痛，口苦，食用海鲜后易拉肚子，小便可。查体：右眼可稍闭合，右侧口角向左侧歪斜较前缓解，伸舌居中，右侧鼻唇沟变浅，鼓腮试验（＋）。守初诊方加干姜。7剂。

三诊（2019年4月7日）

患者诉右眼可闭合，无口干口苦，纳寐可，二便调和。查体：鼓腮试验（－）。守二诊方，7剂。

四诊（2019年4月14日）

患者诉右眼闭合恢复好，可大笑，口不苦，纳寐可，二便调和，睡眠可。守三诊方去龙胆草、黄芩、牡蛎。7剂。

五诊（2019 年 4 月 21 日）

患者诉右眼基本可闭合，右侧鼻唇沟变深，鼓腮不会漏气，口不苦，纳寐可，二便调和。守四诊方，7 剂。

六诊（2019 年 4 月 28 日）

患者诉偶有头痛，右侧脸偶有疼痛，鼓腮不会漏气，口不苦，纳寐可，二便调和。守五诊方加细辛 5 g、蔓荆子 10 g。7 剂。

七诊（2019 年 5 月 6 日）

患者诉右侧脸无疼痛，鼓腮不会漏气，口不苦，纳寐可，二便调和。守六诊方，7 剂。告愈，随访 1 年未复发。

【注意事项】

（1）面神经炎的患者进食时应将食物放在健侧舌后方，细嚼慢咽。

（2）患者适宜补充有营养、维生素 B 丰富的食物，忌食辛辣、刺激性食物。

（3）患者需注意口腔卫生，注意眼部护理，适时进行康复训练，不要过分紧张，以免加重病情。

（4）眼睑不能闭合者需用眼罩、眼镜遮挡及滴眼药等进行保护。

【辨病选方心得】

面神经麻痹多见于 20～40 岁人群，男性多于女性，不同人群的年发病率为（11.5～53.3）/10 万人。面神经炎相当于中医学的"面瘫"，中医认为其病因主要与情志内伤和脏气素弱有关，治疗上以清热疏风、祛风化痰、通络止痛为原则。面瘫方化裁自《金匮要略》附方所引《古今录验》续命汤，具有疏通经络、调和营卫、解表祛邪之功效。主治中风痱，身体不能自持，口不能言或拘急不得转侧等症。临证见口角歪斜，眼睑闭合困难，伸舌居中，鼻唇沟变浅，额纹消失，鼓腮试验（＋），抬眉试验（＋），病程较长，病情较顽固的面瘫患者，予此方治疗，效果颇著。

熄风止颤汤

【主治疾病】

中医病名：颤证。

西医病名：特发性震颤，帕金森病。

【药方组成】

生地黄　石斛　生白芍　肉苁蓉　续断　蒺藜　海藻　僵蚕　鳖甲　龙骨　牡蛎　石决明

【功效】

补益肝肾，息风止颤。

【适宜证型】

肝肾亏虚，风热内扰。

【用法】

每日 1 剂，水煎服，早、晚分服。

【方药解析】

本方由地黄饮子、大定风珠化裁而成。方中生地黄、肉苁蓉、续断温壮肾阳、补肾填精，合用以治下元虚衰之本；石斛、生白芍滋阴益胃；僵蚕、鳖甲、海藻、龙骨、牡蛎、石决明软坚散结，息风止痉。诸药合用，标本兼顾，阴阳并补，上下同治，下元得以补养，风息痉止，痰化窍开则颤证可愈。

【验案举隅】

邱某，男，46 岁。

初诊（2018 年 10 月 30 日）

现病史：患者诉左手抖动半年，腰痛明显，胃纳可，睡眠可，小便量多，大便调，常叹息，易激动。体型中等，肤色微黄。查体：腹部上冲感明显，无胃肠型，腹部两侧有压痛，无反跳痛，腹直肌紧张感，巴彬斯基征阳性，舌红苔黄腻，脉沉。辅助检查：颅脑 MR 提示无明显异常。

中医诊断：颤证（肝肾亏虚，风热内扰证）。

治法：补益肝肾，息风止颤。

处方：熄风止颤汤。生地黄 15 g，石斛 10 g，生白芍 15 g，肉苁蓉 20 g，续断 15 g，蒺藜 15 g，海藻 15 g，僵蚕 10 g，鳖甲 15 g，龙骨 20 g，牡蛎 20 g，石决明 20 g。7 剂，每日 1 剂。水煎服，早、晚温服。

二诊（2018 年 11 月 7 日）

患者诉左手抖动缓解，偶有腰痛，胃纳可，睡眠可，大便干结，小便正常。腹部上冲感明显，无胃肠型，腹部两侧有压痛，无反跳痛，腹直肌紧张感，巴彬斯基征阳性，舌红苔黄腻，脉沉。守初诊方，14 剂。

三诊（2018 年 11 月 14 日）

患者诉左手无抖动，腰痛明显缓解，胃纳可，睡眠可，二便正常，腹部两侧有压痛，无反跳痛，腹直肌无紧张感，巴彬斯基征阴性，舌红苔淡黄，脉紧。守初诊方，7剂。告愈，随访1年未复发。

【注意事项】

（1）积极参加户外活动，比如打太极、慢跑、游泳等。

（2）在生活中要注意合理饮食，多食新鲜的水果蔬菜，适当补充维生素。

【辨病选方心得】

特发性震颤是最常见的锥体外系疾病，也是最常见的震颤病症，约60%患者有家族史。该病归属于中医"颤证"范畴，中医认为其病机为肝风内动，筋脉失养。颤证病久可导致气血不足，络脉瘀阻，出现肢体僵硬，动作迟滞、乏力等现象，治疗方案当以补益肝肾、清热息风为主。地黄饮子为补益剂，具有滋肾阴、补肾阳、开窍化痰之功效，大定风珠的主要作用是滋阴息风，两方连用可补益肝肾、息风止颤。熄风止颤汤由此二方化裁而来，临证时随症加减，如见患者颤动厉害，可加量石决明至50 g。

第七章

内科杂病验方

治萎化异汤

【主治疾病】

中医病名：胃痞病。

西医病名：慢性萎缩性胃炎。

【药方组成】

黄芪　党参　炒白术　茯苓　炙甘草　陈皮　姜半夏　当归　丹参　莪术　徐长卿　佛手　八月札　露蜂房　黄芩

【功效】

理气健脾，清热活血。

【适宜证型】

脾胃气虚，瘀热内阻。

【用法】

水煎服，取汁 200 mL，早、晚各 1 次。

【方药解析】

本方以党参、黄芪为君，党参补气而固表力弱，黄芪走皮毛而行卫郁，两药合用，扶正补气之力彰；炒白术甘温补脾，《本草备要》谓其"有在血补血，在气补气之功"；茯苓益气健脾；炙甘草性平，和中补脾；再伍以陈皮理气散逆；姜半夏燥湿化痰，共奏益气健脾、理气和中之功。当归气味辛温，可补血活血；丹参有生新血去恶血之效；莪术破气中之血，虽破血然不伤气；徐长卿性急猛，为宣导善走之药，四药合用，可行气活血而通络。佛手能行气和中而止痛，八月札可消宿食，止烦闷。露蜂房性味甘平，有补虚之功。黄芩苦寒，乃中、上二焦之药，可去诸热，燥脾湿。

【验案举隅】

姜某，男，64岁。

初诊（2020年9月21日）

主诉：反复胃脘胀痛不适3年余。

现病史：患者3年前出现胃脘不适，脘痛时作，喜温喜按，平素喜食海鲜，纳食尚可，二便调，舌淡苔薄白，脉细。胃镜病理提示慢性萎缩性胃炎伴糜烂。病理检查提示慢性炎性反应（++），活动（－），萎缩（+），肠化生（++），异型增生（－），Hp（－）。

中医诊断：胃痞病（脾胃虚寒证）。

治法：温中止痛，化湿和胃。

处方：治萎化异汤加减。黄芪30g，党参15g，炒白术15g，莪术15g，姜半夏15g，当归15g，丹参15g，徐长卿15g，茯苓15g，八月札15g，白及15g，佛手10g，三七片10g，露蜂房10g，陈皮10g，没药10g，炙甘草6g，干姜6g，香茶菜20g，海螵蛸30g。14剂，水煎服，每日1剂，早、晚分服。同时嘱患者调畅情志，节制饮食，忌饮酒。

二诊（2020年9月28日）

患者诉脘痛减轻，但仍有胃中寒冷，纳便尚调，舌淡红苔薄白腻，脉细滑。予初诊方去八月札、徐长卿、茯苓，加吴茱萸5g，桂枝10g，砂仁6g。7剂，用法同前。

三诊（2020年10月5日）

患者诉胃中寒冷明显改善，但近来因饮食不慎，胃脘饱胀频作，舌稍红苔黄腻，脉滑。予二诊方去干姜、吴茱萸、佛手、砂仁，加六神曲15g，黄芩、苍术、厚朴各10g，薏苡仁30g。7剂。后守原方随证加减，1年后复查胃镜示慢性浅表性胃炎。病理检查提示慢性炎性反应（+），活动（－），萎缩（－），肠化（－），异型增生（－），Hp（－）。

【注意事项】

（1）本病患者多素体脾虚，故遣方选药之际力求灵动平和，忌选辛燥刚烈之品，防止竭伤阴液。

（2）不少病情复杂之人于临床中并非以单纯寒证或热证为表现，而多见寒热

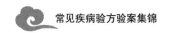

错杂之证，故常于苦寒药中配伍少量温热药，如桂枝、干姜、吴茱萸等，既可制约其苦寒之性，亦可平调寒热。

【辨病选方心得】

慢性萎缩性胃炎（CAG）是以胃黏膜固有腺体萎缩，或伴肠上皮化生、异型增生为特征的慢性消化系统疾病。该病通常以上腹部饱胀不适或疼痛、纳差、反酸、嗳气等为主要表现。根据症状，本病归属中医学"胃痞病""胃痛""嘈杂"等范畴，该病病机为虚实夹杂，且以脾虚为本，邪热、气滞、血瘀为标。该病虽病位在中焦脾胃，然与其他脏腑关系密不可分，尤以"气虚气滞，邪热瘀结"为主要病理特点。治疗上以益气理气、清热活血为大法，本方方药补泻共用，兼具补中求痛、疏肝和胃、寒热同调、补气和血等特点，应用于 CAG 治疗有一定优势。临床中常常根据患者伴随症状灵活加减用药。若见胃中怕冷，喜饮热水等脾胃虚寒证者，加干姜、吴茱萸、桂枝温中和胃；若见舌苔厚腻、大便黏腻欠爽者，加用苍术、姜厚朴、陈皮、砂仁等燥湿健脾，若湿盛者，可再加用藿香、佩兰、草果增强化湿之力；若辨为中焦气滞者，可予木香、佛手、姜厚朴；若患者自诉脘痛明显，加用延胡索、香附行气止痛；若症见口苦、口舌生疮、舌红、便秘等热象，可适当加用黄连、黄芩、熟大黄等苦寒坚阴之品以清中焦燥火。

加减除痹汤

【主治疾病】

中医病名：血痹，脉痹。

西医病名：静脉性水肿。

【药方组成】

黄芪　桂枝　赤芍　当归　川芎　丹参　三七　土鳖虫　水蛭　地龙

【功效】

益气和营，活血通络。

【适宜证型】

营卫不和，湿瘀互阻。

【用法】

水煎服，取汁 200 mL，早、晚各 1 次。

【方药解析】

本方是由黄芪桂枝五物汤配伍补血药、化瘀药化裁而来。本方以黄芪为君药，具有益气行血的作用。桂枝、赤芍主要取桂枝汤调和营卫之意，桂枝可温通经脉，具有通利十二经脉的作用，而赤芍能养阴血行瘀，两药合用可加强通利血脉的作用。当归、川芎养血活血，丹参、三七活血化瘀、通络止痛、消肿；土鳖虫、水蛭、地龙为虫类药，破瘀逐瘀作用更强，对于祛除顽固性陈旧性的瘀血疗效更为显著。诸药合用，共同起到益气和营、活血通络的作用。

【验案举隅】

徐某，女，54 岁。

初诊（2020 年 10 月 22 日）

主诉：右下肢水肿半年。

现病史：患者半年前无明显诱因出现两腿粗细不一致，右下肢自小腿至远端较左侧明显增粗，遂至当地医院就诊，当地医院诊断为甲状腺功能减退，对症治疗后，症状无改善，且进一步加重，出现右下肢沉胀不适，遂来我院就诊。刻下：右下肢肿胀，沉胀不适感明显，长时间行走或站立后加重，朝轻暮重，双腿抽筋，双足自觉麻木，下肢无发凉，无疼痛，无皮肤干燥瘙痒，纳可，二便调，眠一般。既往体健。查体：双下肢皮色可，无色素沉着，右下肢胫前凹陷性水肿，左下肢无水肿。右下肢青筋显露，左下肢无青筋显露，双下肢肤温正常，双下肢腘动脉、双下肢胫前胫后动脉、足背动脉搏动正常。右下肢：膝上 15 cm，周径 49 cm，膝下 10 cm，周径 35 cm。左下肢：膝上 15 cm，周径 46 cm，膝下 10 cm，周径 32 cm。舌体胖大，边有齿痕，舌中部有裂痕，舌质暗淡，苔腻，脉细涩。辅助检查：下肢静脉 B 超提示右侧大隐静脉汇入部血流反流时间 2 秒，左侧大隐静脉、双侧腘静脉及股总静脉未见明显反流。

中医诊断：脉痹（湿瘀互阻证）。

治法：益气活血，利湿消肿。

处方：加减除痹汤。黄芪 30 g，桂枝 12 g，当归 15 g，赤芍 15 g，川芎 15 g，独活 12 g，桑寄生 12 g，葛根 25 g，天麻 15 g，地龙 9 g，土鳖虫 6 g，茯苓 15 g，生薏苡仁 20 g，苍术 12 g，白芍 30 g，炙甘草 12 g。14 剂，水煎服，每日 1 剂，分早、晚温服。

二诊（2020 年 11 月 5 日）

患者用药后右下肢水肿较前减轻，沉重感有所减轻，双脚抽筋、双足麻木感较前减轻，二便调。舌体胖大，齿痕较前减轻，中央仍有裂痕，舌淡，苔白腻，脉细。查体：右下肢胫前凹陷性水肿较前减轻。右下肢：膝上 15 cm，周径 47 cm，膝下 10 cm，周径 33 cm。左下肢：膝上 15 cm，周径 46 cm，膝下 10 cm，周径 32 cm。余查体同前。予初诊方黄芪改为 40 g，去独活、桑寄生加猪苓 15 g、泽泻 15 g。14 剂，水煎服，每日 1 剂，分早、晚温服。后定期复诊，予原方加减治疗。3 个月后下肢动脉 B 超复查提示未见异常。

【注意事项】

（1）血脉痹阻之症容易迁延难愈，久病多瘀，本来就属瘀证，即瘀上加瘀，故化瘀、破瘀、逐瘀尤为关键。故用方时补气和营同时应适当加入活血化瘀之品。

（2）本方偏温补，素体阴虚内热或湿热体质患者不宜应用本方。

【辨病选方心得】

慢性下肢静脉性水肿属中医学"水肿""血痹""脉痹"等范畴。本病的基本病机是阳虚、血瘀、湿浊化毒阻络，即阳虚血瘀、浊毒阻络。阳虚无力运化水湿，湿邪趋下，聚成痰浊，流于血脉，血脉瘀滞不通，湿邪痰浊聚于筋脉，日久化毒，故治疗上主张温阳散寒、益气祛浊、化毒通络。加减除痹汤能够益气温阳、活血通络，针对本证效果显著。同时临证中观察到血脉瘀阻程度极重者，可加用破血作用更强的虫类药。虫类生性活跃、好动，善于走窜，攻逐走窜、疏通经络、搜剔疏利之力比植物药作用更强。

温中除痹方

【主治疾病】

中医病名：尪痹。

西医病名：类风湿关节炎。

【药方组成】

炒白术　茯苓　陈皮　姜半夏　砂仁　桂枝　炒白芍　沉香　炒枳壳　炒香附　木香　山楂　炙甘草　姜厚朴　刘寄奴　独活　穿山龙　炒苍术　威灵仙　徐长卿　醋延胡索　生姜　大枣

【功效】

温中健脾，疏肝理气。

【适宜证型】

肝郁脾虚。

【用法】

水煎服，取汁 200 mL，早、晚各 1 次。

【方药解析】

方中炒白术、茯苓、陈皮、姜半夏、砂仁温中健脾，桂枝、炒白芍、炙甘草通营和络，生姜、大枣具有温中、补脾气的作用，又能够助桂枝、芍药调和营卫，并引药入经，运行全身；山楂醒脾消食，炒枳壳、香附、沉香、木香疏肝理气，刘寄奴、独活、穿山龙、炒苍术有燥脾土、祛周身湿邪之效；湿性黏滞，易阻碍气机运行，中焦痞胀，姜厚朴能够增强温中方下气除满消胀之功；威灵仙、徐长卿、延胡索以行气通络止痛，充养筋骨关节。

【验案举隅】

谭某，女，50 岁。

初诊（2019 年 6 月 9 日）

主诉：全身多关节疼痛 4 年余，加重 4 个月。

现病史：患者于 4 年前无明显诱因出现双手指间关节疼痛，自行口服止疼药（具体不详）。1 年前病情加重，双手指晨僵，但不足 30 分钟，进行性加重并逐渐影响腕关节、膝关节。至当地医院就诊，明确诊断为"类风湿关节炎"，给予口服及外用药物治疗（具体不详），服药半年余，出现全身乏力、腹胀、恶心、纳差等症状。后间断服药，疗效欠佳，遂来就诊。刻下：症见神志清，精神差，面色萎黄，全身多关节肿胀、疼痛，以双手指间关节、双腕关节、双膝关节为甚，双手指晨僵大于 60 分钟，劳累后加重，腹胀，恶心，不能进食偏凉食物，睡眠一般，大便不成形，有时夹有不消化的食物，小便正常。既往体健。查体：双手掌指关节、腕关节、膝关节肿胀明显，活动度尚可。双手指间关节、腕关节压痛（＋），双膝关节浮髌试验（＋）。舌质淡，苔薄白，脉沉细弱。辅助检查：CRP 22 mg/L，红细胞沉降率为 40 mm/h。

中医诊断：尪痹（风湿痹阻，脾胃虚弱证）。

治法：健运脾胃，行气止痛。

处方：温中除痹方加减。炒白术 15 g，茯苓 15 g，陈皮 15 g，姜半夏 10 g，砂仁 6 g，桂枝 6 g，炒白芍 15 g，乌药 6 g，沉香 3 g，炒枳壳 15 g，炒香附 15 g，木香 15 g，山楂 15 g，炙甘草 5 g，姜厚朴 10 g，刘寄奴 15 g，独活 10 g，炒苍术 10 g，威灵仙 15 g，徐长卿 15 g，延胡索 15 g，生姜 6 g，大枣 10 g。5
剂，每日 1 剂，水煎服，早、晚温服。并给予甲氨蝶呤片 10 mg，每周 1 次，依
托考昔片 60 mg，每日 2 次。

二诊（2019 年 6 月 28 日）

患者关节疼痛较前减轻，仍全身乏力，腹胀，纳差，大便不爽，舌质淡，苔
薄白，脉细弱。守初诊方，15 剂，服法同前。

三诊（2019 年 7 月 14 日）

患者关节疼痛继续减轻，全身乏力有所改善，腹胀明显缓解，纳差，大便
溏，舌质淡，苔薄白，脉细弱。守二诊方 15 剂，服法同前。患者自觉疼痛可以
忍受，拒绝继续服用西药，建议停服依托考昔片，甲氨蝶呤片遵医嘱继续服用。
半年后随访，患者症状基本消失，饮食如常，体重稍有增加。

【注意事项】

（1）对于尪痹患者，保养脾胃是重中之重。脾胃功能正常则气血和，才能抵
御外邪侵袭，或促进治疗方案的完整实施，提高患者生活质量，延缓疾病进一步
发展，对其预后有着重大意义。因此，治疗尪痹应当坚持顾护脾胃。

（2）本方以温中健脾、疏肝理气为主要功效，故素体湿热或阴虚内热者
慎用。

【辨病选方心得】

类风湿关节炎归属于中医学"痹证""尪痹"范畴。中医学认为该病主要
是由人体正气受损或脏腑气血功能失调，外界寒、湿、热、风、瘀等邪气乘
虚而入引起，造成经脉气血不通不荣的一种疾病，该病在不同阶段会出现不
同的表现，往往虚实夹杂。现代医学治疗类风湿关节炎普遍应用的抗风湿药
（DMARDs）、非甾体抗炎药（NSAIDs）、糖皮质激素、生物制剂等药物，对患
者脾胃会造成不同程度的损伤，一旦脾胃功能出现异常，不仅影响患者正常饮
食，同时也限制了药物的服用，不利于对病情的控制。同时痹久累及脏腑而致
脏腑亏虚，气血、精气生化乏源，温煦功能减退，气虚不能行气，而致血瘀。
故就病因而言，"虚"是尪痹发生的内因，温中补虚是本病的治疗大法。本方
温中除痹，脾胃健则痹可除，同时方中佐加行气、活血等品，可使补而不滞，
虚实同治。

逍遥散结汤

【主治疾病】

中医病名：积聚。

西医病名：肺结节。

【药方组成】

柴胡　薄荷　当归　赤芍　茯苓　炒白术　炙甘草　防风　乌梅　莪术　鸡内金　蒺藜　皂角刺

【功效】

疏肝健脾，祛风散结。

【适宜证型】

气滞痰凝。

【用法】

水煎服，取汁 200 mL，早、晚各 1 次。

【方药解析】

方中柴胡疏肝解郁，条达肝气；薄荷助柴胡以散肝郁。当归、赤芍养血柔肝；炒白术、炙甘草、茯苓健脾祛湿。诸药合用，可收肝脾并治，达气血兼顾的效果。同时加用防风、乌梅、莪术、鸡内金、蒺藜、皂角刺等祛风散结之品，诸药共奏疏肝养血健脾、祛风化痰散结之功。

【验案举隅】

郭某，女，55 岁。

初诊（2018 年 4 月 9 日）

主诉：发现肺部结节 3 年余。

现病史：患者 2015 年于外院查肺部 CT 显示右中肺可见一大小约 3 mm 的磨玻璃结节，当时未处理。2018 年 3 月 25 日复查肺部 CT 显示，对比 2015 年影像学检查，较前增大，右中肺可见一大小约 5 mm 的磨玻璃结节。患者为寻求进一步治疗，遂就诊。刻下：症见情志抑郁，无故悲伤欲哭，自诉咽中不利，如有痰黏，吐之不出、咽之不下，生气后症状加重，纳食一般，食后及情志不舒后易腹胀，平素遇冷空气及刺激性气味后易打喷嚏、流清水鼻涕、鼻痒。睡眠不佳，眠浅、梦多、易醒，大便干稀不调，小便正常。舌质暗红、有齿痕、中裂，苔薄黄腻，脉弦细重按减。患者既往过敏性鼻炎、卵巢囊肿子宫切除术后、脂肪肝。

中医诊断：积聚（气滞痰瘀证）。

治法：疏肝养血健脾，祛风散结。

处方：逍遥散结汤加减。当归 10 g，赤芍 10 g，柴胡 10 g，炒白术 10 g，茯神 15 g，薄荷 6 g，防风 10 g，乌梅 8 g，白芷 6 g，夏枯草 12 g，茵陈 20 g，炒枳壳 10 g，川芎 10 g，炒薏苡仁 30 g，炙甘草 4 g。14 剂，水煎服，每日 1 剂，早、晚分服。另嘱其放松心情。

二诊（2018 年 4 月 23 日）

患者精神、情绪状态较前均好转，咽中不利较前减轻，但仍觉咽中如有痰，情绪不佳时加重。纳食一般，腹胀减轻，自觉食不消化，打喷嚏、流清水鼻涕、鼻痒症状好转。眠浅梦多，大便时干时稀，日一次，小便正常。舌质暗红、中裂、边有齿痕，苔薄黄稍腻，脉弦数。予初诊方去炒枳壳、夏枯草，加合欢花 15 g、郁金 10 g、石菖蒲 10 g、鸡内金 15 g、莪术 10 g。14 剂，服法同前。另嘱其慎起居，畅情志，多活动。后续随访追踪诉症状稳定。

【注意事项】

（1）本病起病均有情志因素的作用，肝郁日久瘀血易滞，故用方遣药时常佐加活血化瘀之品。

（2）注意起居饮食的调护，避免吸烟、饮酒、进食辛辣炙煿之品。

【辨病选方心得】

肺结节归属于中医学"积聚"范畴，是机体功能失调在局部的表现，临床辨证不仅要看在肺之局部的结节，更重要的是观察患者的整体状态，结合四诊获得的证候信息，辨证论治。临证中需注意辨证分析，分清主次兼证，以解决主要矛盾为主，兼顾次证。对于肺部结节，中医的治疗原则在于化痰活血，通畅肺络，祛邪扶正，消除结节。同时四诊合参、整体审查，做到局部与整体相结合、正虚与邪实兼顾，标本同治。针对本证患者，病因病机属于肝郁血虚，痰瘀夹有风邪而致病，纲举目张，立疏肝养血健脾、祛风化痰散结之治法，应用逍遥散结汤治疗具有良好效果。

养胃调溃方

【主治疾病】

中医病名：胃脘痛，嘈杂。

西医病名：胃溃疡。

【药方组成】

生黄芪　白芍　桂枝　炙甘草　吴茱萸　黄连　瓦楞子　海螵蛸　浙贝母　木香　三七

【功效】

健脾补中，和胃抑酸。

【适宜证型】

脾胃虚弱。

【用法】

水煎服，取汁 200 mL，早、晚各 1 次。

【方药解析】

本方中黄芪味甘性温，可温分肉，补元气，托疮疡，促进胃部肌肉气血运行而助溃疡愈合，桂枝可助阳气，通经络；白芍补血养阴，缓急止痛；吴茱萸性温散寒，黄连清肝泻火，两者合用寒热同调，降逆止呕；瓦楞子、海螵蛸、浙贝母和胃止酸；木香、三七行气活血；炙甘草和中缓急，调和诸药。

【验案举隅】

患者，女，54 岁。

初诊（2019 年 8 月 22 日）

主诉：胃脘痛 3 年余。

现病史：患者 3 年前出现胃脘疼痛，2017 年 3 月 28 日于当地医院电子镜检查报告提示十二指肠球炎（糜烂性），胃溃疡（A2 期），慢性萎缩性胃炎（窦，轻度）。刻下：症见胃脘疼痛伴有恶心，进食生冷刺激则痛甚，喜温喜按，呃逆泛酸，纳食不佳，睡眠浅短，神疲乏力，大便质可日一行，经带可，舌淡红苔薄白，舌下静脉迂曲（＋），脉沉细。

中医诊断：胃脘痛（脾胃虚寒，胃失和降证）。

治法：温补脾胃，调畅气机。

处方：养胃调溃方加减。生黄芪 15 g，桂枝 12 g，白芍 12 g，炙甘草 6 g，紫苏梗 12 g，陈皮 12 g，姜半夏 10 g，旋覆花 15 g（包煎），代赭石 30 g（先煎），神曲 15 g，瓦楞子 30 g，海螵蛸 15 g，浙贝母 15 g，吴茱萸 6 g，黄连 6 g，茯苓 15 g，生姜 3 片，大枣 3 枚。7 剂，每日 1 剂，水煎服，早、晚饭后 1 小时服。嘱疏畅情志，饮食清淡，忌食油腻刺激之品。

二诊（2019 年 8 月 29 日）

药后胃脘痛症大减，泛酸症减，纳食增，乏力症减，刻下胃脘偶有针刺样疼痛，时有泛酸呃逆，心烦易怒，二便可，舌淡红苔薄白，舌下静脉迂曲（＋），脉沉细。予初诊方加三七粉 6 g（冲服）、竹茹 12 g、丹参 15 g。14 剂，每日 1 剂，水煎服，早、晚饭后 1 小时服。嘱疏畅情志，饮食清淡，忌食油腻刺激之品。后随访诉其无胃脘痛、无呃逆泛酸，身无不适。

【注意事项】

（1）本病中虚证患者往往日久瘀血内阻，在补虚同时适当佐以活血祛瘀之药，可增强疗效。

（2）注意起居饮食的调护，避免吸烟、饮酒、进食辛辣炙煿之品。

【辨病选方心得】

胃溃疡归属中医学"胃脘痛""嘈杂"等范畴，其发生发展与情志、饮食所伤、脾胃虚弱等均密切相关。本病病位在脾胃，脾运胃纳，升降相因、纳运结合共主消化；在消化过程中，又有赖于肝的疏泄，脾与肝有互相制约的关系，故本病与胃、肝、脾三脏的功能状态密切相关。在治疗过程中明辨胃溃疡的病因病机是关键，临证时须遵循辨证施治原则，灵活加减治疗，所谓"观其脉证，知犯何逆，随证治之"。辨证与辨病相结合，对因脾胃虚弱、气血失调而成的胃溃疡，常运用温补脾胃，抑酸止痛之法治之，选用养胃调溃方治疗，同时注重配合情志疏导、饮食指导等多种疗法。

降压安神方

【主治疾病】

中医病名：不寐症。

西医病名：睡眠障碍，高血压。

【药方组成】

桑白皮　炒蒺藜　石决明　牛膝　葛根　天麻　钩藤　蔓荆子　川芎　丹参
僵蚕　蝉蜕　合欢皮　石菖蒲　麦冬　赤芍　郁金　茯苓　姜半夏　龙骨

【功效】

疏肝潜阳，清热化瘀。

【适宜证型】

肝郁阳亢，瘀热交阻。

【用法】

水煎服，每日 1 剂，早、晚饭后 0.5 小时温服。

【方药解析】

方中由王翘楚教授的经验方"二白降压汤"加减。其中桑白皮性味甘寒，行泻肺利水之功，蒺藜性苦温，有平肝明目之效，二者合用互补增效，在现代药理学证明有降压的功效；加石决明、天麻、钩藤加强平肝息风，且为降压常用药对。僵蚕、蝉蜕，葛根、川芎，郁金、石菖蒲，丹参、赤芍为王翘楚教授从肝论治失眠的常用药对。其中僵蚕疏风泄热、镇痉化痰，蝉蜕镇痉息风、定惊安神，二者均为入肝经的要药，亦为升降散之主药，能调畅一身气机，祛风息内风，加强定惊镇静安神之功；现代药理学研究认为，葛根、川芎能改善脑循环，合蔓荆子行通络止痛之功。郁金体轻气窜，入气分行气解郁，入血分凉血破瘀，奏行气开郁、凉血清心之效；石菖蒲芳香辛散，宣气通窍宁心，"舒心气，畅心神，怡心情，益心志"（《重庆堂随笔》）；郁金、石菖蒲合用以加强醒神开窍、解郁安神之效。赤芍凉血清热、祛瘀止痛，有解肝郁血瘀之功；"丹参一味，功同四物"，丹参养血、活血、凉血，亦清心除烦，赤芍、丹参同用，取其微寒，凉血清心除烦、养血和营养神之功，与川芎同用可以通络止痛。龙骨入心、肝、肾经，加强平肝潜阳、收敛固涩肾精之功效，麦冬养阴润肺，茯苓宁心安神利尿，姜半夏性温燥，与寒凉药物用防止寒凉壅滞中焦。

【验案举隅】

郑某，女，72 岁。

初诊（2020 年 3 月 17 日）

主诉：失眠 4 年余。

现病史：患者 4 年前无诱因下出现入睡困难，平均每日睡眠 3～4 小时，伴心烦，白日乏力，双足心发热，既往服用安眠药助眠，具体诊治经过不详，现患者上症仍存，时有头晕，口干，发病以来，患者纳可，二便正常，近期体重无明显增减，已停经。有高血压病史。刻下：症见神志清，精神软，面色如常，形态正常，语声清晰，气息顺畅，舌暗苔薄白，脉弦。

中医诊断：不寐（肝郁阳亢，瘀热交阻证）。

治法：疏肝潜阳，清热化瘀。

处方：降压安神方化裁。桑白皮 15 g，炒蒺藜 15 g，石决明 30 g，牛膝 30 g，葛根 30 g，天麻 10 g，钩藤 10 g，蔓荆子 10 g，川芎 9 g，丹参 10 g，僵蚕 10 g，蝉蜕 3 g，合欢皮 30 g，石菖蒲 9 g，麦冬 15 g，赤芍 10 g，郁金 10 g，茯苓 15 g，姜半夏 9 g，龙骨 30 g。7 剂，每日 1 剂，水煎服，早、晚饭后 0.5 小时温服。

二诊（2020 年 3 月 25 日）

患者治疗后夜寐好转，心烦减轻，血压平稳，诉肠鸣嗳气，排便次数增加。予初诊方去桑白皮、麦冬、赤芍，加陈皮 6 g、黄芪 15 g、远志 10 g。7 剂，调服如前。

【注意事项】

（1）本病与素体肝郁有关，平素少盐少油，忌食辛辣之物。

（2）平时要生活规律，保持心情舒畅，多加锻炼，注意摄生，避免情绪过激。

（3）药物治疗过程监测血压。

【辨病选方心得】

随着社会的快速发展，人们生活节奏加快，生存压力也随之增加，不规律的生活作息及不健康的生活习惯，使得患失眠的人群越来越多。其中，高血压人群出现失眠的占比尤为突出。

失眠及睡眠障碍相当于中医学"不寐"，其病因非常多且复杂，多数由情志不遂、饮食不节、劳逸失调、体弱病后等所致。《黄帝内经》云："诸风掉眩，皆属于肝。"本案患者为老年女性，肾精日渐亏虚，水不涵木，肝阳上亢，结合患者既往高血压病史，症见夜寐欠安，头晕，心烦，为肝阳亢于上而扰心、扰神明。

五脏主五志，"脑主神明、肝主情志、心主血脉"，王翘楚教授由此提出"五脏皆有不寐"的观点。根据患者症状及不寐特点，应当从肝论治失眠，施以潜阳息风、解郁清热之品。方用二白降压汤化裁，加味清热凉血、通瘀络之品，创立降压安神方。全方疏肝解郁，潜阳息风，清热活血，对于长期高血压伴失眠的患者，既往有颈动脉硬化、长期服用安眠药等病史，症见头晕、不寐，常选用此方化裁，不仅可以减轻失眠、头晕症状，还可以缓解动脉硬化，预防心脑血管重大疾病的发生，起到未病先防的作用。

更年期解郁方

【主治疾病】

中医病名：不寐症，绝经前后诸症。

西医病名：失眠症，更年期综合征。

【药方组成】

淮小麦　苦参　炙甘草　蝉蜕　僵蚕　柴胡　黄芩　半夏　合欢皮　夜交藤　当归　黄芪　生地黄　熟地黄　黄柏　苍术　黄连　龙骨　牡蛎　地骨皮　淫羊藿

【功效】

平肝解郁安神，滋阴泻火止汗。

【适宜证型】

肝郁阳亢，阴虚火旺。

【用法】

水煎服，每日1剂，早、晚饭后温服。

【方药解析】

此方为甘麦大枣汤、小柴胡汤、当归六黄汤三方化裁，共奏平肝解郁、滋阴泻火之功。甘麦大枣汤中小麦能和肝阴之客热而养心液、除烦通水道为君，甘草泻心火和中，结合失眠特点，易大枣为苦参以加强清心安神的功效。合欢皮宁心安神，夜交藤养血安神，两者共用增强安神之效。柴胡、半夏、黄芩，奏疏肝清热之效，加味蝉蜕、僵蚕平肝熄风，龙骨、牡蛎平肝潜阳、镇惊安神；当归六黄汤中，当归、生熟地入肝肾而能滋阴养血，阴血充则能制心火。水不济火，火热熏蒸，故见潮热盗汗，予以苦寒之黄连、黄芩及黄柏，清热泻火，黄连长于清心，黄柏清热以坚阴。六药相合，使热得以清而不内扰，阴得以坚而不外泄。汗出过多，则卫虚不固，故可倍用黄芪以益气实卫以固表，且与当归、生熟地相合益气养血，以固未定之阴。《医宗金鉴》曰："倍加黄芪者，一以完已虚之表，一以固未定之阴。"地骨皮凉血退蒸，清肺降火，既走里又走表，为表里上下皆治之药，其甘寒清润，入于肺以清肺降火，达于肾能清肝肾之虚热，而凉血清骨退蒸，尤宜有汗之骨蒸，用于治疗阴虚发热、骨蒸潮热、盗汗等。淫羊藿性辛甘温，归肝、肾经，能补命火，温肾壮阳，强筋骨，祛风湿。二药伍用，阴阳并补。全方共奏滋阴泻火、止汗之效。

【验案举隅】

周某，女，53岁。

初诊（2022年4月25日）

主诉：夜寐早醒1周。

现病史：患者1周前劳累后出现夜寐早醒，醒后难寐，夜寐3～6小时，伴潮热盗汗，未予以诊治，1周来上述症状反复，平素心烦易怒，发病以来，患者纳欠佳，大便正常，近期体重无明显增减。已停经。诊见：神志清，精神软，面色如常，形态正常，语声清晰，气息顺畅，舌略红苔薄白，脉弦细数。

中医诊断：不寐（肝郁阳亢，阴虚火旺证）。

治法：平肝解郁，滋阴泻火。

处方：更年期解郁方化裁。淮小麦30g，苦参10g，炙甘草9g，蝉蜕6g，僵蚕10g，柴胡10g，黄芩10g，半夏9g，合欢皮30g，夜交藤15g，当归9g，黄芪30g，生地黄15g，熟地黄15g，黄柏10g，苍术9g，黄连3g，龙骨15g，牡蛎15g，地骨皮20g，淫羊藿10g。7剂，每日1剂，水煎服，早、晚饭后0.5小时温服。

二诊（2022年5月10日）

上药服7剂后患者夜寐早醒好转，潮热盗汗及心烦减轻，诉近3日出现便溏，舌淡红苔薄白腻，边有齿痕，脉弦细数。考虑患者脾虚湿盛，予初诊方加茯苓30g、广藿香10g，健脾利水。7剂，调服如前。

【注意事项】

（1）本病与素体肝郁、肾虚、阴液不足有关，平素宜服滋阴润燥之品，忌服辛苦酸辣之物，以免灼伤阴液，导致阴虚火旺扰心神。

（2）平时要生活规律，保持心情舒畅，注意摄生，避免情绪过激，保证充足的睡眠时间。

（3）患者及家属需了解绝经相关知识，正确看待绝经综合征。

【辨病选方心得】

更年期综合征（围绝经期综合征）的症状有很多，其中潮热盗汗、情绪波动（心烦易怒）、失眠最为典型。更年期综合征属于中医学"经断前后诸证"，其症状可见于"脏躁""百合病""盗汗""不寐"等病证。该病证的出现与妇女的生理特点有关。《内经》曰："女子七七，任脉虚，太冲脉衰少，天癸竭，地道不通，故形坏而无子也。"肾为先天之本，五脏六腑之根；肾为水火之宅，脏腑阴阳之本；五脏相移，穷必及肾等均说明，肾之阴阳失调必影响他脏，而其他脏腑病变均会影响肾脏。

女子进入更年期后，肾精渐渐亏虚，该患者平素劳累，心烦易怒，烦劳伤阴，肝气郁结，水亏不能上制约心火，情绪郁结则化火，火扰心故见失眠；阴不维阳，虚阳上越故见潮热盗汗。针对其发病特点，选用甘麦大枣汤、小柴胡汤、当归六黄汤三方化裁，创立更年期解郁方，全方奏平肝解郁安神、滋阴泻火止汗之功。

女性更年期综合征广为人知，其实男性亦存在更年期综合征，临床上同样以失眠、情绪波动、潮热盗汗最为常见，常选用此方化裁，能有效缓解失眠问题，同时减轻潮热盗汗，舒畅气机，在临床上值得参考。

解郁安神方

【主治疾病】

中医病名：不寐症。

西医病名：失眠症。

【药方组成】

淮小麦　苦参　炙甘草　僵蚕　蝉蜕　党参　茯苓　茯神　石菖蒲　姜半夏
龙骨　珍珠母　柏子仁　远志　香附　熟地黄　焦栀子

【功效】

宁心定志，解郁安神。

【适宜证型】

心胆气虚。

【用法】

每日2次，水煎服。

【方药解析】

此方以王翘楚教授独创的解郁方为基础方，由甘麦大枣汤化裁而来。方中淮小麦、炙甘草、苦参、僵蚕、蝉蜕起解郁除烦、清心安神之效,加味茯神、石菖蒲、远志起宁心保神之功,龙骨、珍珠母重镇安神,加姜半夏和胃降逆安神,柏子仁、熟地养血安神,香附疏肝解郁,栀子清热除烦,党参补气,全方共奏安神定志、疏肝解郁之效。

【验案举隅】

洪某,女,65 岁。

初诊(2021 年 12 月 14 日)

主诉:失眠 8 月余。

现病史:患者 8 个月前因家事受惊后出现夜难入寐,甚则彻夜不寐,近 8 个月需每日服用艾司唑仑 1 mg 助眠,服用后夜寐 4～5 小时,伴心慌易惊,胃胀不适,嗳气,腰背疼痛,因夜寐欠安出现焦虑、多思。发病以来,患者纳欠佳,大便正常,近期体重无明显增减。既往有慢性糜烂性胃炎病史。已停经。诊见:神志清,精神软,面色如常,形态正常,语声清晰,气息顺畅,舌边尖红,苔薄白,脉细数。辅助检查:胃镜提示慢性糜烂性胃炎。

中医诊断:不寐病(心胆气虚证)。

治法:安神定志,疏肝解郁。

处方:解郁方化裁。淮小麦、珍珠母、龙骨、茯神各 30 g,熟地黄 15 g,党参、僵蚕、苦参、柏子仁、远志、焦栀子各 10 g,石菖蒲、姜半夏、香附、炙甘草各 9 g,蝉蜕 6 g。7 剂,每日 1 剂,水煎服,早、晚饭后 30 分钟温服。

二诊(2021 年 12 月 21 日)

上方 7 剂后夜难入寐好转,焦虑减轻,诉嗳气频频,肩背疼痛不适,舌红,苔薄黄腻,脉细数。予初诊方去熟地黄,减蝉蜕至 3 g,远志 5 g,加香附至 15 g,加味柴胡 10 g、黄芩 10 g、生白芍 10 g、枳壳 10 g(小柴胡合四逆散)。

【注意事项】

(1)本病证型与心胆气虚,肝郁不舒有关,平素宜服用补气益血之品,忌服辛苦酸辣之物,以免肝郁化火,灼伤阴液。

(2)平时要生活规律,保持心情舒畅,注意摄生,避免情绪过激,保证充足的睡眠时间。

(3)选用适合的中医适宜技术,比如耳穴埋豆、穴位贴敷治疗。

【辨病选方心得】

患者受惊后出现心慌、夜寐不安,与心、胆关系密不可分。《素问·灵兰秘典论》"胆者,中正之官,决断出焉",即指出胆具有判断事物、作出决定的作用、胆性刚直、果敢，与人的勇怯、胆量有关。若胆气虚，则出现善太息，多易惊善恐，遇事不决，胆小惊怯，睡眠不安等。肝胆关系密切，互为表里，患者受惊后出现心慌、夜寐不安，与心、胆关系密不可分。

　　针对心胆气虚，肝郁不舒的特点，采取益气补血与解郁安神结合的方法，用解郁方合安神定志丸加减，对于临床上以不寐为主证，伴随心悸、心慌、易惊及情绪波动等症状的患者，效果显著。

第八章

耳鼻喉科疾病验方

❧

疏风清热汤

【主治疾病】

中医病名：急喉痹，急乳蛾。

西医病名：急性咽炎，急性扁桃体炎。

【药方组成】

荆芥　防风　牛蒡子　金银花　连翘　桑白皮　赤芍　桔梗　黄芩　天花粉
玄参　浙贝母　甘草

【功效】

疏风解表，解毒利咽。

【适宜证型】

风热袭肺。

【用法】

每日 1 剂，水煎服，每日 2 次。口服前可先用口、鼻吸药水蒸气，起到熏蒸口鼻的功效，加强疗效。

【方药解析】

此方是在喉科六味汤基础上化裁而来。荆芥、防风具有疏风解表的功效；金银花、黄芩、赤芍清散邪热；玄参、浙贝母、天花粉、桑白皮清肺化痰；牛蒡子、桔梗、甘草解毒消肿、清利咽喉。

【验案举隅】

患者，男，30 岁。

初诊（2021 年 5 月 15 日）

主诉：咽干痛 2 日。

现病史：患者 2 日来咽痒、咽干，疼痛不适，伴声音嘶哑，无头疼头晕，纳寐尚可，大便结。查体：神清，精神可，口咽部黏膜充血，扁桃体无肿大。舌尖红，苔厚腻，脉数。

中医诊断：急喉痹（风热袭表证）。

治法：疏风解表，解毒利咽。

处方：疏风清热汤加减。荆芥 10 g，防风 10 g，牛蒡子 10 g，金银花 10 g，连翘 10 g，熟大黄 5 g，赤芍 10 g，桔梗 10 g，黄芩 10 g，天花粉 10 g，玄参 10 g，浙贝母 10 g，木蝴蝶 10 g，蝉蜕 6 g，甘草 6 g。3 剂，配合外治咽部刺营，点刺咽后壁淋巴滤泡及侧束，吹药黄氏消肿散。

二诊（2021 年 5 月 18 日）

咽痛已无，仍少许咽干，查体：咽部略充血，舌尖红，苔薄白，脉数。予养阴清肺汤 3 剂，加以巩固。

【注意事项】

（1）用药期间，禁食辛辣食品，清淡饮食，减少辛辣食物及烟酒对喉嗓刺激，按时起居，适度运动。

（2）该病多属风夹热邪，清热解毒易伤脾胃，使用中应当顾护脾胃，另清热之品中病即止，以滋阴清润之法更合适。

（3）嘱咐患者多休息，避免劳累。

【辨病选方心得】

咽炎属中医学"喉痹"范畴。中医认为其常因气候骤变，起居不慎，肺卫失固易感风邪，风邪夹热，风热外邪乘虚侵袭，邪从口鼻而入，内犯于肺，宣降失司，邪热上壅咽喉，发为喉痹。咽部多由风邪引发，或夹热或夹寒，导致肺失其宣降，可见咳、渴、咽痛等症状。风为百病之长，若症见喉痛不适，发热，微恶寒，头痛，口微渴，脉浮数，则可选用疏风清热汤，以疏风散邪、解毒利咽。

响 声 方

【主治疾病】

中医病名：急喉喑，急喉痹。

西医病名：急性咽炎，急性喉炎。

【药方组成】

薄荷　浙贝母　连翘　蝉蜕　胖大海　酒大黄　川芎　桔梗　诃子肉　甘草

【功效】

疏风解表，开喉利咽。

【适宜证型】

风热袭肺，金实不鸣。

【用法】

每日 1 剂，水煎服，每日 2 次。口服前可先用口、鼻吸药水蒸气，起到熏蒸口鼻的功效，加强疗效。

【方药解析】

此方是以无锡黄氏喉科祖传方化裁而来。方中薄荷疏散风热、利咽，浙贝母化痰止咳、清热散结，连翘清热解毒、消痈散结，蝉衣疏散风热、宣肺利咽，胖大海清宣肺气、化痰开音，大黄攻积导滞、清热泻火解毒、逐瘀通络，诃子下气利咽。

【验案举隅】

林某，女，39 岁。

初诊（2021 年 1 月 11 日）

主诉：声音呖哑 4 年余，加重 1 周。

现病史：患者 4 年前经检查曾确诊为"声带息肉"，后行手术切除，术后发音趋于正常。近 1 周又出现声音嘶哑，无发热，偶有干咳，口渴，咽干，大便结，来本院诊治。刻诊：咽干，灼热胀痛，声音沉冽浑浊、低微，喉中痰黏难咯，色白，喉咙有梗阻感，便秘。查体：咽部充血，声带充血，边缘水肿，闭合略有缝隙，舌红，苔白，脉细数。

中医诊断：喉喑（风热袭表证）。

治法：清热化痰开音，佐以育阴。

处方：响声方加减。薄荷 6 g，荆芥 10 g，浙贝母 10 g，连翘 10 g，蝉蜕 6 g，胖大海 6 g，酒大黄 6 g，川芎 10 g，桔梗 10 g，诃子肉 10 g，甘草 6 g，石斛 10 g，黄芩 6 g，玄参 10 g，全瓜蒌 15 g。5 剂。

二诊（2021 年 1 月 20 日）

随上方加减治疗后诊，语音无明显改善。咽喉干燋、灼热、胀痛减轻，大便通，查体：咽部充血较前减轻，声带边缘仍然水肿，舌淡红，苔薄黄，脉弦滑。治以清热化痰开音，佐以活血。予初诊方加减。浙贝母 10 g，蝉蜕 6 g，酒大黄 6 g，川芎 10 g，桔梗 10 g，诃子肉 10 g，甘草 6 g，乌梅 10 g，黄芩 6 g，玄参 10 g，三棱 10 g，莪术 10 g，泽兰 10 g。7 剂。前后共进 20 剂，1 个月后复诊，声音嘶哑明显改善，嘱其训练发声，再以养阴清肺汤加以滋阴润肺。

【注意事项】

（1）用药期间，清淡饮食，减少辛辣食物及烟酒对喉嗓刺激，按时起居，加强运动。

（2）活血药物易伤脾胃，使用中应当顾护脾胃，另清热之品中病即止，以滋阴开音之法更合适。

（3）练发声方法。如果是声带息肉或者声带白斑导致的声音嘶哑，需要进行手术治疗。

【辨病选方心得】

喉喑为临床最常见疾病。咽部疾患多由风邪引发，或夹热或夹寒，或发音不当，用嗓过度，导致肺失其宣降，可见声音嘶哑、咳、渴、咽痛等症状。疏风开音为治其标，增加呼吸道免疫力，减少感染，以及发声方法训练为其本。丹溪云"气有余便是火"，日久化热，炼液成痰，痰热互结于肺系，声门开合不利，应先治其标。

对于临床患者，以声音嘶哑为主诉，尤其为急性发作期，伴咽干痒、有黏痰、声带水肿为主者可选用响声方。组方中入肺经、清热化痰开音之药占大多数，再加上消肿散结、引气开郁之药，诸药合用，共奏利咽开音、清热化痰、消肿止痛之功效，切中慢性喉炎之病机。主要用于治疗声音嘶哑、咽喉肿痛及咽喉部有痰等症状，还有急、慢性咽喉炎疾病。

梅核气消饮

【主治疾病】

中医病名：梅核气。

西医病名：慢性咽炎，咽异感症。

【药方组成】

姜半夏　茯苓　紫苏梗　姜厚朴　柴胡　白芍　枳壳　桔梗　玄参　陈皮　杏仁　甘草

【功效】

疏肝解郁，化痰利咽。

【适宜证型】

痰气互结。

【用法】

每日 1 剂，水煎服，每日 2 次。口服前可先用口鼻吸药水蒸气，起到熏蒸口鼻的功效，加强疗效。

【方药解析】

梅核气消饮为四逆散合半夏厚朴汤合桔梗玄参汤加减化裁而成。方中姜半夏辛温入肺胃，化痰散结，降逆和胃，为君药。姜厚朴苦辛性温，下气除满，助姜半夏散结降逆，为臣药。茯苓甘淡渗湿健脾，以助姜半夏化痰；紫苏梗芳香行气，理肺疏肝，助姜厚朴行气宽胸、宣通郁结之气，共为佐药。桔梗、玄参主升，开肺气、解毒排脓，润燥解毒；杏仁主降，降肺金之气；陈皮入气分，清理肺气，化痰降逆。白芍养血柔肝，枳壳下气消痰；甘草补脾胃，坐镇中州。全方辛苦合用，辛以行气散结，苦以燥湿降逆，升清降浊，使郁气得疏，痰涎得化，则痰气郁结之梅核气自除。

【验案举隅】

张某，女，50 岁。

初诊（2021 年 3 月 21 日）

主诉：反复咽部异物感数月。

现病史：患者数月来情绪激动及思虑过度即觉咽部异物感加重，口服谷维素等效欠佳，遂来我院就诊。刻下：患者烦躁，夜寐欠佳，咽干痰黏，喉中痰黏难咯，犹如异物在喉，喉咙有梗阻感，吞之不下，便秘。查体：咽部慢性充血，咽后壁淋巴滤泡增生，喉咽部慢性充血，双侧披裂略肿胀，舌红，苔白，脉细滑。

中医诊断：梅核气（痰气互结证）。

治法：疏肝理气，化痰利咽。

处方：梅核气消饮加减。姜半夏 10 g，茯苓 10 g，紫苏梗 10 g，姜厚朴 10 g，柴胡 10 g，白芍 10 g，枳壳 10 g，甘草 6 g，生地黄 15 g，陈皮 6 g，桔梗 6 g，玄参 10 g，百合 10 g。7 剂。

二诊（2021 年 4 月 2 日）

患者诉咽喉异物感减轻，大便通，舌淡红，苔薄黄，脉细滑。予初诊方加减。生地黄 15 g，玄参 10 g，百合 10 g，牛膝 10 g，茜草 10 g，茯苓 10 g，紫苏梗 10 g，麦冬 10 g，柴胡 10 g，白芍 10 g，枳壳 10 g，甘草 6 g。7 剂。后以梅核气消饮加减化裁，进药月余，随访诉咽喉异物感已无。

【注意事项】

（1）用药期间，清淡饮食，减少辛辣食物及烟酒对喉嗓刺激，按时起居，调畅情志，加强运动。

（2）如咽部出现疼痛，吞咽疼痛者不适合本方，需要行电子喉镜和胃食道镜检查。

（3）阴虚火旺及吞咽有障碍者慎用。

【辨病选方心得】

近年来，梅核气的发病率持续增高，其缠绵难愈的病程对患者的生理、心理易产生负面影响。梅核气的治疗应遵从"五脏一体观"，采取肝脾同治，运用梅核气消饮，可达治病求本、标本兼治之功。梅核气消饮由四逆散合半夏厚朴汤合桔梗玄参汤加减化裁而成。四逆散出自《伤寒杂病论》少阴病篇第 318 条："少阴病，四逆，其人或咳，或悸，或小便不利，或腹中痛，或泄利下重者，四逆散主之。"半夏厚朴汤出自《金匮要略·妇人杂病脉证并治》篇："妇人咽中如有炙脔，半夏厚朴汤主之。"桔梗玄参汤出自《四圣心源》，依据中医"脾为生痰之源，肺为储痰之器"的理论而成。从辨证的角度来说本方适合于少阳肝郁、气机郁滞、痰气凝结之病症治疗。对于临床中更年期综合征、咽部神经症，表现为咽部异物感，吞咽不下的患者较为适用。

此外，临床上采取适当的心理干预措施与药物治疗结合，可显著减缓患者心理精神负担，解除消极情绪，进一步提高疗效。

阴虚喉痹方

【主治疾病】

中医病名：慢喉痹，慢乳蛾。

西医病名：慢性咽炎，慢性扁桃体炎。

【药方组成】

生地黄　玄参　北沙参　白芍　浙贝母　牡丹皮　茜草　牛膝　女贞子枸杞子　甘草

【功效】

养阴润肺，开喉利咽。

【适宜证型】

肺肾阴虚。

【用法】

每日 1 剂，水煎服，每日 2 次。口服前可先用口、鼻吸药水蒸气，起到熏蒸口鼻的功效，加强疗效。

【方药解析】

阴虚喉痹方为新安郑氏喉科家传经验方化裁。方中生地、玄参养阴润燥、清肺解毒，为主药；辅以北沙参、白芍、女贞子、枸杞子，助生地黄、玄参养阴清肺润燥，丹皮助生地黄、玄参凉血解毒而消痈肿；佐以茜草凉血活血、牛膝引火下行，使以甘草泻火解毒，调和诸药。全方具有滋养肺肾、消肿利咽的作用，滋养肺肾以生津濡咽。

【验案举隅】

徐某，女，16 岁。

初诊（2020 年 12 月 28 日）

主诉：扁桃体炎反复发作 3 年。

现病史：患者 3 年来经常咽痛、咽痒、咽干，曾经多次就医诊断为慢性扁桃体炎，近日再发，无发热恶寒，伴夜间打鼾，盗汗，无头疼头晕，大便结。体格检查：神清，精神可，口咽部黏膜充血，扁桃体Ⅱ度肿大。舌尖红，苔微黄，脉细数。

中医诊断：慢乳蛾（阴虚火旺证）。

治法：滋阴降火。

处方：阴虚喉痹方加减。生地黄 10 g，玄参 10 g，北沙参 10 g，白芍 10 g，浙贝母 10 g，牡丹皮 10 g，茜草 10 g，牛膝 10 g，女贞子 10 g，枸杞子 10 g，甘草 6 g，桔梗 6 g，黄芩 10 g。7 剂，每日 1 剂，早、晚分服。

二诊（2021 年 1 月 8 日）

患者近期无咽痛，仍有咽干，查体：咽部略充血，舌尖红，苔薄黄，脉数。予初诊方去桔梗、黄芩、牡丹皮，加乌梅 10 g、石斛 10 g。7 剂，每日 1 剂，早、晚分服。2 个月后复诊，咽痛未发，偶有咽干，予以金果饮口服液巩固。

【注意事项】

（1）用药期间，清淡饮食，减少辛辣食物及烟酒对喉嗓刺激，按时起居，加强运动。

（2）多喝水，保持咽部湿润。

（3）实热体质，口苦咽干、身困乏力等患者慎用。

【辨病选方心得】

慢性咽炎为中医学"慢喉痹"范畴，慢性扁桃体炎为中医学"慢乳蛾"范畴，是由于人体肺阴不足、阴虚内热、邪毒滞留、日久而致瘀血阻滞喉核肿大的疾病，病位在咽，与肺胃肾等脏腑。治咽为标，调理脏腑功能为本。慢性咽炎、慢乳蛾因于阴虚，咽喉失养，邪毒滞留于咽喉、喉核所致，临床上急喉痹、慢喉痹、急乳蛾、慢乳蛾可互相转变，标在咽喉、喉核，病在肺胃肾脏腑失调，急则治其标，缓则治其本。阴虚为本，肾水不足，不能制约下焦阴火，虚火上炎，灼伤喉核，故而反复咽痛。阴虚喉痹方具有养阴清肺、滋养肾阴之效，以清肺胃之火，金水相生，虚火得宁。临床中慢性咽炎、慢性扁桃体炎表现为咽干、咽痛、舌红、苔厚腻、脉数的可用此方。

消息开音方

【主治疾病】

中医病名：慢喉喑。

西医病名：声带息肉，声带小结。

【药方组成】

三棱　莪术　柴胡　枳壳　白芍　桃仁　玄参　红花　生地黄　玄参　浙贝母　乌梅　蝉蜕　木蝴蝶　甘草

【功效】

活血化瘀，散结开音。

【适宜证型】

痰瘀互结。

【用法】

每日1剂，水煎服，每日2次。口服前可先用口、鼻吸药水蒸气，起到熏蒸口鼻的功效，加强疗效。

【方药解析】

本方由会厌逐瘀汤化裁。三棱、莪术、桃仁、红花活血化瘀、破血消肿，生地黄、玄参养阴润肺，浙贝母化痰散结，蝉蜕、木蝴蝶开音，乌梅敛阴，甘草调和药味，全方起到破血散结、利咽开音的功效。

【验案举隅】

潘某，男，29 岁。

初诊（2018 年 9 月 8 日）

主诉：声嘶 1 个月。

现病史：患者经常用嗓过度，在大声喊叫后出现声嘶，近 1 个月加重。现咽部微痛，无咳嗽咳痰，无恶寒发热，无鼻塞流涕，纳寐尚可，大便干结。体格检查：神清，精神可，咽部慢性充血，间接喉镜可见声带充血肥厚，声带上 1/3 处可见息肉。舌质红，苔薄黄，脉涩数。

中医诊断：慢喉喑（痰瘀互结证）。

治法：活血化瘀，散结开音。

处方：消息开音方加减。三棱 10 g，莪术 10 g，柴胡 10 g，枳壳 10 g，白芍 10 g，桃仁 10 g，玄参 10 g，红花 6 g，生地黄 10 g，玄参 10 g，浙贝母 10 g，乌梅 10 g，蝉蜕 6 g，木蝴蝶 10 g，甘草 6 g，黄芪 30 g。7 剂，每日 1 剂，早、晚分服。

二诊（2018 年 9 月 20 日）

药后声音嘶哑有所改善，频繁清嗓，仍有咽干，查体：咽部略充血，舌尖红，声带略充血，双侧声带中前 1/3 处见息肉，苔薄黄，脉数。予初诊方去甘草，加大枣、海藻、昆布各 10 g。7 剂。

患者连续服用 1 个月后复诊，声音嘶哑基本改善，现用嗓后易疲劳，嘱其做嗓音训练，并予以补中益气丸合金果饮口服液巩固。

【注意事项】

（1）适当注意声带休息，切忌气急高喊，以免造成声带黏膜下出血或水肿。

（2）用药期间，禁食辛辣食品，平时少食辛辣之品。

（3）呼吸道感染期间，应注意声带保护。

（4）音嘶哑伴痰中带血患者慎用。

【辨病选方心得】

声带息肉多由于长期发声不当所导致，同时体质较弱，容易在多次呼吸道感染后诱发声带小结及息肉情况。此外，过敏体质导致机体变态反应，可引起喉腔及声带黏膜发生水肿情况，渗出增多，反复发作易导致声带息肉及结节生长，阴虚、气虚、痰瘀互结往往会夹杂出现。用声过度，耗气伤津，咽喉失养，耗伤阴津，炼津生痰，痰热随经上犯喉窍，喉喑久治之不愈，痰瘀互结，蕴结于声门，结于声带，聚而不散，形成结节。消息开音方具有活血化瘀、散结开音之效，在临床上应用于表现为声音嘶哑，查体见声带充血、息肉，舌质红，苔薄黄，脉涩数等痰瘀互结之症者。

消腺止鼾方

【主治疾病】

中医病名：儿童鼾眠。

西医病名：腺样体肥大。

【药方组成】

三棱　莪术　玄参　浙贝母　生牡蛎　白芷　辛夷花　猫爪草　山慈菇　夏枯草　柴胡　黄芩　海藻　昆布　大枣

【功效】

活血化瘀，散结通窍。

【适宜证型】

痰瘀互结。

【用法】

每日 1 剂，水煎服，每日 2 次。口服前可先用口鼻吸药水蒸气，起到熏蒸口鼻的功效，加强疗效。

【方药解析】

本方由《衷中参西录》的消瘰丸化裁而来。三棱、莪术破血逐瘀；玄参解毒散结；浙贝母化痰；白芷、辛夷花发散风寒、通鼻窍；海藻、昆布软坚散结；猫爪草、山慈菇、夏枯草、柴胡、黄芩清肝散结，起到破血消肿、化痰开窍的功效；大枣补益脾胃。

【验案举隅】

黄某，女，5 岁。

初诊（2021 年 8 月 23 日）

主诉：反复鼻塞流涕伴打鼾 1 年。

现病史：患者 1 年来经常鼻塞、流涕伴张口呼吸，曾经多次就医诊断为鼻炎，近日再发，于某医院鼻内镜检查示腺样体堵塞 3/4，建议手术，遂来我院就诊。发病来，无发热恶寒，伴夜间打鼾，盗汗，无头疼头晕，二便正常。体格检查：神清，精神可，鼻黏膜苍白，双侧下鼻甲肿胀，鼻腔清涕，颈部可触及数个肿大淋巴结，舌淡，苔白，脉略浮数。

中医诊断：儿童鼾眠（肺脾气虚证）。

治法：温肺散寒，健脾益气。

处方：苍耳子散合玉屏风散加减。苍耳子 5 g，白芷 5 g，辛夷 5 g，桂枝 5 g，防风 5 g，炙黄芪 10 g，黄芩 5 g，细辛 3 g，蝉蜕 5 g，川芎 5 g，夏枯草 5 g，生石膏 10 g，甘草 3 g。7 剂，每日 1 剂，早、晚分服，开水冲服。

二诊（2021 年 8 月 30 日）

患者鼻塞、流涕已经改善，现夜间仍有张口呼吸、打鼾。查体：神清，精神可，鼻黏膜淡红，双侧下鼻甲肿胀，鼻腔后端可见肥大腺样体，舌淡，苔白，脉略数。治以活血化瘀、散结通窍。处方：消腺止鼾方加减。三棱 5 g，莪术 5 g，玄参 5 g，生牡蛎 10 g，浙贝母 5 g，白芷 5 g，辛夷 5 g，山慈菇 5 g，猫爪草 5 g，夏枯草 10 g，海藻 5 g，昆布 5 g，细辛 3 g，黄芩 5 g，乌梅 3 g，大枣 5 g。14 剂，每日 1 剂，早、晚分服，开水冲服。配合中药熏蒸鼻腔。

三诊（2021 年 9 月 20 日）

患者已无鼻腔不适，夜间通气正常，无打鼾、无张口呼吸，鼻内镜复查腺样体堵塞 1/2。已经恢复正常大小。予以口服参苓白术散加足浴方巩固。足浴方：艾叶 10 g，肉桂 3 g，吴茱萸 3 g，细辛 3 g，干姜 10 g，桑枝 10 g，麻黄 10 g。7 剂，每晚睡前泡脚 15 分钟。

【注意事项】

（1）避免接触敏感物质，加强体育锻炼，增强体质。

（2）用药期间，禁食辛辣油腻之物。

（3）有鼻涕黏稠情况者慎用本方。

【辨病选方心得】

儿童鼾眠与儿童先天禀赋不足加后天失养相关，是由于肺卫不固，卫外功能下降，易为外毒侵犯，邪毒滞于颃颡，日久不去，脾虚运化失司，痰浊上泛，阻于鼻咽，致鼻咽开合不利，肺气失司而为病。病位在鼻与咽，与肺脾肾等脏腑。治鼻、咽为标，调理脏腑功能为本。急则治其标，缓则治其本。以清、消、补三步进行，分别为清除鼻涕、消肿散结、调补脾肾。消腺止鼾方具有活血化瘀、散结通窍的作用，常用于治疗儿童鼾眠之症三步之第二步"消"。儿童以腺样体肥大打鼾为主诉，鼻内镜下见腺样体肥大、堵塞后鼻孔，颈部可触及肿大淋巴结，可选此方。

鼻鼽通窍方

【主治疾病】

中医病名：鼻鼽。

西医病名：过敏性鼻炎，血管运动性鼻炎。

【药方组成】

桂枝　白芍　柴胡　黄芩　党参　姜半夏　黄芪　细辛　苍耳子　白芷
辛夷　蝉蜕　川芎　大枣　生甘草

【功效】

调和营卫，和解少阳。

【适宜证型】

太阳少阳合病。

【用法】

每日 1 剂，水煎服，每日 2 次。口服前可先用口鼻吸药水蒸气，起到熏蒸口
鼻的功效，加强疗效。

【方药解析】

本方由桂枝汤合小柴胡汤合苍耳子散化裁而来。桂枝、白芍调和营卫；柴胡
开少阳气机；党参、姜半夏、大枣、生甘草健脾化痰安中；黄芪益气健脾；黄芩
伍细辛，辛开苦降起宣肺通窍；苍耳子、白芷、辛夷散寒通窍，川芎活血行气。
诸药共起调和营卫、和解少阳、宣肺通窍的功效。

【验案举隅】

叶某，女，5 岁。

初诊（2021 年 1 月 4 日）

主诉：反复鼻塞流涕数月。

现病史：患者数月来出现鼻塞鼻痒，阵发性喷嚏，流清涕，量多，晨起明
显，面色苍白，气短自汗。体格检查：鼻黏膜苍白，双下鼻甲水肿，总鼻道及鼻
腔底可见清涕。舌质淡，苔薄白，脉浮。辅助检查：过敏原粉尘螨，鼻内镜提示
鼻炎，腺样体未见堵塞。

中医诊断：鼻鼽（肺气虚寒证）。

治法：温肺散肺，益气固表。

处方：鼻鼽通窍方加减。桂枝 5 g，白芍 5 g，生石膏 12 g，大枣 5 g，生甘草 3 g，柴胡 5 g，黄芩 5 g，半夏 3 g，黄芪 10 g，细辛 3 g，苍耳子 5 g，辛夷 5 g，蝉蜕 3 g，川芎 5 g。7 剂，每日 1 剂，早、晚分服，开水冲服。

二诊（2021 年 1 月 20 日）

鼻塞流涕以明显缓解，偶有清涕，予以玉屏风颗粒温中补虚，并用足浴方（艾叶 10 g，肉桂 5 g，吴茱萸 5 g，麻黄 10 g，花椒 5 g，白芷 10 g，干姜 10 g，桑枝 10 g），每晚睡前泡脚 15 分钟。随访半年，未发。

【注意事项】

（1）避免接触敏感物质，常做鼻部按摩。

（2）避免过食生冷油腻之物。

（3）素有内热，鼻涕黏稠患者，慎用本方。

【辨病选方心得】

变应原物质为诱发鼻鼽的直接原因，包括吸入性变应原与食入性变应原两大类。前者常见的有花粉、屋尘螨、真菌、动物皮屑、羽绒、室内尘土等，后者常见的有牛奶、鱼虾、鸡蛋、水果等。本病患者常为特应性体质，属于易感个体，而且其家族成员中多有类似疾病患者，因而考虑本病与遗传因素有关。营卫不和，则肺卫不能固守营阴，故而清涕不止；反复发作，晨起明显，为少阳之气不足，不能驱邪于外。属太少合病，故以柴桂汤主之。平稳期以补中益气，调理后天之本。鼻塞较重、清涕多，可用小青龙汤加减，小青龙汤为辛温峻猛之剂型，鼻塞缓解、流涕减少，即可停用，以健脾补中之品巩固；鼻痒较明显可用过敏煎（银柴胡 10 g，荆芥 10 g，防风 10 g，乌梅 10 g，五味子 10 g，蝉蜕 6 g，地龙 10 g）；伴咽部或者皮肤出血点，加脱敏汤（紫草 10 g，茜草 10 g，墨旱莲 10 g，蝉衣 3 g，干地龙 10 g）。过敏性鼻炎症见鼻塞鼻痒，阵发性喷嚏，流清涕，量多晨起明显者，可选鼻鼽通窍方加减治疗。

鼻渊清解方

【主治疾病】

中医病名：鼻渊。

西医病名：急性鼻窦炎，慢性鼻窦炎急性发作。

【药方组成】

苍耳子　白芷　辛夷　藿香　柴胡　黄芩　鱼腥草　红藤　败酱草　浙贝母　川芎　玄参　胆南星　苍术　黄芪　甘草

【功效】

清肝利胆，化湿通窍。

【适宜证型】

肝胆湿热。

【用法】

每日 1 剂，水煎服，每日 2 次。口服前可先用口、鼻吸药水蒸气，起到熏蒸口鼻的功效，加强疗效。

【方药解析】

鼻渊清解方源于新安医学郑氏喉科治疗鼻部疾患的家传秘方。方中败酱草、鱼腥草、红藤、玄参具有清热解毒、活血祛瘀、排脓消痈、止痛之功，可治疗肺经蕴热、胆腑郁热所致的鼻渊。黄芪归肺、脾经，能补益正气，排脓通窍，敛疮生肌，助卫气，固肌表，补中气，升清气，托疮毒，利小便。藿香、胆南星、浙贝母、苍术燥湿醒脾化痰，柴胡、黄芩清肝胆热。苍耳子、白芷、辛夷宣通鼻窍，浙贝母、胆南星化痰，川芎行气活血，甘草调和诸药，共起清肝利胆、化湿通窍的功效。

【验案举隅】

陈某，男，18 岁。

初诊（2021 年 7 月 4 日）

主诉：反复鼻塞流涕数月。

现病史：患者数月来出现鼻塞流脓涕，量多，伴咳嗽，便结。体格检查：鼻黏膜充血，双下鼻甲肿胀，总鼻道及鼻腔底可见脓涕。舌质红，苔黄白，脉数。

中医诊断：鼻渊（胆腑郁热证）。

治法：清肝利湿，化痰通窍。

处方：鼻渊清解方。苍耳子 10 g，白芷 10 g，辛夷 10 g，广藿香 10 g，柴胡 10 g，黄芩 10 g，鱼腥草 10 g，虎杖 10 g，红藤 10 g，败酱草 10 g，浙贝母 10 g，川芎 10 g，玄参 10 g，牡丹皮 10 g，黄芪 15 g，熟大黄 6 g，甘草 6 g。7 剂，每日 1 剂。

二诊（2021 年 7 月 12 日）

药后鼻涕转清，无咳嗽，无头疼，二便正常，予以健脾固本，去败酱草、鱼腥草、红藤、玄参、熟大黄，加党参 10 g、茯苓 10 g、陈皮 6 g。7 剂，每日 1 剂。再嘱其参苓白术散口服 2 周。3 个月后随访，未发。

【注意事项】

（1）避免接触敏感物质，加强体育锻炼，增强体质。

（2）用药期间，禁食辛辣油腻之物。

（3）虚寒体质慎用本方。

【辨病选方心得】

肺为华盖、为娇脏，开窍于鼻，肺气通于鼻。肺脏素有蕴热，或外受邪热，邪热壅肺，肺失宣畅，邪热上攻，壅遏鼻窍，发为本病。《景岳全书·卷二十七》曰："鼻涕多者，多由于火，故曰肺热甚，则鼻涕出。"《素问玄机原病式》亦谓："《经》曰鼻热者，出浊涕。凡痰、涎、涕、唾、稠、浊者，火热极甚，销烁致之然也。"《辨证录·鼻渊门》又云："人有鼻塞不通，浊涕稠黏，已经数年，皆以为鼻渊而火结于脑也，谁知是肺经郁火不宣。"鼻渊病机与肝胆之热和肺热相关。肺主皮毛，开窍于鼻，外感寒邪化热或外感风热犯肺，肺热循经上炎，灼伤鼻窦肌膜而为病；或肺经素有蕴热，外受邪热，邪热壅肺，肺失宣畅，邪热上攻，壅遏鼻窍，发为鼻渊。症见鼻塞流脓涕，量多，查体见鼻黏膜充血，双下鼻甲肿胀，总鼻道及鼻腔底可见脓涕，舌质红，苔黄白，脉数，可选新安鼻渊方治疗。

第九章

皮肤科疾病验方

去扁瘊方

【主治疾病】

中医病名：扁瘊。

西医病名：扁平疣。

【药方组成】

薏苡仁　生牡蛎　桃仁　三棱　莪术　柴胡　生地黄　丹参

【功效】

活血祛瘀，软坚散结。

【适宜证型】

气滞血瘀。

【用法】

水煎服，每日1剂，早、晚饭后1小时服。

【方药解析】

方中桃仁、三棱、莪术活血化瘀，破血消癥，薏苡仁利湿健脾，生牡蛎软坚散结，柴胡疏肝解郁，生地黄、丹参凉血活血、化瘀。全方以活血化瘀、软坚散结为主，疏肝解郁为辅，兼以凉血除湿之品。

【验案举隅】

张某，男，28岁。

初诊（2020年5月25日）

主诉：面部皮疹6月余。

现病史：患者 6 个月前发现额头部散在变平状凸起，因不痛不痒，未予重视半年来，皮疹逐渐增多，两颊部鼻梁部亦见相似皮疹，外院就诊，西医诊断"扁平疣"，外用干扰素软膏 1 月余，无明显疗效，遂来我科就诊。刻下：患者皮肤较干燥，偶有头晕，情绪低落。查体：额头、两颊、鼻梁部见针尖至米粒大小的扁平丘疹，淡褐色，舌暗淡苔白，脉弦涩。

中医诊断：扁瘊（气滞血瘀证）。

治法：活血化瘀，疏肝理气。

处方：去扁瘊方化裁。薏苡仁 30 g，生牡蛎 30 g（先煎），三棱 10 g，莪术 10 g，柴胡 10 g，生地黄 15 g，丹参 15 g。14 剂，每日 1 剂，水煎服，早、晚饭后 1 小时温服。

二诊（2020 年 6 月 8 日）

服药后，自觉皮损有减轻，舌色变淡红，大便略有变干，无其他不适。予初诊方加桃仁 10 g、甘草 10 g、白术 15 g。14 剂，每日 1 剂，煎服方法如前。

三诊（2020 年 6 月 23 日）

皮损基本变平，少量皮疹消退后淡褐色色素减退，大便通畅。予二诊方去三棱、莪术、柴胡，加陈皮 9 g、当归 10 g、赤芍 10 g。7 剂，煎服方法如前。

【注意事项】

（1）活血化瘀药物不可久用，可根据病情情况调整用药力度。女性患者要注意月经期停用本方。有出血倾向患者慎用此类药。

（2）老年体弱及患有心脑血管疾病患者慎用。

（3）避免搔抓，如有瘙痒，可加入祛风止痒之品。

【辨病选方心得】

扁平疣是人乳头瘤病毒感染所致，为一种良性表皮赘生物。多发于青年、儿童，皮损好发于面部、手背，易出现同形反应，中医关于扁平疣的记载较少，现多认为本病由脾失健运，湿浊内蕴，复感风毒之邪，凝聚肌肤所致，或为风邪侵袭，客于肌表，风毒久留，郁久化热，气血凝滞而发，或肝火妄动，气血不和，阻于腠理而生。

针对气滞血瘀的特点，予采取破血逐瘀与疏肝理气治法相结合，并配以健脾除湿之品，全方以破血逐瘀之三棱、莪术为君，柴胡、丹参疏肝解郁为臣，佐以健脾除湿之薏苡仁，针对血瘀、湿滞、气郁三大病理特点同时用药，对扁瘊的治疗效果较为理想。

清火祛湿方

【主治疾病】

中医病名：蛇串疮。

西医病名：带状疱疹。

【药方组成】

金银花　黄芩　连翘　茯苓　车前草　延胡索　泽泻　赤芍　甘草

【功效】

清热解毒，除湿止痛。

【适宜证型】

湿热蕴结。

【用法】

水煎服，每日1剂，早、晚饭后1小时服。

【方药解析】

方中金银花、连翘、黄芩清热解毒，泽泻、茯苓、车前草利湿，延胡索、赤芍活血行气止痛，甘草解毒、缓急止痛、调和诸药。全方以清热解毒为主，利湿止痛为辅。

【验案举隅】

李某，男，40岁。

初诊（2021年7月15日）

主诉：左腰部皮疹伴疼痛3日。

现病史：患者5日前无明显诱因下，左腰部出现轻度不适，无皮疹，未予重视，第2日疼痛逐渐加重，出现针刺感，第3日出现红色皮疹，并逐渐增多，出现小水疱，腹部亦出现皮疹，疼痛更为明显，遂来我科就诊。刻下：患者大便干结，口略渴。查体：额头、两颊、鼻梁部见针尖至米粒大小的扁平丘疹，淡褐色，舌红，苔淡黄，脉弦。

中医诊断：蛇串疮（湿热蕴结证）。

治法：清热解毒，利湿止痛。

处方：清火祛湿方化裁。金银花15 g，黄芩10 g，连翘10 g，茯苓15 g，龙胆草5 g，延胡索15 g，柴胡10 g，赤芍10 g，大黄6 g，甘草15 g。7剂，每日

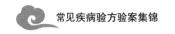

1 剂，水煎服，早、晚饭后 1 小时温服。

二诊（2021 年 7 月 22 日）

服药 3 剂后，皮损有所减轻，疼痛逐渐缓解，大便通畅，继服 3 剂后，大部分水疱干燥结痂，皮疹颜色变暗红。予初诊方去大黄、龙胆草，金银花改为 10 g。7 剂，每日 1 剂，煎服方法如前。

三诊（2021 年 7 月 29 日）

水疱全部干涸、结痂。原鲜红色皮损处变为色素沉着，偶有隐痛。处方：柴胡 10 g，陈皮 9 g，当归 10 g，赤芍 10 g，郁李仁 15 g，薏苡仁 15 g，白术 15 g，瓜蒌 15 g，茯苓 10 g。7 剂，煎服方法如前。

【注意事项】

（1）本药清热解毒力较强，用于体质强壮急性起病为宜。

（2）年老体弱患者慎用。

【辨病选方心得】

带状疱疹是水痘-带状疱疹病毒感染所致，发病较突然，多发于春秋季节，年龄越大发病率越高。水痘-带状疱疹病毒潜伏在神经节内，导致神经节炎症、坏死，同时沿感觉神经到达皮肤引起神经疼痛、节段性水疱。中医称本病为"蛇串疮"，根据发病部位不同又有"缠腰火丹""抱头火丹"等名称，认为本病为情志内伤，肝气郁结，久而化火，肝经火毒，外溢皮肤而发，或脾失健运，湿热内生，或感染毒邪，湿热火毒蕴结皮肤而发。

本病初起常有热毒侵袭，故清火祛湿方中以清热解毒之金银花、连翘为君药，茯苓、车前草、泽泻利湿为臣，佐以延胡索行气止痛，甘草解毒、止痛。全方针对疾病初起，病势急，火毒湿毒明显之特点，选取清火解毒之品，并需根据发病部位配以引经药，可起直达病所之效，快速消除皮损，缓解疼痛，同时减少后遗神经痛的发生。

二术祛湿汤

【主治疾病】

中医病名：湿疮。

西医病名：湿疹。

【药方组成】

薏苡仁　炒白术　茯苓　苍术　黄柏　黄芩　白鲜皮　苦参　地肤子

【功效】

健脾除湿，清热止痒。

【适宜证型】

脾虚湿蕴。

【用法】

水煎服，每日 1 剂，早、晚饭后 1 小时服。

【方药解析】

此方为四妙散化裁而来，采取健脾利水与清热燥湿治法相结合。方中苍术、炒白术、薏苡仁健脾化湿；黄柏苦寒，清燥降泄，善除下焦之湿热，茯苓除湿而不伤阴；白鲜皮、地肤子除湿止痒，黄芩、苦参清热燥湿。诸药合用，共奏健脾除湿、清热止痒之功。

【验案举隅】

李某，男，52 岁。

初诊（2021 年 7 月 26 日）

主诉：全身泛发皮疹，反复不愈 1 年余，加重 2 个月。

现病史：患者于 2020 年 6 月无明显诱因出现颈后、后背、前胸红色丘疹伴瘙痒，以后逐渐播散至双小腿及双足面，瘙痒剧烈。曾前往多家医院经中西医诊治，均疗效不显，甚或有加重趋势，之后转诊我科。刻下：症见后背、双上肢上臂、双小腿及双足面多发黯淡色斑和丘疱疹，皮色黯淡、瘙痒、出水、抓痕、结痂。纳食不香，身倦乏力，便溏，眠可。既往有慢性肠炎。舌淡苔薄，脉缓。

中医诊断：湿疮（湿重于热证）。

治法：健脾利湿。

处方：二术祛湿汤。薏苡仁 30 g，炒白术 15 g，茯苓 15 g，苍术 15 g，黄柏 10 g，黄芩 10 g，白鲜皮 15 g，苦参 10 g，地肤子 15 g。14 剂，每日 1 剂，水煎服，早、晚饭后 1 小时温服。

二诊（2021 年 8 月 12 日）

患者后背及双上肢上臂皮损均已消退，双小腿及双足面未见明显减轻，仍便溏、纳呆、身倦无力，舌淡薄白，脉滑缓。予初诊方加徐长卿 10 g、蛇床子 15 g 以止痒。14 剂，水煎服，早、晚饭后 1 小时温服。

三诊（2021 年 8 月 27 日）

患者药后大部分皮损明显好转，双小腿皮肤粗糙，双足面微有渗出，伴口干。大便成形，胃纳见馨，舌淡红苔少，脉细滑。改拟滋阴除湿，方药：熟地黄15 g，当归 15 g，鸡血藤 15 g，玄参 15 g，丹参 15 g，白芍 15 g，茯苓 20 g，泽泻 10 g，白鲜皮 15 g，蛇床子 15 g，麦冬 15 g，玉竹 15 g。7 剂，水煎服，早、晚饭后 1 小时温服。电话随访患者，诉大部分皮疹已好转，嘱每日多涂抹润肤乳修复皮肤屏障。

【注意事项】

（1）脾胃为后天之本，运用清热药治疗湿疹时，切忌滥用，以防损伤胃气，不利于药物的吸收、利用。若食欲不振，生化不足，则会进一步损伤脾的运化功能。

（2）嘱忌食辛辣刺激及牛羊肉等发物。

（3）避免搔抓及热水烫洗，以免损伤皮肤屏障。

【辨病选方心得】

中医学认为湿疹多由饮食失节，如过食肥甘厚腻、辛辣香燥之物、鱼腥海味及嗜饮茶酒等，损伤脾胃，脾失健运，湿从内生，从火化则为湿热，加之外受风邪，相互搏结，蕴结肌肤所致。《黄帝内经》中有"诸湿肿满，皆属于脾……诸痛痒疮，皆属于心"的论述。清代高秉钧《疡科心得集》言："湿毒疮……此因脾胃亏损，湿热下注，以致肌肉不仁而成；又或因暴风疾雨，寒湿暑热侵入肌肤所致。"《医宗金鉴·血风疮》指出："此证由肝、脾二经湿热，外受风邪，袭于皮肤，郁于肺经，致遍身生疮。"概括来说，本病病因为风、湿、热，以湿为主。病机责之于脾虚失运，湿邪内生，病变脏腑主要在脾，可涉及心、肝、肺。

该患者素体脾虚，年老脾胃功能进一步减弱，脾失健运，湿邪内生，郁久化热，湿热浸淫肌肤，故见红斑、丘疹、渗出、瘙痒；脾为气血生化之源，脾虚可致肺气虚损，津液输布失常，故皮肤干燥、脱屑；舌淡苔白，脉缓，均为脾虚湿蕴之证。选用二术祛湿汤，采用健脾利湿之法取得了不错的疗效。对于临床上脾虚为主的患者，皮疹表现为红斑、丘疹、较多渗出，次症伴有神疲乏力、纳呆、大便溏等，可选用此方化裁治疗。

养血祛风健脾汤

【主治疾病】

中医病名：四弯风。

西医病名：特应性皮炎。

【药方组成】

白鲜皮　蝉蜕　荆芥　赤芍　生地黄　丹参　薏苡仁　茯苓　天麻　牡丹皮
北沙参　黄芪　大枣　炙甘草

【功效】

健脾除湿，疏风养血。

【适宜证型】

脾虚湿蕴，血虚风燥。

【用法】

水煎服，每日 1 剂，早、晚饭后 1 小时服。

【方药解析】

此方为荆芥蝉蜕汤化裁而来。方中蝉蜕及荆芥解表散风、透疹消疮，白鲜皮祛风止痒，生地黄、丹参、赤芍、牡丹皮凉血解毒，薏苡仁、茯苓健脾利湿，北沙参益胃生津，天麻祛风通络，黄芪、大枣补气健脾，炙甘草调和诸药。全方补气健脾、祛风凉血止痒。

【验案举隅】

周某，女，7 岁。

初诊（2021 年 4 月 7 日）

主诉：全身皮疹反复发作 2 年余。

现病史：患者 2 年来全身皮疹反复发作，皮肤粗糙脱屑作痒，以肘弯、膝弯为甚，经内、外治疗后渗出好转。现咽喉不利，纳欠佳，神疲乏力，夜间睡眠不安，大便偏干。查体：形体较瘦，皮肤粗糙脱屑，咽稍红，心、肺听诊（－），舌红、苔薄白，脉濡数。辅助检查：过敏原检查示花粉、尘土、螨虫（＋），血 IgE升高。

中医诊断：四弯风（脾虚湿盛，血虚风燥证）。

治法：健脾除湿，疏风养血。

处方：养血祛风健脾汤加减。白鲜皮6g，蝉蜕4g，荆芥6g，赤芍6g，生地黄12g，丹参6g，薏苡仁12g，茯苓9g，天麻6g，牡丹皮6g，火麻仁12g，北沙参6g，黄芪9g，大枣12g，炙甘草3g。7剂，每日1剂，水煎服，早、晚分服。

二诊（2021年4月14日）

皮肤仍有瘙痒，肘弯、膝弯有少许渗出，粗糙脱屑作痒，纳可，夜寐欠安，咽稍红，大便仍偏干，舌红，苔薄白，脉滑数。辨为湿热浸淫，血虚风燥。治以清热除湿，疏风养血。予初诊方加减。白鲜皮6g，秦艽6g，乌梢蛇12g，蝉蜕3g，荆芥6g，生地黄12g，牡丹皮6g，天麻6g，制何首乌12g，炒酸枣仁9g，苦参6g，地肤子6g，漏芦6g，大枣12g，炙甘草3g。7剂，煎服法同前。

三诊（2021年4月21日）

皮肤瘙痒好转，纳可，夜寐欠安，皮肤粗糙，咽稍红，大便好转，舌红、苔薄白，脉濡数。辨为脾虚湿盛，血虚风燥。治以健脾疏风，清热除湿。处方：白鲜皮6g，薏苡仁12g，苍术10g，黄芩6g，蝉蜕6g，荆芥6g，漏芦6g，苦参6g，乌梢蛇12g，炒酸枣仁9g，茯苓9g，炙甘草3g。7剂，煎服法同前。嘱患儿家长可予润肤保湿剂外搽患处。

四诊（2021年4月28日）

皮肤瘙痒明显好转，肘弯、膝弯处仍粗糙脱屑痒，汗止，纳可，夜寐转安，舌红，苔薄白，脉濡数。辨为脾虚湿盛，血虚风燥。治以清热除湿健脾，疏风养血。处方：白鲜皮6g，乌梢蛇9g，薏苡仁12g，漏芦6g，生地黄12g，牡丹皮6g，荆芥6g，赤芍6g，苦参6g，制何首乌12g，秦皮6g，炙甘草3g。14剂，煎服法同前。

五诊（2021年5月12日）

皮肤瘙痒明显好转，肘弯、膝弯处仍少许粗糙脱屑作痒，汗出较多，纳可，夜眠转安，舌红、苔薄白，脉濡数。辨为脾虚湿盛，血虚风燥。治以清热除湿健脾，疏风养血，兼益气固表。处方：白鲜皮6g，乌梢蛇9g，薏苡仁12g，漏芦6g，生地黄12g，牡丹皮6g，荆芥6g，赤芍6g，制何首乌12g，秦皮6g，补骨脂6g，当归6g，茯苓12g，黄芪6g，炙甘草3g。7剂，煎服法同前。

六诊（2021年5月20日）

皮疹好转，皮肤渐平，纳可，夜寐已安，咽红已消，舌红，苔薄白，脉浮数。辨为脾虚湿盛，血虚风燥。治以益气健脾，养血疏风。处方：太子参6g，炒白术 6 g，茯苓 9 g，黄芪 6 g，石斛 6 g，白鲜皮 6 g，赤芍 6 g，荆芥 6 g，蝉蜕 3 g，天麻 6 g，牡丹皮 6 g，大枣 12 g，炙甘草 3 g。7 剂，煎服法同前。

【注意事项】

（1）嘱忌食辛辣刺激及牛羊肉等发物。

（2）避免搔抓及热水烫洗，以免损伤皮肤屏障。

（3）孕妇及肝肾功能明显异常者忌服。

【辨病选方心得】

《医宗金鉴·外科心法要诀》记载："四弯风生腿脚弯，每月一发最缠绵，形如风癣风邪袭，搔破成疮痒难堪。"此证生在两腿弯、脚弯，每月一发，形如风癣，属风邪袭入腠理而成。其疮无度，搔破津水形如湿癣。目前中医大多认为特应性皮炎是由于先天禀赋不耐，脾虚不足，外加感受风、湿、热诸邪，相搏于皮肤而发病。一般初起和急性发作者多以风湿热困阻为主，病久和缓解期多为脾虚湿恋或阴虚血燥。

本病或因患儿素体脾虚，湿浊内生，湿郁化火，或外感风、湿、热邪，湿热蕴结肌肤，故皮损发作时有渗出；病程日久，耗伤津血，致津枯血燥，则皮肤干燥脱屑作痒。方中蝉蜕、荆芥、天麻疏风止痒，生地黄、赤芍、丹参、牡丹皮养血活血，寓"治风先治血，血行风自灭"之意，白鲜皮清热燥湿解毒，薏苡仁、茯苓健脾利湿，黄芪、大枣健运中州，北沙参养阴，炙甘草调和诸药。

祛风利湿方

【主治疾病】

中医病名：瘾疹。

西医病名：急性荨麻疹。

【药方组成】

荆芥　防风　黄芩　白鲜皮　栀子　茯苓　车前子　白蒺藜

【功效】

疏风解表，清热利湿。

【适宜证型】

风热蕴肤。

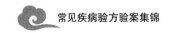

【用法】

水煎服，每日 1 剂，早、晚饭后 1 小时服。

【方药解析】

方中荆芥辛苦而温，芳香而散，气味轻扬入气分，驱散风邪；防风其气不轻扬，能散入于骨肉之风，故宣在表之风邪，用防风必用荆芥，两者合用，疏风解表之力更强，为疏风解表药对；白鲜皮、白蒺藜为第二线药对，作用稍缓，白鲜皮气寒善行，微苦性燥，清热疏风，燥湿止痒，白蒺藜辛苦温，善祛风，"治诸风病疬""身体风痒"，配合白鲜皮，一温一寒，并协助荆芥、防风祛除风毒蕴湿而致的顽固性瘙痒。另黄芩清上焦热兼以燥湿，泄皮毛之邪，配以栀子清三焦之热。茯苓、车前子健脾清热利湿，共助白鲜皮去内伏之蕴湿。

【验案举隅】

患者，男，17 岁。

初诊（2022 年 3 月 24 日）

主诉：全身红斑伴瘙痒 3 日。

现病史：3 日前患者运动后出现全身红斑，逐渐加重，瘙痒剧烈，影响睡眠，曾服用中西药治疗（具体不详），疗效欠佳，进食一般，腹胀，出汗少，大便一般，舌红，苔稍黄，脉细数。

中医诊断：瘾疹（风热夹湿证）。

治法：疏风解表，清热利湿。

处方：祛风利湿方。荆芥 10 g，防风 5 g，黄芩 10 g，白鲜皮 20 g，栀子 10 g，茯苓 15 g，车前子 30 g，白蒺藜 15 g，柴胡 10 g，薄荷 12 g，浮萍 10 g。7 剂，水煎服，每日 1 剂，早、晚饭后温服。

二诊（2022 年 4 月 1 日）

运动时仍有新发，较前稍减，约十去其二，烦躁及腹胀情况好转。予初诊方继服 7 剂，服法同前。

三诊（2022 年 4 月 9 日）

发病频次明显降低，即使发作，新发皮损也减少既往的 50%，不易烦躁，稍有腹胀，大便可，舌红，苔稍黄，脉细数。予二诊方去柴胡，加厚朴 10 g、苍术 12 g。7 剂，服法同前。

四诊（2022 年 4 月 16 日）

病情仅在太阳下暴晒或剧烈活动时会发作，且较快消退，出汗少。予三诊方加桂枝 10 g、白芍 15 g，7 剂。巩固 2 周后停药，未反复。

【注意事项】

（1）服药时，禁食荤腥海味、辛辣动风的食物。

（2）孕妇慎用，儿童与老年人酌情减量。

【辨病选方心得】

急性荨麻疹是由多种原因引起的变态反应性疾病，属中医学"瘾疹"的范畴。古籍中即提出风邪与荨麻疹发病密切相关。《诸病源候论·风瘙身体瘾疹候》云："人皮肤虚，为风邪所折，则起瘾疹。"《千金要方·论杂风状》云："风邪客于肌肤，虚痒成风疹瘙疮。"因此，风邪伏留为荨麻疹发病的使动因素。"风为百病之长"，伏于体内的风邪易挟"寒、湿、燥、热"等致病因素。

在临床上，急性荨麻疹属风热犯表夹湿型者居多，该证型的核心病机为风热相搏，又复感湿邪或平素湿热体质，复感风邪，内不得疏泄，外不得透邪，郁于皮毛腠理之间而发，致病情顽固难愈。祛风利湿方功能疏风解表、清热利湿，从"风、热、湿"等方面综合着手，如此则风热湿之邪尽除，则瘙痒自止，风团自消。

祛风利湿方适用于急性荨麻疹偏于风热，兼夹湿邪者，为病程在 6 周以内的专用方。主症见红斑、风团色红，时起时消，游走不定，遇热加重，瘙痒剧烈，次症见纳呆、便溏或大便黏滞不爽者。

祛斑养颜汤

【主治疾病】

中医病名：黧黑斑。

西医病名：黄褐斑。

【药方组成】

当归　白芍　川芎　茯苓　白术　香附

【功效】

疏肝理气，活血消斑。

【适宜证型】

肝气瘀滞。

【用法】

水煎服，每日 1 剂，早、晚饭后 1 小时服。

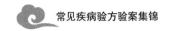

【方药解析】

方中用白芍，养肝阴、调肝气、平肝阳，配以香附，使肝木调达，疏散郁遏之气；当归补血活血，与川芎相配，活血化瘀，使瘀祛斑退；白术配茯苓，健运脾土，使水湿运化，痰饮得去；香附疏肝解郁，为"气中之血药"，川芎活血行气，为"血中之气药"，可引药上行，二者配伍使气行血行。全方共奏调肝脾、理气血、除水湿之效。

【验案举隅】

罗某，女，39岁。

初诊（2022年4月11日）

主诉：面部色斑1年，加重3个月。

现病史：患者自述1年来因工作压力及生活琐事，心烦易怒，失眠健忘，面部出现褐色斑点，逐渐融合成片，遍及两颧、额部、口周，颜色逐渐加深，曾外用维甲酸霜等治疗，效果不佳。刻下：患者面色晦暗，两颊、鼻部、额部、口周见褐色斑，融合成片，颜色黯黑，色斑对称分布，形状不规则，边界清楚，无鳞屑，无痒感。末次月经3月26日，行经5日，经色深，夹有血块，小腹疼痛，经前1周乳房及两胁部胀痛。舌淡质暗，苔少，脉弦涩。

中医诊断：黧黑斑（肝郁气滞，血瘀证）。

治法：疏肝理气，活血化瘀。

处方：祛斑养颜汤。白术15g，当归15g，赤芍15g，川芎15g，香附15g，牡丹皮15g，炒酸枣仁20g，茯神20g，玫瑰花15g，生龙骨、生牡蛎各30g，甘草10g。7剂，每日1剂，水煎服，早、晚分服。嘱患者保持心情舒畅，注意加强防晒。

二诊（2022年4月18日）

诉心情好转，两颧及额部色斑减淡，睡眠较浅改善。予初诊方去牡丹皮，易赤芍为白芍，加益母草20g、泽兰15g。14剂，嘱患者经期若经量过多停服，经后续服。

三诊（2022年5月8日）

诉4月25日行经，经色较前正常，血块减少，小腹及乳房无明显胀痛。面部色斑面积较前减少，颜色明显变淡，睡眠较好，诸症皆减，情绪舒缓。续服二诊方1个月。

【注意事项】

（1）服本方时若处于经期，经量过多者需停服，经后续服。

（2）孕妇慎用，有出血倾向患者慎用此方。

【辨病选方心得】

黄褐斑是面部出现对称性褐色斑片的一种色素沉着性皮肤病，好发于中青年女性，男性亦可见，属于中医学"鼾黑斑""肝斑""面尘"的范畴。黄褐斑好发于育龄期女性，此期妇女多因生理、心理以及社会、家庭因素等，长期处于精神紧张状态，加之孕产、哺乳、月经紊乱等使内分泌失调而发于此症。"有诸内者形诸外"，黄褐斑多与肝、脾、肾三脏失和，冲任失调有关，脏腑不和于内，气血瘀滞于外，故应从虚实、内外共同进行辨证分析。肝郁、脾虚、痰湿、肾阳虚衰、肾水不足等皆可导致气机升降失常，血行瘀滞，使颜面失于濡养而成斑，故"肝、脾、肾三脏失和"是其本，"气滞血瘀"是其标。

祛斑养颜汤是将肝脾肾失和、血瘀理论相结合，创立"内调肝脾肾，外兼活气血"的黄褐斑辨治理论，以"疏肝健脾补肾，兼以活血化瘀"为治疗大法，由古方"当归芍药散"化裁而成，去原方中泽泻，加香附，加大疏肝理气之力。肾阴虚者加女贞子、墨旱莲，取二至丸之意，滋补肝肾。肾阳虚者加仙茅、淫羊藿，温补肾阳，鼓动气血。诸药相配，共奏疏肝健脾补肾、活血化瘀之效。

对于临床上育龄期的女性黄褐斑患者，主症出现面部褐色斑片，次症伴月经不调、情绪易波动、失眠多梦等，常选用此方化裁治疗。

清热凉血汤

【主治疾病】

中医病名：面游风。

西医病名：脂溢性皮炎。

【药方组成】

生地黄　黄芩　蒲公英　桑白皮　地骨皮　生槐花　栀子　滑石　生甘草

【功效】

清热凉血，利湿止痒。

【适宜证型】

湿热蕴结。

【用法】

水煎服，每日 1 剂，早、晚饭后 1 小时服。

【方药解析】

方中以生地黄为君，清营分之血热，解营分之热毒；黄芩、栀子、蒲公英凉血兼顾清血分之血热毒邪；桑白皮、地骨皮同为甘寒之品，二药合用，一气一血，气血双清，清肺热而不伤阴，使肺火清则逆气降；滑石清泄湿热、利水渗湿；槐花入肝经，清肝经之郁热，泄血分之郁遏；甘草调和诸药为使药。诸药合用可清湿热，而使脾胃健运、痒止。

【验案举隅】

韩某，女，30 岁。

初诊（2022 年 3 月 20 日）

主诉：面部红斑伴瘙痒 4 月余。

现病史：面部皮肤油腻，以两眉间为甚，额部及双颊部见片状红斑，上附油腻性鳞屑及粉刺，瘙痒剧烈，进食辛辣厚腻之品时症状明显加剧，自觉面部有厚重感，纳差，眠欠佳，小便黄，大便稍干结。舌质红，舌苔薄黄腻，脉濡滑。

中医诊断：面油风（湿热蕴结证）。

治法：清热解毒，健脾除湿。

处方：清热凉血汤。生地黄 20 g，黄芩 10 g，蒲公英 20 g，桑白皮 15 g，地骨皮 15 g，生槐花 15 g，栀子 10 g，滑石 30 g，甘草 6 g。7 剂，每日 1 剂，水煎服，早、晚分服。嘱其加强运动，忌食辛辣、烟酒油腻之品，调畅情志。

二诊（2022 年 4 月 8 日）

面部油腻感及红斑较前减轻，但仍感瘙痒剧烈，睡眠质量较前好转，大便较前易解，小便微黄，舌质红，苔黄厚腻较前减轻，脉濡滑。予初诊方加地肤子 15 g、白鲜皮 15 g。7 剂，每日 1 剂，水煎服，早、晚分服。

三诊（2022 年 4 月 15 日）

自觉面部较前舒爽，面部油腻感、红斑、鳞屑明显好转，面部瘙痒明显减轻，粉刺明显减少，食纳佳，睡眠质量明显改善，大便易解，每日 1 次，小便微黄。舌质淡红，苔黄腻，脉濡。服之有效，续二诊方 7 剂。

四诊（2022 年 4 月 29 日）

额部稍感油腻，未见红斑、鳞屑、粉刺，纳眠可，二便可，舌质淡红，苔薄白，脉细。嘱其续服三诊方，适当运动，忌食辛辣油腻之品，调畅情志。其后患者复诊，自诉诸症均得到明显改善，偶尔出现额部少量油脂分泌。

【注意事项】

（1）饮食宜清淡，多吃蔬菜水果，限制多脂、多糖饮食，忌食辛辣、酒等刺激性食物；避免各种化学性、机械性刺激，避免过度清洗，使用低敏度的乳霜保护。

（2）避免精神过度紧张及焦虑，生活起居有规律，保持充足睡眠。

（3）避免用药过于苦寒，顾护脾胃。

（4）素体有寒者慎用。

【辨病选方心得】

脂溢性皮炎是临床常见病、多发病，流行病学研究显示本病人群中发病率约为3%，而青少年人群中的发病率高达5%。其致病因素复杂、发病率高、易反复，多发生于青年人群。本病属于中医学"白屑风""面游风""头风"等范畴，其病因多与肺热、脾胃湿热、风热相关，其中脾胃湿热是其发病的重要病机。患者平素嗜食肥甘厚腻之品，导致湿邪困脾，蕴久酿成湿热，湿热迫使津液外泄于肌肤，可见皮肤有过多的油性分泌物。湿热困脾胃，导致水液精微运化失司，无以运达肌肤，使津液不能润泽肌肤，可见病变皮肤生白屑，足阳明胃经起于颜面部，湿热循经上炎，可见颜面部皮肤病变，治宜健运脾胃、清利湿热、杀虫止痒。

清热凉血汤生地黄、黄芩、栀子、蒲公英、槐花凉血清热解毒。桑白皮、地骨皮清肺火，滑石清利湿热，甘草调和诸药固护脾胃，使邪去正得以复。

凉血消风汤

【主治疾病】

中医病名：风热疮。

西医病名：玫瑰糠疹。

【药方组成】

生地黄　赤芍　牡丹皮　玄参　黄芩　栀子　黄柏　金银花　连翘　大青叶　土茯苓　荆芥　白蒺藜　蝉蜕　白鲜皮　地肤子　生甘草

【功效】

清热凉血，消风止痒。

【适宜证型】

风热外袭。

【用法】

水煎服，每日 1 剂，早、晚饭后 1 小时服。

【方药解析】

凉血消风汤是以《外科正宗》消风散为主方加减而成。方中生地黄、玄参、牡丹皮清热凉血，赤芍凉血活血，白蒺藜、蝉蜕、荆芥疏风透表，祛除在表之风邪，因痒自风来，止痒必先疏风。金银花、大青叶、连翘、黄芩、栀子、黄柏清热泻火，地肤子疏风止痒。生甘草有清热解毒、调和诸药之效。诸药合用共奏清热凉血、消风止痒之功。

【验案举隅】

周某，女，20 岁。

初诊（2021 年 12 月 27 日）

主诉：胸背部、双上肢及大腿突发红色皮疹 1 周。

现病史：患者 1 个月前酒后受凉，咽喉肿痛，全身酸困，休息数日后渐愈。半月前下腹部起红斑，自觉瘙痒，表面轻度脱屑。数日前胸背部及双上肢、大腿突发类似红色皮疹，大小不等，痒甚，自用药物治疗后效不显，痒重影响睡眠，心烦急，口渴，大便干燥，小便微黄。查体：胸背、颈项、上臂、大腿处散在大小不等的暗红色斑疹，呈椭圆形，长轴与皮肤纹理平行，边缘部有细碎糠皮状脱屑。右下腹有一拇指甲大小斑疹，色暗呈淡褐色，余疹较小。舌质红，苔白，脉弦滑微数。

中医诊断：风热疮（风热外袭证）。

治法：清热凉血，消风止痒。

处方：凉血消风汤加减。生地黄 30 g，赤芍 10 g，牡丹皮 10 g，玄参 15 g，黄芩 12 g，栀子 12 g，黄柏 12 g，金银花 30 g，连翘 12 g，大青叶 15 g，土茯苓 30 g，荆芥 10 g，白蒺藜 10 g，蝉蜕 6 g，白鲜皮 15 g，地肤子 15 g，牛蒡子 15 g，山豆根 15 g，生甘草 10 g。7 剂，水煎服，每日 1 剂，早、晚分服。

二诊（2022 年 1 月 6 日）

药后皮疹变淡，痒减，咽扁桃体红肿充血明显消退。予初诊方去牛蒡子、山豆根，加苦参 10 g、麦冬 30 g。7 剂，水煎服。

三诊（2022 年 1 月 13 日）

服后皮疹大部消退，瘙痒减轻，余留皮疹变淡，咽扁桃体红肿充血明显减轻，舌淡，苔白，脉缓。继服二诊方 7 剂，皮疹全消，临床治愈。

【注意事项】

（1）本病以内治为主，配合外治往往疗效更佳，有助于缩短疗程。

（2）孕妇慎用。

【辨病选方心得】

中医学认为本病是由于血热内蕴，风热外袭，风邪血热凝滞，闭塞腠理，致营血失和，热邪化燥伤津，肌肤失养而发病。治疗应以凉血消风、润燥止痒为法。本病好发于中青年，多因风热之邪蕴于血分，热毒凝结，发于肌肤而致，病程迁延不愈，疑有湿邪作祟，凉血消风汤正为疏风凉血解毒之剂，故对风热外袭所致风热疮效果显著。若瘙痒重，可重用苦参，《本草纲目》草部十三卷曰："苦参味苦气沉纯阴，足少阴肾经君药，古今方用治风热疮疹最多。"

疱疹止痛方

【主治疾病】

中医病名：蛇串疮。

西医病名：带状疱疹后遗症。

【药方组成】

赤芍　牡丹皮　黄芩　忍冬藤　生牡蛎　远志　夜交藤　茯苓　蜈蚣　乌梢蛇　延胡索　乳香　没药　白芍

【功效】

清热凉血，解毒通络止痛。

【适宜证型】

血热血瘀。

【用法】

水煎服，每日 1 剂，早、晚饭后 1 小时服。

【方药解析】

此方采取清热凉血与通络止痛治法相结合。方中白芍补血柔肝，平肝止痛；生牡蛎敛阴潜阳；远志、夜交藤宁心安神；茯苓健脾，养心安神；蜈蚣、乌梢蛇攻毒散结，通络止痛；赤芍、牡丹皮清热凉血；黄芩清热泻火解毒；忍冬藤清热

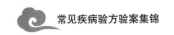

解毒，疏风通络；延胡索、乳香、没药活血行气止痛，散血祛瘀。

【验案举隅】

张某，女，58岁。

初诊（2021年8月25日）

主诉：右侧胁肋部皮疹伴疼痛2月余。

现病史：患者2个月前无明显诱因下出现右侧胁肋部绿豆大小红斑，散在分布，无瘙痒、疼痛，未予重视，此后红斑逐渐增多增大，带状分布，互不融合，部分上覆簇状粟粒大小水疱，壁薄，疱液清，伴针刺样疼痛，较剧，至外院就诊，诊断为"带状疱疹"，予"阿昔洛韦片、甲钴胺片"口服、"阿昔洛韦软膏"外用等对症治疗（具体不详），皮疹逐渐消退，遗留色素沉着，右侧胁肋部疼痛稍减轻，但仍反复发作，影响睡眠，夜寐欠安，伴盗汗，舌红，苔黄厚，脉弦滑。查体：右侧肋部带状分布紫红或褐色色素沉着斑，深浅不一，掺杂分布。

中医诊断：蛇串疮（血热蕴结证）。

治法：清热凉血，解毒通络止痛。

处方：疱疹止痛方加减。白芍30g，淮小麦30g，生牡蛎30g（先煎），远志10g，合欢皮9g，夜交藤15g，茯苓10g，蜈蚣1条，赤芍10g，牡丹皮9g，黄芩10g，忍冬藤15g。7剂，每日1剂，水煎服，早、晚饭后1小时温服。

二诊（2021年9月3日）

服药后，疼痛稍减，夜寐稍改善，无其他不适。予初诊方再服7剂，每日1剂，煎服方法如前。

三诊（2021年9月12日）

自诉症状继续好转，夜间无明显盗汗，自觉口干。查体：舌红苔黄改善。予初诊方去远志、淮小麦、合欢皮，加柴胡10g，乳香、没药各6g，北沙参15g，瓜蒌15g。14剂，煎服方法如前。

四诊（2021年9月26日）

肋间疼痛明显好转，夜寐改善，夜间偶发疼痛，不剧。予初诊方去蜈蚣、赤芍、夜交藤，加黄芪30g、延胡索10g、丹参20g、党参15g。14剂，煎服方法如前。

【注意事项】

（1）带状疱疹的后遗症主要表现就是疼痛，可持续几个月甚至几年，严重影响患者的生存质量。疾病早期往往以血热证型为主，治宜清热凉血解毒。

（2）该病多数疼痛明显，理气止痛、祛风止痛、通络止痛药多辛散，长期使用易出现口干舌燥、大便干结，需配伍滋阴润燥、润肠通便药。

（3）长时间疼痛，易伤精耗气，嘱患者多休息，避免劳累。

【辨病选方心得】

带状疱疹皮肤损害愈合后，疼痛仍可持续一段时间，部分老年患者神经痛可持续数月或年余。疼痛性质多样，如针刺、烧灼、刀割、紧束感等，且大多患者有痛觉异常和痛觉过敏的现象。20%左右的患者会留下顽固性神经痛，其发生率随年龄增长而上升，70岁以上患者大约50%会发展成带状疱疹后遗神经痛。该病伴有持续不断或间断性的剧痛，严重影响患者日常生活，甚至可导致精神焦虑、抑郁等表现。西医治疗主要为镇痛、营养神经、减少失眠及减轻抑郁焦虑等方法。中医学认为，本病的病机要表现在两方面，一为不通则痛，二为不荣则痛。本病经治疗后皮疹消退，但湿热余毒未除尽，湿热毒蕴，导致气血凝滞，经络阻塞不通而形成"不通则痛"；另者患者年老气血不足，或疼痛日久致正气虚弱，故无力驱邪外出，形成"不荣则痛"。

针对早期血热蕴结的特点，采取清热解毒，凉血止痛相结合，创立疱疹止痛方。随症状变化，辨证施治，中期加活血药，活血而不破血，补而不滞，祛邪兼扶正。后期针对瘀热、瘀毒而言，由于气升瘀去毒自清，不必专注清热解毒。

对于临床上带状疱疹后遗症患者，舌苔脉象仍有血热表现，又因长期疼痛出现气虚、阴虚盗汗表现。可常选用此方化裁，效果明显，此法在临床上值得借鉴和参考。

水 痘 方

【主治疾病】

中医病名：水痘。

西医病名：水痘。

【药方组成】

葛根　滑石　苍术　麦芽　金银花　连翘　竹叶　荆芥　薄荷　牛蒡子　甘草　桔梗　芦根

【功效】

清热解表，散湿宣肺透疹。

【适宜证型】

湿热蕴肤。

【用法】

水煎服，每日1剂，早、晚饭后1小时服。

【方药解析】

方中葛根、金银花、连翘清热解毒，其中葛根又能透发痘疹；荆芥、牛蒡子、薄荷疏散风热；甘草、桔梗、芦根清肺利咽；苍术、滑石、竹叶散湿利湿；麦芽既能疏散，又能消食和胃。

【验案举隅】

患儿，男，5岁。

初诊（2022年3月10日）

主诉：面及全身皮疹伴发热2日。

现病史：2日前，患儿与患有水痘的小孩接触后发热，身上出现皮疹，瘙痒、食少、纳差、烦躁、易哭、流鼻涕，未曾治疗用药。患儿属一胎，顺产儿，既往无过敏史，家中无遗传性疾病。查体：患儿面色略红，暴露部位可见到红色斑疹，散在分布，疹色基底发红，上见米粒大小晶莹发亮水疱，胸腹背部、四肢皆可见到丘疱疹，舌苔黄腻，脉浮数。

中医诊断：小儿水痘（风热伤卫证）。

治法：疏风清热解毒。

处方：水痘方化裁。葛根、板蓝根各9g，金银花、紫草、滑石、麦芽、淡竹叶各6g，大青叶、荆芥、薄荷、连翘、苍术各3g，甘草2g。3剂，每日1剂，水煎服，早、晚饭后1小时温服。

二诊（2022年3月14日）

服药后，身热渐退，痘疹减轻，大便稍稀，无其他不适。予初诊方减板蓝根为5g，加白扁豆10g、红枣3枚。继服2剂，煎服方法如前。

三诊（2022年3月16日）

服药后，疹退身凉，皮疹结痂、抓痒、烦躁均亦消失，无其他不适。改用竹叶石膏汤，清其余热，兼恢复正气。

【注意事项】

（1）由于水痘好发于幼儿或青少年，病势急，变化快。病位在表，易于传变。而小儿脏腑娇嫩，用药不宜过于寒凉，需兼顾护胃。

（2）病情变化，需及时调整用药，后期需兼顾恢复正气。

（3）患儿在患病期间要居家隔离，尽量不要去人多拥挤的地方。在家时室内要保持空气流通，注意皮肤的清洁卫生，饮食方面尽量以清淡易消化的食物为主，注意水分的补充，多吃新鲜的蔬菜水果，少吃油腻的食物。

【辨病选方心得】

水痘为皮肤科及儿科常见病，具有一定的自限性，如果患儿体质较好，临床症状轻微，通常经过适当的休息，水痘有可能会慢慢自行恢复。但临床症状比较严重的，除了要做好隔离措施外，还需要采用抗病毒治疗及局部用药，尤其是要预防并发症的发生。

该病病因病机为风热邪毒侵袭，湿邪内蕴，内外邪气蕴于肺脾，发于肌表而成。出痘疹、发热、咳嗽、流鼻涕均为本病的特征，湿邪内蕴，复感风热邪毒，湿热相结，发于肌表则可出现痘疹；风热犯肺，肺气失宣可见发热、咳嗽、流鼻涕；湿困脾胃出现纳呆；舌薄腻，脉浮数，皆为风湿热在表之象。水痘方可清热解表散湿，宣肺透疹解毒，适用于水痘初起，正盛邪实，湿热并重。

祛风活血汤

【主治疾病】

中医病名：瘾疹。

西医病名：荨麻疹。

【药方组成】

桃仁　当归　连翘　蝉蜕　白鲜皮　赤芍　茯苓皮　五加皮　地肤子

【功效】

祛风除湿，活血祛瘀。

【适宜证型】

风湿蕴肤夹瘀。

【用法】

水煎服，每日 1 剂，早、晚饭后 1 小时服。

【方药解析】

祛风活血汤从血瘀角度论治慢性荨麻疹。方中连翘、蝉蜕、白鲜皮、地肤子消风止痒；茯苓皮及五加皮合用行气化湿；当归、赤芍、桃仁活血祛瘀，以达"治风先治血，血行风自灭"之意。诸药合用，共奏祛风除湿、活血祛瘀之功。

【验案举隅】

金某，女，50岁。

初诊（2019年12月1日）

主诉：反复出现皮疹5年余。

现病史：患者5年来反复皮疹发作，近日发作时瘙痒加重，色红成片，夜间痒甚难眠。刻下：肌肤麻木，多处关节疼痛，平素过敏体质，形瘦，纳差，身体困重，小便频，舌质紫，脉细涩。

中医诊断：瘾疹（风湿蕴肤夹瘀证）。

治法：祛风除湿，活血祛瘀。

处方：祛风活血汤加减。桃仁10g，当归10g，连翘10g，蝉蜕6g，白鲜皮15g，赤芍10g，茯苓皮10g，五加皮10g，地肤子10g。7剂，每日1剂，水煎服，早、晚分服。忌食辛辣发物，清淡饮食。

二诊（2019年12月8日）

皮疹大部分消退，仍痒，麻木程度减，咽干，舌尖红，脉沉略数。予初诊方加蒺藜20g、蝉蜕10g、牡丹皮15g。7剂。

三诊（2019年12月15日）

疹退痒止，3日未发，皮肤干燥，咽干，舌淡红，脉涩。守二诊方加生地黄20g、牛蒡子15g。7剂，巩固疗效。

【注意事项】

（1）活血化瘀药物不可久用，可根据病情情况调整用药力度。女性患者要注意月经期停用。有出血倾向患者慎用此类药。

（2）老年体弱及患有心脑血管疾病患者慎用。

（3）饮食易清淡，避免刺激、极易致敏食物，室内禁止放花及喷洒杀虫剂，防止花粉及化学物质致敏。

【辨病选方心得】

瘾疹是以皮肤突然出现风团，或白或赤，但痒不痛，搔之成片，时隐时现，消退无痕为特征的疾病，相当于西医的荨麻疹。本病以内在脏腑失调，气血阴阳失和为病理基础，外有六淫之气引动，正邪相争，蕴于肌腠而成，内外因共同作用是导致瘾疹发病的根本病机。其中，实证者一方面多由外感六淫所伤，或风邪为患，或合邪为引，闭于肌表，发为瘾疹；另一方面常见因情志、饮食等诱发，引起相关脏腑功能失常，气血津精代谢障碍，内不得疏泄，外不得透达，郁于皮腠，发为瘾疹。虚证者多见于素体气血营卫虚疏，迎风受邪，客于肌腠所致，"人皮肤虚，为风邪所折，则起瘾疹"。患病日久则气血淤积于皮肤，导致麻木不仁。故对于荨麻疹，日久发作，以及皮肤瘙痒不止，伴有舌质紫、脉细涩等证，可以活血化瘀为则，选用祛风活血汤化裁治疗。

清肺解毒饮

【主治疾病】

中医病名：粉刺。

西医病名：痤疮。

【药方组成】

枇杷叶　黄芩　桑白皮　桔梗　杏仁　白鲜皮　黄连　黄柏　蒲公英　紫花地丁白花蛇舌草　牡丹皮　赤芍　生甘草

【功效】

宣肺化湿，清热解毒。

【适宜证型】

湿热蕴肺。

【用法】

水煎服，每日1剂，早、晚饭后1小时服。

【方药解析】

清肺解毒饮为枇杷清肺饮与五味消毒饮化裁而成。方用枇杷叶、桑白皮、桔梗、杏仁宣肺利气，合黄芩、黄连、黄柏以清热燥湿；蒲公英、紫花地丁均具清热解毒之功，为痈疮疔毒之要药，蒲公英兼能利水通淋，泻下焦之湿热，与紫花地丁相配，善清血分之热结；白花蛇舌草清热解毒，消痈散结；牡丹皮、赤芍凉血活血；生甘草调和诸药。

【验案举隅】

张某，女，20岁。

初诊（2021年1月3日）

主诉：面生痤疮2月余。

现病史：患者诉面生痤疮1月余，面部散可见大量红色斑丘疹，以额部及面颊居多，红肿疼痛，大量白头，呼吸急促，偶有咳嗽，少痰，口臭明显，末次月经12月15日，色可，5日止，有痛经。纳眠可，大便可，每日1次，舌质红，苔薄，脉滑数。

中医诊断：粉刺（湿热蕴肺证）。

治法：宣肺化湿，清热解毒。

处方：清肺解毒饮。枇杷叶20g，黄芩10g，桑白皮10g，桔梗10g，杏仁10g，白鲜皮20g，黄连10g，黄柏10g，蒲公英15g，紫花地丁15g，白花蛇舌草15g，牡丹皮15g，赤芍15g，生甘草10g。7剂，水煎服，每日1剂，早、晚分服。

二诊（2021年1月11日）

面部痤疮色转淡，疼痛好转，部分白头、丘疹已破溃。予初诊方7剂，水煎服，每日1剂，早、晚分服。

三诊（2021年1月18日）

面部痤疮丘疹已消退，遗留少许色素沉着。予二诊方续服7剂。1个月后随访，未见复发。

【注意事项】

（1）患者应调整饮食结构，多吃新鲜蔬菜、水果，少吃辛辣刺激性食物（生姜、大蒜、辣椒、酒等），少食脂肪和糖类饮食（肥肉、油炸食品、糖及含糖饮料等）。

（2）宜用温水及中性肥皂或祛痘洗面奶洗脸，减少油脂附着于面部堵塞毛孔，避免使用油性化妆品。

（3）规律作息，缓解压力，避免熬夜和精神紧张。

（4）素有虚寒体质者慎用。

【辨病选方心得】

痤疮又名"粉刺""肺风粉刺""面粉渣"等，好发于面部。初期为皮色丘疹，白头或黑头粉刺、脓疱，后期可见囊肿、结节、毛孔粗大及瘢痕。本病最早记载于《黄帝内经》"劳汗当风，寒薄为皶，郁乃痤"，认为痤疮的病因为湿气进入肌肤皮腠，困遏阳气，阳气不升致使毛孔堵塞。

清肺解毒饮可清泄肺热、清热凉血，对正值青春期，正气实，气血旺盛，体质强健，伴有多食肥甘厚味，或皮疹红肿疼痛属实热之象者尤为适宜。

补肾养颜汤

【主治疾病】

中医病名：黧黑斑。

西医病名：黄褐斑。

【药方组成】

熟地黄　山药　山茱萸　茯苓　泽泻　牡丹皮　红景天

【功效】

补益肝肾，活血消斑。

【适宜证型】

肝肾不足。

【用法】

每日1剂，水煎服，早、晚分服。

【方药解析】

本方为六味地黄丸加味而成。方中熟地黄、山茱萸、山药补肾健脾，治病之本；茯苓、泽泻健脾利湿、泻水化浊，牡丹皮疏肝解郁、活血化瘀，治病之标；红景天活血化瘀。诸药合用，共奏补肾健脾、化瘀利水通络之功，共达淡斑养颜之功效。

【验案举隅】

王某，女，40岁。

初诊（2020年4月5日）

主诉：面部色斑3年。

现病史：3年前患者双侧颧骨部位出现淡褐色斑片，面积逐渐增大、颜色晦暗，边界清楚，无凸起无渗出；伴头晕耳鸣、腰膝酸软、失眠，舌质红、少苔，脉细。

中医诊断：黧黑斑（肝肾不足证）。

治法：补益肝肾，活血消斑。

处方：补肾养颜汤。熟地黄24g，山药12g，山茱萸12g，茯苓9g，泽泻9g，牡丹皮9g，红景天12g。7剂，每日1剂，水煎服，早、晚饭后1小时温服。

二诊（2020年4月12日）

双面颊色斑稍淡，头晕好转，睡眠改善。舌边尖稍红，苔薄白，脉细。处方：熟地黄 24 g，山药 12 g，山茱萸 12 g，茯苓 9 g，泽泻 9 g，牡丹皮 9 g，丹参 9 g。7 剂，每日 1 剂，水煎服，早、晚饭后 1 小时温服。

三诊（2020 年 4 月 20 日）

双侧面颊色斑明显变淡。睡眠可，胃纳佳，二便调，无明显不适。予二诊方加减续服，巩固疗效。

【注意事项】

（1）经期停服。

（2）避免日晒，以物理防晒为主。

（3）调畅情志。

（4）护肤轻柔，可选用含氢醌、氨甲环酸、维生素 C 一类护肤品。

（5）避免进食光敏性食物。

【辨病选方心得】

黄褐斑是一种常见的、获得性、不规则形的色素沉着斑。黄褐斑肝肾不足型临床多见双颊见斑片，呈褐色，弥漫分布；多呈蝴蝶状，伴头晕耳鸣、失眠健忘等症状者，治则为疏肝健脾、活血消斑。方选补肾养颜汤，用以补肾健脾、淡斑养颜，五心烦热明显者，可加知母、黄柏，清热除烦、淡化色斑。

疏风透疹汤

【主治疾病】

中医病名：粉刺。

西医病名：痤疮。

【药方组成】

枇杷叶　桑白皮　甘草　黄柏　黄连　苦参　赤芍

【功效】

疏风透疹，清热解毒。

【适宜证型】

肺经风热。

【用法】

每日 1 剂，水煎服，早、晚饭后 1 小时温服。

【方药解析】

本方是由枇杷清肺饮去人参加苦参、赤芍而成。方中桑白皮泻肺平喘、利水消肿；枇杷叶清肺止咳、和胃降逆；苦参清热燥湿；赤芍清热凉血；黄连清热除湿、泻火解毒；黄柏清热燥湿、泻火解毒；甘草调和诸药。诸药合用，共奏宣肺清热、凉血解毒之功。

【验案举隅】

陈某，女，26岁。

初诊（2022年3月5日）

主诉：面部起疹1年。

现病史：1年前患者无明显诱因面部起疹，皮疹色红，偶有痒痛，可见少许脓疱；伴口渴喜饮，大便秘结，小便短赤。舌红，苔薄黄，脉弦滑。

中医诊断：粉刺（肺经风热证）。

治法：疏风清肺。

处方：疏风透疹汤。枇杷叶10g，桑白皮10g，苦参10g，赤芍10g，黄柏10g，黄连6g，炙甘草3g。7剂，每日1剂，水煎服，早、晚饭后1小时温服。

二诊（2022年3月13日）

面部皮疹数目减少，未见脓疱，二便调，口不渴，舌淡红，苔薄，脉弦滑。予初诊方加减。枇杷叶10g，桑白皮10g，苦参10g，黄柏10g，黄连6g，炙甘草3g。7剂，每日1剂，水煎服，早、晚饭后1小时温服。

三诊（2022年3月21日）

面部未见明显皮疹，遗留暗红色痘印，余无不适。予二诊方加减续服，巩固疗效。

【注意事项】

（1）经期停服。

（2）注意面部清洁，忌用手挤及搔抓。

（3）合理使用护肤品，原则上不使用油膏类化妆品。

（4）避免进食辛辣刺激及高脂高糖食物。

【辨病选方心得】

痤疮，中医名为粉刺，多见于青春期男女，素体阳热偏盛、肺经蕴热，或过食辛辣肥甘厚味，或脾胃运化失常，湿浊内停，郁久化热而致。本病好发于颜面、颈、胸背等处，皮损初期为针头大小的毛囊性丘疹，或为白头粉刺、黑头粉刺。严重者可出现紫红色结节、脓肿、囊肿。《医宗金鉴》曰："肺主一身之表……其华在毛，有濡养皮毛、润肌肤的作用。"肺为娇脏，经皮毛腠理与鼻窍通于外界，易感邪气，或病后迁延等，浊气久留肺中影响肺主行水、宣降功能，水湿不化，蕴结日久成湿热、痰湿，诸邪搏结气血，热郁肌肤，发为粉刺。因此，肺经风热型痤疮为临床常见证型，症见颜面细小红色丘疹，口干渴，大便干结，舌质红等症状，皮疹炎症明显，病程较短，此为肺经风热阻滞于肌肤所致，可以疏风透疹汤化裁，达疏风透疹、清热解毒之效。对于囊肿、结节、舌紫苔厚者，可加桃仁、丹参、红花等，以化痰散结、清热合营。

消毒透疹汤

【主治疾病】

中医病名：痈，疽，疖肿。

西医病名：带状疱疹，皮肤浅表脓肿。

【药方组成】

金银花　蒲公英　紫花地丁　紫背天葵　野菊花　皂角刺　浙贝母

【功效】

清热解毒，消散疔疮。

【适宜证型】

热毒蕴肤。

【用法】

每日 1 剂，水煎服，早、晚分服。余药或药汁可外用。

【方药解析】

方中金银花、野菊花，清热解毒散结，金银花入肺胃，可解中上焦之热毒，野菊花入肝经，专清肝胆之火，二药相配，善清气分热结；蒲公英、紫花地丁均具清热解毒之功，为痈疮疔毒之要药；蒲公英兼能利水通淋，泻下焦之湿热，与紫花地丁相配，善清血分之热结；紫背天葵能入三焦，善除三焦之火；皂角刺、浙贝母消肿散结。

【验案举隅】

王某，男，21 岁。

初诊（2020 年 5 月 17 日）

主诉：双颊、鼻部脓疱 5 个月。

现病史：5 个月前，双颊、鼻部起黑头粉刺及白头粉刺，未引起重视，平日自行挤、抠患处，继发感染，形成脓疱及深在结节，丘疹红肿、疼痛，自用痤疮药膏未见好转，遂来我科就诊。刻下：症见双颊、鼻部、下颌等处可见丘疹、脓疱、结节及囊肿，红肿疼痛，小便黄，大便干，眠可。舌质红，苔黄，脉数。

中医诊断：疔肿（火热毒盛证）。

治法：清热解毒，消肿散结。

处方：消毒透疹汤。金银花 20 g，野菊花 10 g，蒲公英 10 g，紫花地丁 10 g，紫背天葵 10 g，皂角刺 15 g，浙贝母 20 g。7 剂，水煎服，早、晚分服。剩余煎液可局部湿敷或点涂。

二诊（2010 年 5 月 24 日）

脓疱减少，结节及囊肿变平，红肿疼痛感缓解，大便调。予初诊方去紫背天葵、蝉蜕，加桃仁 10 g、当归 10 g、红花 10 g。7 剂，每日 1 剂，水煎服，早、晚饭后 1 小时温服。外加湿敷。

三诊（2010 年 6 月 3 日）

结节及囊肿明显缩小，继续二诊方口服及湿敷。后随访，囊肿消失，面部红热退。

【注意事项】

（1）脾胃虚弱、大便溏薄者慎用。

（2）阴疽肿痛者忌用。

【辨病选方心得】

带状疱疹、皮肤浅表脓肿，中医病名为痈、疽、疔肿，是临床常见的皮肤病。中医认为痈、疽、疔肿发病过程中，素体热毒炽盛是根本，饮食不节、外邪侵袭等因素是致病条件。所以清热解毒应贯穿本病治疗始终。消毒透疹汤是在五味消毒饮基础上化裁而来。五味消毒饮出自《医宗金鉴·外科心法要诀》卷七十二，此方药虽仅有五种，但功专力宏，具有清热解毒、消散疔疮的功效。其适应证广泛，适用于疔、疖、痈、肿、毒等，凡初起局部有红、肿、热、痛，舌红脉数者，皆可应用，是历代中医治疗火毒结聚而引起痈、疮、疔、肿的首选方剂。五味消毒饮加入皂角刺、浙贝母，可增加解毒消肿药力，诸药合用，共奏清热解毒、消肿散结之功，治疗丘疹红肿、疼痛较甚者，临床疗效显著。

第十章

泌尿男科疾病验方

前列通瘀利浊方

【主治疾病】

中医疾病：精浊。

西医疾病：慢性前列腺炎，前列腺增生。

【药方组成】

王不留行　刘寄奴　丹参　败酱草　虎杖　车前子　土茯苓　萆薢　蒲公英　牛膝　乳香　没药

【功效】

清热利湿，行气活血。

【适宜证型】

湿热下注，气滞血瘀。

【用法】

每日1剂，水煎服，早、晚分服。

【方药解析】

慢性前列腺炎多有腺管阻塞的病理特点，结合中医"不通则痛"理论，故慢性前列腺炎当从瘀论治，"通"是治疗慢性前列腺炎的关键，治疗以活血祛瘀、通精排浊为法。王不留行活血通经，利尿通淋；刘寄奴活血通经，消积除胀；丹参活血祛瘀，通经止痛，凉血消痈；乳香、没药活血行气，消肿止痛；败酱草、虎杖清热解毒，消痈排脓；土茯苓、车前子、蒲公英清热渗湿、利尿通淋；萆薢分清泌浊；牛膝补肝肾，引血下行。

【验案举隅】

李某，男，34 岁。

初诊（2020 年 3 月 25 日）

主诉：尿频、尿急、下腹胀痛半年余。

现病史：半年前一次饮酒后出现尿频、尿痛，无尿道流脓，自行服用头孢治疗 3 日稍好转，后症状反复发作，日间小便次数 8～10 次，夜尿 1 次，伴尿末滴白，下腹胀痛不适。平素喜食辛辣，常久坐，无烟酒嗜好。诊见：小便如上述，腰膝酸软，胃纳可，寐差，大便黏滞，舌红、苔黄，脉弦滑。查体：前列腺直肠指诊示腺体质韧，腺周按压痛（+），中央沟存在。辅助检查：前列腺常规示卵磷脂小体（+/HP），白细胞＞10 个 /HP；前列腺彩色超声检查示前列腺钙化。

中医诊断：精浊（湿热下注，气虚血瘀证）。

治法：利湿排浊，活血止痛。

处方：通瘀利浊方化裁。王不留行 12 g，刘寄奴 12 g，丹参 12 g，败酱草 12 g，虎杖 9 g，车前子 15 g，土茯苓 15 g，萆薢 12 g，蒲公英 9 g，牛膝 15 g，乳香、没药各 12 g。14 剂，每日 1 剂，水煎服，早、晚饭后 1 小时温服。嘱忌食辛辣，忌久坐，每日饮水 2 L，适度运动。

二诊（2020 年 4 月 10 日）

服药后，尿频明显好转，无尿痛，下腹胀痛减轻，偶有尿末滴白，仍有腰部酸痛，乏力，无其他不适。予初诊方加菟丝子 9 g、山药 12 g。14 剂，每日 1 剂，煎服方法如前。

三诊（2020 年 4 月 25 日）

自诉上症好转，日间小便 6 次余，下腹偶有胀痛不适，大便稀，每日 2 次。前列腺常规示卵磷脂小体（++/HP），白细胞＜10 个 /HP。予二诊方去败酱草、蒲公英。14 剂，调服如前。

后随访，患者诉日间小便 6～8 次，夜尿无，无下腹胀痛不适，夜寐安。

【注意事项】

（1）由于慢性前列腺炎疗程较长，清热利湿药多偏寒凉，不宜使用过久，避免中伤脾胃。

（2）该类患者往往因尿频而自行减少饮水量，嘱日间需摄水量达 1.5～2 L，睡前需控制饮水，忌憋尿，忌久坐，适当运动。

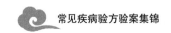

【辨病选方心得】

慢性前列腺炎是指前列腺在病原体或某些非感染因素作用下，患者出现以盆腔区域疼痛或不适、排尿异常等症状为特征的疾病。国内报道本病发病率为6.0%～32.9%。慢性前列腺炎病因和发病机制尚不明确，在临床工作中诊断和治疗非常棘手。纵观历代医家论述，慢性前列腺炎的病因病机可以总结为湿热下注及瘀血阻滞，肾精亏虚，气机不畅，临床辨证多从湿、热、瘀、虚入手，较多医家认为"通"是治疗慢性前列腺炎的关键，故治疗注重活血祛瘀、通精排浊。该病的病程较长，往往在3个月以上，患者常反复就诊，四处寻医，苦不堪言。慢性前列腺炎的临床证型特点往往是虚实夹杂，相兼为病，日久则易致肾气亏虚，最终导致该病反复发作、迁延难愈。因此，病程较久可适当加以滋补肝肾药物。

针对慢性前列腺炎湿热下注及气滞血瘀特点，采取活血祛瘀、通精排浊治法相结合，创立列通瘀利浊方。该方清热利湿，通精排浊，活血而不破血，临证时可适当加以补肾兼扶正药物，瘀浊去病乃愈。临床上慢性前列腺炎主症出现尿频、尿急、尿痛，小便混浊，尿末滴白，下腹部、会阴部疼痛，睾丸坠胀不适，次症伴有腰膝酸软等，可选用此方化裁治疗。

益气活血养精方

【主治疾病】

中医疾病：筋瘤。

西医疾病：精索静脉曲张，男性不育症，少精症，弱精子症。

【药方组成】

黄芪　党参　茯苓　赤芍　女贞子　覆盆子　菟丝子　炒白术　当归　桂枝　桃仁　牡丹皮　土鳖虫　五味子　陈皮　升麻　柴胡　黄精　制何首乌

【功效】

益气升阳，补肾生精。

【适宜证型】

气虚血瘀，肾精虚少。

【用法】

每日1剂，水煎服，早、晚分服。

【方药解析】

此方为补中益气汤、桂枝茯苓丸、五子衍宗丸三方化裁而来，采取益气升阳与补肾活血治法相结合。方中黄芪、党参、炒白术、升麻、柴胡补气健脾，升阳举陷；陈皮调理气机，当归补血活血，桂枝温经散寒，活血通络；茯苓益气兼利湿消肿；牡丹皮、桃仁、赤芍活血化瘀，凉血解毒，赤芍并能养血和营；土鳖虫更增活血之功，且其破而不峻，能行能和，性味咸寒，善入下焦血分；女贞子、覆盆子、菟丝子、五味子、黄精、制何首乌补肝肾益精血。

【验案举隅】

徐某，男，29岁。

初诊（2021年7月25日）

主诉：婚后2年未育。

现病史：结婚2年来，女方胎停2次，女方检查未见异常。平时性生活正常，每周2～3次。诊见：神疲乏力，腰膝酸软，胃纳可，寐佳，大便正常，舌暗、苔白、脉细弱。查体：第二性征正常，两侧睾丸大小正常，左侧精索可及蚯蚓状团块。精液检查：精液量 1.8 mL，精子密度 16.8×10^6/mL，前向运动比率 10.32%，总活动力 23.12%，正常形态精子率 2.3%，精子DNA碎片指数（DFI）39.3%，B超示左睾丸微石症，左侧精索静脉曲张，最宽径 2.3 mm，乏式试验内径 3.0 mm。

中医诊断：无子（肝肾亏虚，气虚血瘀证）。

治法：滋补肝肾，益气活血。

处方：益气活血养精方化裁。生黄芪 30 g，炒党参、茯苓、赤芍、菟丝子、女贞子、覆盆子、生牡蛎、酒黄精各 15 g，炒白术、当归、桂枝各 12 g，陈皮、升麻、柴胡各 6 g，桃仁、牡丹皮、五味子、土鳖虫各 10 g。14剂，每日1剂，水煎服，早、晚饭后1小时温服。

二诊（2021年8月9日）

服药后，大便稍稀，无其他不适。予初诊方加生山楂 20 g。14剂，每日1剂，煎服方法如前。

三诊（2021年8月22日）

自诉上症好转。精液检查：精液量 2.3 mL，密度 22.1×10^6/mL，前向运动比率 28.61%，总活动力 45.32%，正常形态精子率 3.5%，DFI 29.8%。B超示左睾丸微石症，左侧精索静脉曲张，最宽径 1.9 mm，乏式试验内径 2.6 mm。予二诊方，28剂，调服如前。

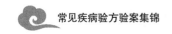

四诊（2021 年 9 月 23 日）

近日入睡困难，牙龈偶有出血。精液检查：精液量 2.3 mL，精子密度 31.41×10⁶/mL，前向运动 36.22%，总活动力 49.13%，正常形态精子 4.3%，DFI 21.3%。B 超示左睾丸微石症，左侧精索静脉曲张，最宽径 1.7 mm，乏氏试验内径 1.9 mm。予三诊方改桂枝 9 g，去生山楂，加麦冬 18 g，28 剂，煎服方法如前。

12 月 6 日患者来电，女方已有身孕。

【注意事项】

（1）由于男性不育症疗程较长，需长期服药，但活血化瘀药物不可久用，一般病情缓解，如疼痛症状及精液参数明显好转即可减量使用，避免破血伤精。有出血倾向患者慎用此类药。

（2）痰湿体质应酌情使用滋补类中药，适当增加化湿类药物。

（3）避免过劳，避免剧烈运动，避免热水浸泡阴囊。

【辨病选方心得】

男性不育症病因非常复杂，其中精索静脉曲张已经成为临床常见的不育因素，精索静脉曲张占原发性不育症病因的 21%～42%，继发性占 80%。精索静脉曲张属中医学"筋瘤"范畴，肝肾亏虚，中气下陷，下焦瘀毒，是精索静脉曲张的病机特点。肝郁气滞、脾虚气陷终致下焦瘀血，瘀久必热，热郁化毒，所以下焦瘀毒是精索静脉曲张导致男性不育症的最终病理结果。

针对肝肾亏损、气陷血瘀的特点，采取益气升阳与补肾活血治法相结合，常用补中益气汤、桂枝茯苓丸、五子衍宗丸三方化裁，创立益气活血养精方。全方升阳益阴，活血而不破血，补而不滞，祛邪兼扶正。由于气升瘀去毒自清，故针对瘀热、瘀毒而言，不必专注清热解毒。

对于临床上伴有轻中度精索静脉曲张男性不育患者，主症出现精子质量下降，腹股沟区疼痛，睾丸坠胀、不适等症状，可选用此方化裁治疗。

佐 精 方

【主治疾病】

中医疾病：无子，虚劳。

西医疾病：男性不育症，少精症弱精子症，畸形精子症。

【药方组成】

熟地黄　山茱萸　山药　枸杞子　菟丝子　制何首乌　黄精　龟甲　鹿角胶　川牛膝　白术　茯苓　陈皮　砂仁

【功效】

滋阴补肾，封髓填精。

【适宜证型】

肾阴亏损，肾精虚少。

【用法】

每日1剂，水煎服，早、晚分服。

【方药解析】

佐精方是在《景岳全书》左归丸的基础上化裁而来，助肾生精之意。方中熟地黄、山茱萸、山药、枸杞子、黄精、制首乌补肝肾，益精血，助生精；龟甲、鹿角胶血肉有情，填精髓，滋真阴；菟丝子温阳益阴，协同鹿角胶阳中求阴；牛膝既补肝肾，同时引药下行；白术、茯苓、陈皮、砂仁健脾化湿，补而不滞。诸药共奏滋阴补肾、封髓填精之功效。

【验案举隅】

王某，男，27岁。

初诊（2021年3月25日）

主诉：婚后1年未育。

现病史：结婚1年来，夫妻居住一起，未避孕，未育，女方检查未见异常。病史如上述，平时性欲减退，每周1～2次，勃起功能正常，射精量少，腰膝酸软，无尿道炎、腮腺炎等病史，工作常熬夜，睡眠一般，难入睡或多梦，大便黏，每日1次，小便频。诊见：精神软，面色晦暗，两颧潮红，舌红苔剥，脉细弱。查体：第二性征正常，两侧睾丸大小正常。精液检查：精液量1.2 mL，液化时间60分钟，精子密度24.8×10^6/mL，前向运动比率22.3%，总活动力31.12%，正常形态精子率3.3%，精子DNA碎片指数（DFI）26.3%。

中医诊断：无子（肾阴亏虚证）。

治法：滋补肾阴，益精填髓。

处方：佐精方化裁。熟地黄15 g，山茱萸12 g，山药15 g，枸杞子15 g，菟丝子15 g，制何首乌15 g，黄精30 g，龟甲10 g，鹿角胶10 g，川牛膝10 g，白术10 g，茯苓10 g，陈皮9 g，砂仁3 g。14剂，每日1剂，水煎服，早、晚饭后1小时温服。

二诊（2021年4月9日）

服药后，性欲、尿频改善，大便稍稀，每日2～3次，夜寐欠佳，无其他不适。予初诊方加生山楂20g、神曲12g、龙骨15g。14剂，每日1剂，煎服方法如前。

三诊（2021年4月23日）

夜寐好转，大便成形，无其他不适。精液检查：精液量4.3 mL，浓度42.2×10^6/mL，前向运动比率38.61%，总活动力48.32%。续二诊方，28剂，调服如前。

四诊（2021年5月24日）

无诉明显不适。精液检查：精液量4.6 mL，精子密度51.2×10^6/mL，前向运动38.4%，总活动力52.13%，正常形态精子5.3%，DFI 15.3%。予原方减黄精剂量为12g，去生山楂。28剂，煎服方法如前。

7月8日患者来电，女方已有身孕。

【注意事项】

（1）男性不育症治疗周期较长，过长时间服用滋补中药应注意肠胃壅滞生痰生湿，需注意随访，辨证化裁用药。

（2）痰湿体质应酌情使用滋补类中药，适当添加行气化湿类药物。

（3）不育症病因较复杂，需男女同治。

【辨病选方心得】

男性不育症是临床常见的一种生殖疾病，根据WHO的统计，15%的育龄夫妇存在不育问题，其中男方因素占40%。男性不育症的病因较为复杂，由多种病因导致，但是仍有高达30%～40%的患者找不到原因，临床上只表现为少精、弱精或畸形精子症等精子质量异常，称为特发性男性不育。

中医学认为其病因既有先天因素，又有后天因素；既有外因，又有饮食情志劳伤；既有脏腑虚损之本，又有水饮痰湿、气滞血瘀之标。与不育关系密切的脏腑为肾、脾、肝，其中肾尤为重要。男性不育症的病机以脏腑虚损为本，湿热瘀滞为标。中医治则，围绕肾、脾、肝三脏，补以生精为基础，攻以祛邪为要。

男性不育症的病程一般在12个月以上，久病则脏腑虚损，尤以肾阴亏虚为常见证型，久而久之，阴损及阳，而见阴阳两虚，因此治疗上需要两者兼顾，阴中求阳，在补阴的基础上适当佐以温阳法，方能达到事半功倍之效。

此外，该病疗程较长，中药治疗时，一方面，需选择较温和类药，忌大温大补；另一方面，长期进补，需注意湿滞肠胃，出现脘腹胀满，大便溏泄，药方中配以健脾化湿能消除此患。

对于临床上伴有少弱精子症、畸形精子症的男性不育患者，主症出现精子质量下降，次症伴有神疲乏力、腰膝酸软、性欲减退等，可选用此方化裁治疗。

化浊通络兴阳方

【主治疾病】

中医疾病：阳痿，痰湿体质群体。

西医疾病：男性勃起功能障碍，高胆固醇血症，高脂血症。

【药方组成】

法半夏　陈皮　泽泻　苍术　白术　山楂　藿香　银杏叶　丹参　枳壳　地龙　丁香　肉桂　淫羊藿　巴戟天　肉苁蓉

【功效】

化浊通络，温补肾阳。

【适宜证型】

痰浊阻络，肾阳虚损。

【用法】

每日 1 剂，水煎服，早、晚分服。

【方药解析】

法半夏、陈皮、苍术燥湿化痰，白术健脾化湿，泽泻化浊降脂，银杏叶化浊通络，藿香温中利湿，山楂消食散瘀，丹参、地龙活血通络，枳壳理气行滞，丁香配肉桂补火壮阳、活血通经，淫羊藿、巴戟天、肉苁蓉补肾壮阳。方中化浊兼通络，温通兴阳，众药合而用之，有活血通络、理气起痿之效。

【验案举隅】

张某，男，27 岁。

初诊（2021 年 4 月 5 日）

主诉：临房不举 1 月余。

现病史：婚后半年，夫妻居住一起，性生活频率规律，近 1 个月出现临房不举或举而不坚难以纳入，其妻不悦，常责备。患者近半年喜食油炸食品，以奶茶饮料代水，饮食结构偏食荤腥，新婚半年出现性欲减退，腰膝酸软，神疲乏力，四肢不温，嗜睡，纳差，大便黏，每日2次，小便浑浊。诊见：精神软，面容焦虑，体型肥胖，面色黄，舌淡胖大，苔厚腻，脉滑。查体：第二性征正常，两侧睾丸大小正常，左侧精缩静脉增粗。辅助检查：性激素六项正常，血胆固醇偏高（8.2 mmol/L），甘油三酯偏高（3.5 mmol/L）。

中医诊断：阳痿（痰浊阻络，肾阳虚损证）。

治法：化浊通络，温补肾阳。

处方：化浊通络兴阳方化裁。法半夏9 g、陈皮12 g、泽泻12 g、苍术9 g、白术12 g、山楂12 g、藿香9 g、银杏叶15 g、丹参12 g、枳壳12 g、地龙6 g、丁香6 g、肉桂3 g、淫羊藿12 g、巴戟天12 g、肉苁蓉9 g、柴胡12 g、蒺藜12 g。14剂，每日1剂，水煎服，早、晚饭后1小时温服。

二诊（2021年4月19日）

服药后，精神振奋，手足温，性欲增强，晨勃增多，其间同房2次，一次成功纳入至射精，一次中途失败，夜寐安，大便稍稀，每日2次，无其他不适。予初诊方加川芎12 g、神曲12 g。14剂，每日1剂，煎服方法如前。

三诊（2021年5月5日）

同房5次，均能维持足够勃起硬度，嗜睡好转，大便成形，无其他不适。续二诊方，巩固疗效。

【注意事项】

（1）过长时间服用滋补中药应注意肠胃壅滞生痰生湿，注意随访，辨证化裁用药。

（2）痰湿体质应酌情使用滋补类中药，适当添加行气化湿类药物。

【辨病选方心得】

勃起功能障碍（erectile dysfunction，ED）是指阴茎不能达到或维持足够的勃起硬度完成满意的性生活，病程在3个月以上者。本病属于中医学"阳痿"范畴，其临床症状是成年男子临房出现阴茎萎软不举，或举而不坚，或虽坚而不久，不能完成房事。ED的病因包括器质性ED、心理性ED和混合性ED。器质性ED多见于中老年人，可由多种因素引起，如某些代谢性疾病，研究证实血脂异常不仅成为动脉粥样硬化性心脑血管疾病的重要危险因素，也是导致男性勃起功能障碍的主要原因之一。这种粥样物质与中医所说的"痰浊"极为类似。

临床上，多数高脂血症患者可见头身困重、乏力、困倦、形体肥胖、四肢不温、大便溏稀、舌体胖、苔白腻等痰湿困阳之证。中医学将高脂血症的病因病机归结为痰浊、血瘀等，而痰浊、血瘀等多为肝脾肾三脏亏虚、肝脾不调等所致，针对阳痿病痰浊阻络、肾阳虚损证型，治疗上应以健脾祛湿、活血化瘀、补益肾阳为主。

对于临床上伴有高脂血症、高胆固醇血症的男性勃起障碍患者，主症出现阴茎萎软不举，或举而不坚，或虽坚而不久，次症伴有神疲乏力、性欲减退、形体肥胖、四肢不温、大便溏稀、舌体胖、苔白腻等，可选用此方化裁治疗。

固精延射方

【主治疾病】

中医疾病：泄精，滑精，遗精。

西医疾病：早泄，精囊炎。

【药方组成】

桂枝　白芍　煅龙骨　煅牡蛎　知母　黄柏　熟地黄　山药　山茱萸　茯苓泽泻　牡丹皮　生姜　大枣　金樱子　芡实　甘草

【功效】

滋补肾阴，调和阴阳。

【适宜证型】

阴虚火旺，心肾不交。

【用法】

每日1剂，水煎服，早、晚分服。

【方药解析】

该方为桂枝加龙骨牡蛎汤与六味地黄汤、水陆二仙丹化裁而来。桂枝加龙骨牡蛎汤出自《金匮要略》，用于治疗"失精家"。桂枝、生姜辛温属阳，白芍、大枣益营属阴，甘草善于调和药性，煅龙骨、煅牡蛎潜阳入阴、收敛固涩。方中桂枝汤能平衡人体表里、内外、脏腑之阴阳，配伍煅龙骨、煅牡蛎兼能固摄精液。各药物间阴阳消长平衡，整体性味平和。六味地黄汤"三补三泻"，滋阴补肾，清泻相火。金樱子、芡实两药能使肾气得补，脾胃得健。诸药共奏"阴中求阳，阳中求阴"之效，阴阳双补双调，发挥滋补肾阴、调和阴阳、固精止遗之功效。

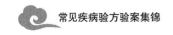

【验案举隅】

王某，男，24 岁。

初诊（2021 年 6 月 10 日）

主诉：射精过快 2 月余。

现病史：新婚 2 月余，自感射精过快，纳入即刻射精，甚或未纳入便射精，性欲亢进，每日 1～2 次，自购壮阳益肾药物，效果甚微。临房易紧张，房事后自汗，发热，烦躁，难以入睡，口干多饮，小便黄，舌边尖红，苔少津，脉细数。

中医诊断：泄精（肾虚不固，肾失封藏证）。

治法：补肾固精。

处方：固精延射方化裁。桂枝 10 g，白芍 20 g，煅龙骨、煅牡蛎各 30 g（先煎），生姜 3 g，大枣 3 g，知母、黄柏各 10 g，熟地黄、山药、山茱萸各 10 g，茯苓 12 g，泽泻、牡丹皮各 10 g，金樱子、芡实各 15 g。7 剂。

二诊（2021 年 6 月 18 日）

射精时间延至性交后 1～3 分钟，房事每日 1 次，睡眠改善，精神清爽，服药后偶有腹胀，大便溏，舌淡苔少，脉细。予初诊方加女贞子 15 g、墨旱莲 15 g、砂仁 6 g、陈皮 12 g。10 剂。

三诊（2021 年 6 月 28 日）

房事 3 次，诉射精时间逐渐延迟，现能达 6 分钟，头晕耳鸣，腰膝酸软已明显减轻。效不更方，守二诊方再服 14 剂。随访，射精时间维持在性交后 5 分钟，无不适。

【注意事项】

（1）治疗期间，嘱患者房事不能中断，频率需规律。

（2）平素应注意情感交流，男女任何一方不悦，切忌行房。

（3）早泄与心理因素关系密切，行房时需男女互相配合。

【辨病选方心得】

早泄发病率较高，而且病因病机也较为复杂，目前临床上西医对早泄的治疗仍以精神类药物为主，这类药物的不良反应难以避免，部分患者甚至难以耐受。中医学认为精液的封藏与疏泄有赖于心、肝、脾、肾等的共同作用及人体阴阳的相对平衡。男子房事，不仅是身体部分器官的生理功能外在体现，也是人体整体生理功能，阴阳互动的外在表现。阴在内阳之守也，阳在外阴之使也，阴阳调和，互根互用，故房事能达到满意的效果。阴阳不和、肾失固摄是早泄的主要病机。

任何病因导致机体阴阳失衡，均可导致早泄的发生，治法当调和阴阳，固精止泄，常以固精延射方临证化裁，每获良效。阴虚火旺、心肾不交多见于青年、新婚男性或性生活不规律者，表现为性欲亢进，临房易紧张。此类患者君火妄行于上，相火失制于下，心肾不交，扰动精关，致精液易泄于外。阴阳失衡，乍交乍泻，阴虚火扰，可见烦躁失眠，口干多饮，小便黄，舌红苔少津，六脉细数。治以滋补肾阴、清泻相火，兼调和阴阳、固精止泄，可选用固精延射方化裁治疗。

养血祛瘀止血方

【主治疾病】

中医疾病：血精。

西医疾病：血精，精囊炎。

【药方组成】

当归　黄芪　白术　人参　甘草　大枣　海螵蛸　三七　茜草　蒲黄　通草　滑石　生地黄　车前子

【功效】

补气养血，祛瘀止血。

【适宜证型】

气虚血瘀，脉络受损。

【用法】

每日 1 剂，水煎服，早、晚分服。

【方药解析】

该方为当归补血方化裁而来。黄芪大补脾肺之气，以资化源，使气旺血生，配以当归养血和营，兼活血；人参、白术补脾益气，增补气血生化之源；三七既活血又止血，茜草收敛止血；海螵蛸具有收敛止血，涩精敛疮；蒲黄止血化瘀，通淋，清利下焦湿热；生地黄凉血止血，制衡诸药燥热；通草、滑石、车前子清热利尿通淋，清利下焦瘀浊；大枣益营属阴，甘草善于调和药性。诸药共用，具有补气养血、祛瘀止血之功效。

【验案举隅】

王某，男，42 岁。

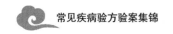
初诊（2021年3月2日）

主诉：患者血精症反复发作1年余。

现病史：血精色淡暗，情绪抑郁，困倦乏力，性欲减低，房事少，腰背冰冷，胃纳差，夜难入寐，或易醒，大便溏稀，夜尿2～3次，舌淡白胖大、边齿痕，苔白，脉细涩。观其面色少华，精神萎靡。辅助检查：血常规、出凝血正常，经直肠前列腺、精囊彩超示双侧精囊腺偏大，前列腺结石，余未见异常。患者病前长期嗜酒，酿生湿热，迫血离经，后间断服用抗生素及清热凉血中药多达半年之久，损及脏腑之阳气，加之出血日久致气血亏虚，故出血不止，食少便溏，性欲低下，四肢不温。

中医诊断：血精（气虚血瘀，脉络受损证）。

治法：当补气养血，祛瘀止血。

处方：养血祛瘀止血方化裁。当归12 g，黄芪30 g，白术9 g，人参6 g，甘草、大枣各6 g，海螵蛸9 g，茜草12 g，蒲黄12 g，通草、滑石、生地黄各9 g，车前子12 g，三七粉3 g（调冲），香附、柴胡各9 g。14剂，每日1剂，水煎分2次温服。嘱禁酒，忌辛辣刺激之品，房事2周1次。

二诊（2021年3月18日）

诸症好转，精液偶见血丝。效不更方，予初诊方再服14剂。

三诊（2021年4月2日）

患者药后无出血。予初诊方改生地黄、茜草、蒲黄均减量为6 g。再服14剂，血精症消失，精神振奋。随访6个月无复发。

【注意事项】

（1）患者病程日久，在活血化瘀药的选择上，应以活血养血止血药物为主，慎用破血药物。

（2）治疗期间并非需要绝对禁欲，建议7～10日排精1次，一方面可以反映药物治疗的效果，及时观察精液中血液的量、颜色、质地变化，进一步指导治疗；另一方面也可以促使精囊腺的炎症物质或陈旧性出血尽快排出，减少局部刺激。

（3）嘱咐患者平时减少辛辣食物和酒精的摄入，避免同一时段多次连续排精，养成良好的生活习惯。

【辨病选方心得】

血精是指各种原因所引起的精室血络受损，血溢脉外，随精而出的疾病。西医认为血精是一种良性的、自限性疾病，约90%患者的血精症状可以自愈，仅少部分患者血精可持续存在或复发，为顽固性血精，迁延难愈，此类血精症总体病机以虚证为主，且虚中夹实，临床证型以气血两虚、瘀血阻滞为主。此类患者症见精液稀少，血色黯淡，或伴血块，常伴有面色少华，精神萎靡，四肢不温，大便稀溏，临床治疗时注重精简而效专的药对组合，以增强药力，直达病所，治以养血祛瘀止血方，在"清热凉血，化瘀止血"的基础上兼以益气、健脾、祛湿、收敛固摄，辨证与辨病相结合，中医与西医治法相结合，身心同调，取效迅速。

第十一章

肛肠科疾病验方

渗湿止泻方

【主治疾病】

中医病名：泄泻。

西医病名：肠炎。

【药方组成】

太子参　茯苓　白术　白扁豆　陈皮　山药　莲子　砂仁　薏苡仁　吴茱萸　炙甘草

【功效】

健脾益气，渗湿止泻。

【适宜证型】

脾虚湿盛。

【用法】

每日 1 剂，水煎服，早、晚分服。

【方药解析】

渗湿止泻方是由四君子汤和温胃方二方化裁而来。方中太子参、茯苓、陈皮益肺健脾，配合白术、白扁豆加强健脾化湿，二者合用为治疗虚寒性腹泻之佳品；山药、莲子、砂仁健脾养胃，功善止泻止痢；薏苡仁、吴茱萸健脾利水，助阳止泻；炙甘草补脾和中，调和诸药。诸药相合，共奏温中健脾、渗湿止泻之用。

【验案举隅】

陶某，男，46岁。

初诊（2021年11月8日）

主诉：反复大便不成形1年余。

现病史：腹泻伴间断性左下腹部隐痛，进辛辣刺激之品或遇冷尤显，舌淡、苔薄白，脉细弱。电子肠镜结果提示慢性结肠炎。

中医诊断：泄泻（脾虚湿盛证）。

治法：健脾益气，渗湿止泻。

处方：渗湿止泻方化裁。太子参20 g，茯苓15 g，白术15 g，白扁豆15 g，山药15 g，莲子15 g，薏苡仁15 g，陈皮6 g，砂仁6 g，吴茱萸6 g，炙甘草3 g。7剂，每日1剂，水煎服，早、晚饭后1小时温服。

二诊（2021年11月22日）

患者近日大便日趋成形，日均解大便一次，无腹痛。予初诊方，7剂，巩固疗效。

【注意事项】

（1）避免吃辛辣刺激性的食物，尤其是对于油腻的食品或者是过于生冷、坚硬寒凉生鲜类的食物。

（2）本方不适用于肝脾失调如忧思气结和郁怒伤肝形成的泄泻，或肾阳损伤导致水谷不化形成的泄泻。

【辨病选方心得】

《古今医鉴·泄泻》曰："夫泄泻者，注下之症也，盖大肠为传送之官，脾胃为水谷之海，或为饮食生冷之所伤，或为暑湿风寒之所感，脾胃停滞，以致阑门清浊不分，发注于下，而为泄泻也。"对于脾虚泄泻者，均为水湿阻于胃肠，脾虚失运，不能制水，发为泄泻。

泄泻病因较多，外感风热湿邪、内伤饮食情志及脏腑功能失调。但治泻勿忘其本，在顾护脾胃的基础上，顺疾病的发展过程，辨证论治，兼以利湿、渗湿、化湿、疏肝、举陷、固涩。凡查病者，必先查脾胃强弱；治病者，必先顾脾胃勇怯，脾胃无损，诸可无虑。

渗湿止泻方最大的特点是药性平和、缓缓建功，可长时间服用，无明显副作用，而且应用范围非常广。若见五更泄泻，久泻不愈，腰酸膝冷属脾肾阳虚者，酌加黑附片（久煎）、补骨脂、肉豆蔻；若见腹部胀满、冷痛属阳虚气滞者，酌加小茴香、乌药；若见大便赤白相兼，里急后重，肛门灼热，舌苔厚腻、微黄属

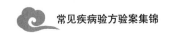

湿郁而化热者，酌加少量黄连、黄芩；若见烦渴欲饮甚属脾阳不升者，宜加大煨葛根用量，并酌加升麻、防风、羌活。

补气通便方

【主治疾病】

中医病名：便秘。

西医病名：妊娠期便秘。

【药方组成】

白术　黄芪　生地黄　党参　陈皮　柴胡　升麻　神曲　甘草

【功效】

补气健脾，行气通便。

【适宜证型】

脾肺气虚。

【用法】

每日1剂，水煎服，早、晚饭后温服。

【方药解析】

补气通便方中黄芪、白术健脾补气，谓之"寓通于补之中"，是为君药；党参、生地黄健脾益气，养阴生津；陈皮、柴胡、神曲健脾行气，防益气之剂阻滞气机，佐助臣药行气之功；脾主升清，升麻以升提脾阳之气；甘草调和诸药，是为使药。

【验案举隅】

王某，女，27岁。

初诊（2021年9月23日）

主诉：反复大便困难半月。

现病史：患者现妊娠32周+，自诉怀孕前大便正常，日均1行，质中。妊娠30周后，逐渐出现大便并不干燥，虽有便意，但是排出艰难，或者是努力排便但不能够排出，出现汗出、短气、便后乏力等症状。舌质淡，苔白，脉细弱。

中医诊断：便秘（脾肺气虚证）。

治法：补气健脾，行气通便。

处方：黄芪汤加减。黄芪20 g，党参15 g，当归15 g，鸡血藤15 g，火麻仁10 g，陈皮10 g。7剂，水煎服，早、晚饭后温服。

二诊（2021年9月30日）

服药后，大便稍利，便质偏溏，无其他不适。治以补气健脾，行气通便。改予补气通便方化裁，处方：生白术30 g，黄芪20 g，生地黄10 g，党参10 g，陈皮10 g，柴胡10 g，升麻6 g，神曲6 g，炙甘草3 g。7剂，每日1剂，水煎服，早、晚饭后温服。

三诊（2021年10月7日）

患者排便匀畅，无便时汗出、短气、便后乏力等，气虚症状明显改善。予初诊方，7剂，巩固疗效。

【注意事项】

（1）建议选择含纤维多的食物，如粗粮、草莓、梅子等；同时建议选择含脂肪较多的食物，如坚果、含脂肪多的鱼等。

（2）切忌忍着不排便，养成每日定时、"专心"排便的习惯。晨起后即饮一杯凉开水或牛奶，可有助排便。

（3）本方不适用于热秘、气秘、冷秘等实秘或血虚秘、阴虚秘等。

【辨病选方心得】

中医学认为，便秘的基本病机虽属大肠传导失常，但与脾胃肝肾等脏腑的功能失调有关。如阳明胃热过盛，热灼津液，津伤液耗，肠道失润；脾气不足，则气虚而传送无力；肝气郁结，气机壅滞，"气内滞而物不行"，或气郁化火，火邪伤津，亦可使肠道失润；肾开窍于二阴而恶燥，又主五液，肾阴不足，则肠失濡润，肾阳不足，则阴寒凝滞，津液不通。

妊娠期便秘发生率很高，中医认为妊娠期大便不通或欲便不畅，主要是大便传导失职，受阻原因分虚实，虚指孕妇血虚津亏或气虚不运，实指孕妇大肠火旺干燥，故将妊娠期便秘分为三型，即血虚津亏、大肠燥热、脾肺气虚。妊娠期妇女以脾肺气虚型较为多见，因肺与大肠相表里，肺气不足，大肠传导糟粕无力；脾气不足，中气虚，临厕努责乏力。

便秘是妊娠期女性的一大难题，在应用补气通便方的同时，补充水分、多吃蔬果，可有效改善便秘症状，同时避免了服用泻药或任意灌肠而引起子宫过度收缩、增加流产的风险。

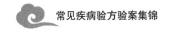

清瘀愈瘘汤

【主治疾病】

中医病名：肛漏。

西医病名：肛瘘术后。

【药方组成】

黄芪　黄芩　黄柏　白术　苍术　茯苓　泽泻　当归　连翘　川芎　白及　乳香　没药　煅牡蛎　陈皮　甘草

【功效】

清热燥湿，活血化瘀。

【适宜证型】

湿热夹瘀。

【用法】

每日 1 剂，水煎服，早、晚饭后温服。

【方药解析】

清瘀愈瘘汤为临床经验方。方中黄柏、黄芩清热燥湿，连翘清热解毒，增强黄柏、黄芩功效；白术、苍术健脾燥湿，配以陈皮理气、健脾、燥湿，增强祛湿之效；茯苓、泽泻渗湿、利水、泻热；黄芪健脾益气、托疮生肌；乳香、没药、当归、川芎活血养血；白及敛疮、生肌、止血；煅牡蛎祛湿敛疮；甘草清热解毒，调和诸药。诸药合用，共奏活血化瘀、清热燥湿、敛疮生肌之效。

【验案举隅】

黄某，男，38 岁。

初诊（2021 年 8 月 16 日）

主诉：肛缘外包块反复疼痛、破溃、流脓血 6 年，加重 1 年。

现病史：患者从发病以来曾于外院先后行肛周脓肿切开排脓、挂线、缝合共 4 次手术，尤其近 1 年来发作频繁，几乎每日都有流脓血水。现肛周肿痛，行走不便，检查肛缘外未见皮肤结节及破损，但见肛门口少量脓性分泌物；指检肛门、直肠下段末扪及肿物、狭窄，但右后壁扪及凹陷，指套附少量脓性分泌物；肛镜检查可见直肠腔内干净，无血迹黏液，齿状线上黏膜轻中度隆起，表面充血不明显，约 8 点位凹陷，探针可垂直沿直肠黏膜下进入约 4.0 cm，也可右后壁尾部进入约 2.0 cm。自发病以来已经严重影响了工作与生活。患者入院后第 2 日，即 8 月 17 日在蛛网膜下腔阻滞麻醉下行复杂性肛瘘切开清创术，术后每日创口换药，由于创口较大，肉芽生长缓慢。舌质红，苔黄，脉弦数。

中医诊断：肛漏（湿热夹瘀证）。

治法：清热燥湿，活血化瘀。

处方：清瘀愈瘘汤化裁。黄芪 30 g，黄柏 15 g，白术 15 g，苍术 15 g，茯苓 15 g，泽泻 15 g，当归 15 g，黄芩 12 g，连翘 12 g，川芎 12 g，白及 12 g，乳香 10 g，没药 10 g，煅牡蛎 30 g，陈皮 12 g，甘草 6 g。14 剂，每日 1 剂，水煎服，早、晚饭后温服。

二诊（2021 年 9 月 1 日）

肛门创口分泌物明显减少，结合查体，手术创口肉芽生长良好，手术探查，无假性空腔形成。予初诊方，7 剂，巩固疗效。

【注意事项】

（1）术后早期需缓慢放开饮食，定期局部换药或坐浴，必要时应用抗生素以预防感染。

（2）培养定时排便的习惯，保持大便通畅。

（3）对于反复流稀薄脓水，溃口隐痛凹陷，辨证为肺肾阴虚，治疗以养阴清热为主，慎用此方。

【辨病选方心得】

肛瘘属于中医学"肛漏"范畴，其发病多与风、湿、热、燥、火等外感邪气，嗜食辛辣刺激性食物，忧思过度及大便溏泄等因素有关。湿热下注是其基本病机。治疗原则为去腐生肌。手术可致局部瘀血内停，阻碍经络气血运行，严重影响创面愈合。复杂性肛瘘术后，容易湿热与瘀血相搏结，阻碍创面气血恢复及运行，严重影响创面愈合。清瘀愈瘘汤方具有清热燥湿、活血化瘀的作用，应用在肛瘘术后，可有效促进患者康复，降低创口感染的风险，缓解患者痛苦，提高患者术后质量。

化瘀止痒方

【主治疾病】

中医病名：肛门瘙痒症。

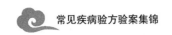

西医病名：肛周湿疹。

【药方组成】

当归　赤芍　生地黄　川芎　桃仁　红花　白鲜皮　黄柏　土茯苓　地肤子

【功效】

活血化瘀，燥湿止痒。

【适宜证型】

血瘀阻滞。

【用法】

每日 1 剂，水煎服，早、晚饭后温服。

【方药解析】

方中以强劲的破血之品桃仁、红花为主，力主活血化瘀；以生地黄、当归滋阴补肝；川芎有活血行气祛风之效，且可助白鲜皮、地肤子止痒之效；赤芍清热凉血化瘀；黄柏、土茯苓清热燥湿。全方配伍得当，以化瘀为核心，辅以燥湿止痒。

【验案举隅】

李某，女，40 岁。

初诊（2022 年 2 月 17 日）

主诉：肛门瘙痒半年。

现病史：患者半年来肛门瘙痒，久治不愈，近日加剧，奇痒难忍，日夜不安。患者为商场收银人员，久坐喜静，嗜辛辣刺激性食品，经行量少，目周肤黑，舌苔薄黄，脉涩。

中医诊断：肛门瘙痒症（血瘀阻滞证）。

治法：活血化瘀，燥湿止痒。

处方：化瘀止痒方。当归 10 g，赤芍 10 g，生地黄 10 g，桃仁 12 g，红花 6 g，川芎 6 g，土茯苓 20 g，白鲜皮 20 g，黄柏 10 g，地肤子 9 g。7 剂，每日 1 剂，水煎服，早、晚饭后温服。

二诊（2022 年 3 月 1 日）

患者近日肛门瘙痒明显缓解，不影响睡眠。予初诊方，7 剂，巩固疗效。

【注意事项】

（1）及时治疗引起肛门瘙痒症的局部和全身性疾病，如内痔、肛裂、肛瘘、腹泻、糖尿病、寄生虫病等。

（2）保持肛门清洁干爽，宜穿纯棉宽松合体的内裤，并勤洗勤换；清洗用具，专人专用，以免交叉感染。

（3）多吃蔬菜水果，避免进食刺激性食物，过敏体质者应避开过敏原。

（4）对于血虚风燥之肛门瘙痒，治以养血润燥、清热祛风；对于脾虚湿盛之肛门瘙痒，治以健脾益气、燥湿祛风。以上辨证均应慎用本方。

【辨病选方心得】

中医学认为，风邪浸淫肌肤，湿邪下注肛门，则可导致营卫失和，皮肤受损产生肛门瘙痒。本病的发生与个体素质差异有着密切的关系。肛周肌肤营卫空疏，肌表不固，又是其发病的内在因素。营血不足，血虚生风，血分伏热，热久成瘀，形成慢性病变。对于不同原因的肛门瘙痒，临床上一定要结合病证，辨证分析，辨证要点如下。

（1）首辨虚实：细查正邪之盛衰，实证以湿热为主，久病夹瘀，舌苔薄黄，脉涩，虚证则多因血虚风燥，舌淡尖红，苔少脉细数。

（2）辨寒热：寒证渗液色清无味，病程缠绵，舌淡苔水滑，热证渗液色黄味臭，发病急舌红苔黄。

（3）辨证瘙痒：瘙痒剧烈，皮损红肿多为湿热，瘙痒日轻夜重，皮损结痂鳞屑多为血虚夹风，湿热下注证多见发病急骤，肛门皮肤潮红，伴有丘疹、水疱、黄水淋漓、局部灼热瘙痒、大便秘结、小便短赤、舌红、苔黄腻、脉弦滑或弦数。

其治疗原则为活血化瘀，燥湿止痒。临床上常以化瘀止痒方为基础加减使用。若兼夹湿热下注者，当清热利湿；血虚风盛者，当养血祛风；风盛肌肤、营卫不调者，则以疏风止痒、调和营卫为要。

养血润肠汤

【主治疾病】

中医病名：钩肠痔。

西医病名：产后肛裂。

【药方组成】

当归　肉苁蓉　地榆　玄参　生地黄　阿胶　火麻仁　郁李仁　炒莱菔子　麦冬　柏子仁　甘草

【功效】

养血润肠，增液行舟。

【适宜证型】

血虚肠燥。

【用法】

每日 1 剂，水煎服，早、晚饭后温服。

【方药解析】

本方以养血润燥、润肠增液之品为主，既可增液行舟，又可润大肠之燥。当归养血润燥；柏子仁养心安神、润肠通便；肉苁蓉补肾阳、益精血、润肠道；玄参、生地黄、麦冬等养阴增液；火麻仁、郁李仁、炒莱菔子润肠通便，更合地榆、阿胶养血清热止血；甘草补脾益气、调和诸药。全方养血润肠、增液行舟，使大便通畅而血止，则肛裂便血易愈。

【验案举隅】

黄某，女，32 岁。

初诊（2021 年 10 月 9 日）

主诉：产后大便困难伴便血 20 余日。

现病史：患者自述产后近 20 日一直大便干结不爽，便后血水淋漓，肛门疼痛，甚至痛如刀割。曾服中西药治疗，效不显。查体：截石位见 6 点、12 点位肛管皮肤全层裂开。刻下：面色苍白，精神倦怠，舌淡红，苔薄，脉细弱。

中医诊断：钩肠痔（血虚肠燥证）。

治法：养血润肠，增液行舟。

处方：养血润肠汤化裁。当归 18 g，肉苁蓉 10 g，地榆 10 g，玄参 12 g，生地黄 15 g，阿胶 12 g，火麻仁 12 g，郁李仁 9 g，炒莱菔子 12 g，麦冬 10 g，柏子仁 9 g，甘草 5 g。7 剂，水煎服，每日 1 剂。

二诊（2021 年 10 月 16 日）

服药后，排便正常，疼痛缓解，便血量减缓。予初诊方加黄芩 9 g、槐花 9 g。3 剂。药后大便一如常人，无便血，经查肛裂已愈合。

【注意事项】

（1）产妇应保持肛门清洁，每次排便后，及时清洁；产妇不宜久坐或久卧，适当进行提肛运动。

（2）产妇应该避免食用辛辣食物，以免对肛门处产生刺激。

（3）对于肛门刺痛明显，便时便后尤甚，慎用此方。

【辨病选方心得】

妇人产后最易大便干结，实乃产后阴血不足，肠道失却濡养所致，便干如厕艰难，多有致肛裂之患，《医宗金鉴》有云："肛门围绕折纹破裂，便结者，火燥也。血虚则燥，易发肛裂。妇人产后血虚为本，大肠乃传导之，其腐化糟粕者气也，滋润肠胃者血也，血虚而不润，故肠胃干涩，如舟底无水不行，大便难出，数日一行，每临厕努责最易发生肛裂，鲜血淋漓而下。"由于产后肛裂的病史很短，裂口比较新鲜，周围组织的血供丰富，保守治疗可使其愈合。中医擅长保守治疗，养血润肠汤可以刺激肉芽组织的生长，同时结合一些中药浸泡在水中进行肛门熏蒸和清洗，常用的是苦参汤。肛门熏蒸可以放松肛门括约肌，改善肛门周围的血液供应，从而促进肛裂的愈合。用药时需特别注意产妇是否存在母乳喂养的情况。

第十二章

骨伤科疾病验方

胸 伤 方

【主治疾病】

中医病名：胸骨骨折，肋骨骨折，胸部内伤病。

西医病名：胸骨骨折，肋骨骨折，胸部软组织挫伤。

【药方组成】

柴胡　枳壳　川楝子　甘草　延胡索　青皮　陈皮　木香　香附　丹参　牡丹皮　白芍　路路通

【功效】

散滞顺气，宽胸解郁，祛瘀止痛。

【适宜证型】

气机郁滞。

【用法】

每日 1 剂，水煎服，早、晚分服。

【方药解析】

此方以柴胡疏肝散为基本方化裁而来。陈皮、柴胡、香附、枳壳、芍药、甘草疏肝理气行气解郁，川楝子、延胡索疏肝柔肝止痛，青皮、木香强化行气止痛功效，丹参、牡丹皮凉血祛瘀止痛，路路通祛风通络、利水消肿。

【验案举隅】

李某，女，42 岁。

初诊（2019 年 3 月 10 日）

主诉：摔倒致右胸胁部疼痛 1 日。

现病史：1 日前骑自行车不慎摔倒，右侧胸胁部撞击，当即感到胸部疼痛，继而疼痛逐渐加剧，伴有咳嗽，咳嗽时胸痛难忍，感呼吸不能用力，舌淡红，苔薄白，脉弦滑。查体：右胸第 4、5 肋腋前线压痛明显，局部有皮下瘀斑，胸廓挤压征阳性。X 片提示左胸第 5 肋骨骨折，未见明显移位，无气、血胸征象。

中医诊断：胸骨骨折（瘀血阻滞，气机阻滞证）。

治法：散滞顺气，祛瘀止痛。

处方：胸伤方加减。柴胡 10 g，枳壳 6 g，甘草 6 g，川楝子 10 g，醋延胡索 10 g，青皮 6 g，陈皮 6 g，木香 12 g，香附 12 g，丹参 10 g，牡丹皮 10 g，白芍 10 g，路路通 10 g。7 剂，水煎服，每日 1 剂，早、晚饭后 1 小时温服。同时予以云南白药气雾剂外用对症治疗。

二诊（2019 年 3 月 17 日）

患者诉疼痛较前减轻，予初诊方续用 7 剂，改局部外敷膏药对症治疗。3 周后疼痛减轻，呼吸通畅，无咳嗽气喘，逐步恢复日常活动。3 个月后随访，诉基本恢复正常。

【注意事项】

（1）本方辛燥，易耗气伤阴，不宜久服。

（2）阴虚患者慎用本方。

【辨病选方心得】

肋骨骨折、胸部挫伤是最常见的胸部损伤之一。青少年肋骨与肋软骨软韧而富有弹性，不易折断，胸部外伤多为挫伤。而壮年及老年人气血衰退，骨质脆弱，肋骨逐渐失去弹性，肋软骨趋于骨化，故易发生骨折。疼痛是胸部挫伤和肋骨骨折最重要的症状，气机阻滞是疾病早期病理核心，行气祛瘀是治疗胸部损伤的重要原则。

寒湿膝痛方

【主治疾病】

中医病名：关节痛，鹤膝风，膝痹。

西医病名：膝关节骨性关节炎，膝关节陈旧性损伤。

【药方组成】

防风　防己　黄芪　羌活　独活　桂枝　秦艽　当归　川芎　鸡血藤　白芍　甘草　路路通

【功效】

活血化瘀，散寒祛湿。

【适宜证型】

风寒湿痹。

【用法】

每日 1 剂，水煎服，早、晚分服。

【方药解析】

本方中秦艽、防己、羌活、独活祛风湿，通络止痛；黄芪、桂枝、防风益气行气，温通筋脉，散寒止痛；当归、川芎、鸡血藤、路路通活血祛瘀，舒筋活络；白芍调和肝脾，柔筋止痛；甘草调和诸药。诸药合用，共奏活血祛瘀、散寒祛湿、舒筋活络的作用。

【验案举隅】

张某，男，68 岁。

初诊（2019 年 10 月 10 日）

主诉：右膝关节反复疼痛 10 年余。

现病史：10 年前无明显诱因下出现右膝关节疼痛，当时未予以重视，10 年来膝痛反反复复，时轻时重，当地多家医院就诊，拍片提示骨质增生改变。予以消炎止痛药物治疗能缓解。近几年来，服用止痛药效果渐差。后用膏药外敷、针灸、封闭、关节注射等治疗，效果欠佳。就诊时跛行，感右膝关节疼痛，自诉膝部怕冷，睡眠不安，舌淡，苔白腻，脉弦紧。查体：右膝关节内翻畸形，略肿胀，髌骨周围多处压痛，皮肤感觉迟钝，膝关节伸屈活动度尚可，下蹲受限，右下肢肌肉较左侧萎缩，肌力略有下降。X 片提示骨质增生。MR 提示膝关节积液，股骨、胫骨平台骨髓水肿，半月板三度损伤。

中医诊断：关节痛（风寒湿痹证）。

治法：活血化瘀，散寒祛湿。

处方：寒湿膝痛方。防风 10 g，防己 20 g，黄芪 20 g，羌活 9 g，独活 9 g，桂枝 10 g，桑枝 10 g，秦艽 10 g，当归 10 g，川芎 10 g，鸡血藤 10 g，白芍 15 g，甘草 6 g，夜交藤 15 g，郁金 10 g。7 剂，水煎服，每日 1 剂。

二诊（2019 年 10 月 17 日）

自诉症状略有减轻。予初诊方，7 剂。

三诊（2019 年 10 月 24 日）

诉夜寐转安，畏寒缓解。予初诊方去桑枝、夜交藤、郁金。14 剂，水煎服，每日 1 剂。同时指导患者进行下肢的肌肉力量训练、膝关节协调稳定训练，每日 2 次，每次 3 组，每组 30 次。

四诊（2019 年 11 月 1 日）

患者自诉疼痛不明显，行走步态好转。嘱坚持膝关节及下肢康复训练，半年复查，诉行走无殊，疼痛基本消失。予三诊方，7 剂，巩固疗效。

【注意事项】

关节红肿热痛患者禁用本方。

【辨病选方心得】

中老年人随着年龄增大，身体免疫功能下降，气血亏虚，不能卫外，因而外邪侵袭人体，经一系列病理变化最终导致气滞血瘀，筋脉不通。寒湿互结，阻滞气机，症见肢体关节酸楚疼痛、痛处固定，有如刀割或有明显重着感或患处表现肿胀感，关节活动欠灵活，畏风寒，得热则舒。舌质淡，苔白腻，脉紧或濡。治以活血化瘀，散寒祛湿。应用寒湿膝痛方临床辨证施治，关节疼痛较剧者可加细辛、桂枝、附子、川乌、草乌、乌梢蛇；风湿在表明显者可加重桂枝、防风、羌活、独活用量；风湿在里明显者加生地、牡丹皮、虎杖；病久痛甚者加全蝎、炙蜈蚣、乌梢蛇；伴有腰部症状加续断、杜仲、狗脊；下肢症状重者加木瓜、威灵仙、牛膝。

海 底 方

【主治疾病】

中医病名：骨盆骨折，腹部内伤病。

西医病名：骨盆骨折，腹部软组织挫伤。

【药方组成】

三七　桃仁　赤芍　延胡索　郁金　川楝子　车前子　海金沙　猪苓

【功效】

利水渗湿，活血化瘀止痛。

【适宜证型】

瘀血阻滞。

【用法】

每日 1 剂，水煎服，早、晚分服。

【方药解析】

此方中三七、桃仁、延胡索活血化瘀，赤芍、郁金凉血散瘀止痛，川楝子、延胡索疏肝行气止痛，车前子、海金沙、猪苓利水消肿、渗湿止痛，诸药合用，共奏利尿消肿、祛瘀止痛之功效。

【验案举隅】

李某，女，62 岁。

初诊（2018 年 7 月 3 日）

主诉：摔倒之右髋、右下腹疼痛 3 日。

现病史：3 日前在家中不慎摔倒，当即感右下肢、右下腹疼痛不适，不敢行走、不敢负重，卧床休息后能缓解，当时未重视，后感下腹、髋部疼痛无缓解，逐渐出现小便涩痛不利。舌红，苔黄，脉滑数。查体：右侧会阴上方瘀青，局部压痛，骨盆挤压时疼痛加重。小便淋漓不畅，偶感涩痛难忍。X 片提示右侧耻骨上支骨折，位置尚可。

中医诊断：骨盆骨折（瘀血阻滞证）。

治法：活血化瘀止痛。

处方：海底方加减。三七 6 g，桃仁 10 g，赤芍 10 g，醋延胡索 10 g，郁金 10 g，川楝子 10 g，车前子 10 g，海金沙 15 g，猪苓 10 g。7 剂，水煎服，每日 1 剂。

二诊（2018 年 7 月 10 日）

患者小便不利缓解，疼痛较前有所减轻，但仍不能负重。予初诊方去车前子、海金沙、猪苓，加蒲黄 10 g、五灵脂 10 g。14 剂。3 周后随访，患者疼痛缓解。

【注意事项】

脾胃虚弱或寒湿为患，以致泄泻、小便下利清长者慎用此方。

【辨病选方心得】

骨盆骨折是一种严重外伤，占骨折总数的 1%～3%，多由高能外伤所致，半数以上伴有合并症或多发伤，致残率高达 50%～60%，由低能量所致的骨盆骨折，往往多发生在中老年人，其造成的骨折多为稳定性骨折。骨盆骨折首先需要确定患者在骨折的时候内脏有没有出现损伤，如果内脏无损伤，对于稳定型骨折可以采取保守治疗，如卧床、理疗、药物等。保守治疗需要注意预防肺部感染、尿路感染、深静脉血栓等并发症。其中，腹痛、小便不利是早期比较多见的症状。腹痛、小便不利一般是腹部周围的韧带或者是肌肉出现损伤以后造成的疼痛，瘀血阻滞，再加上外伤可能导致的泌尿系统的挫伤所致。证多属瘀热互结，治疗上需凉血化瘀止痛，同时要利水渗湿以畅小便，从而促进骨盆骨折的后续治疗疗效。

腰痛Ⅰ号方

【主治疾病】

中医病名：痹证类病。

西医病名：颈椎病，腰椎间盘突出症。

【药方组成】

秦艽　川芎　桃仁　红花　甘草　羌活　独活　没药　当归　五灵脂　香附　牛膝　地龙　赤芍　白芍

【功效】

活血化瘀，祛风除湿，通经止痛。

【适宜证型】

瘀血痹阻。

【用法】

每日1剂，水煎服，早、晚分服。

【方药解析】

方中秦艽、羌活、独活祛风除湿，桃仁、红花、当归、川芎活血祛瘀，没药、灵脂、香附行气止痛，赤芍、白芍散瘀止痛，牛膝、地龙疏通经络以利关节，甘草调和诸药。

【验案举隅】

张某，女，62岁。

初诊（2017年6月15日）

主诉：反复右侧腰臀部疼痛伴偶有右下肢酸麻5年。

现病史：5年前无明显诱因下出现腰部疼痛、右侧臀部疼痛，夜间尤甚，休息后能缓解，劳累后加重，反复出现，逐年加重，多家医院就诊，X线摄片提示腰椎退行性改变，CT片提示腰4、5椎间盘突出。就诊时感腰臀部疼痛难忍，下肢麻木感，脊椎侧弯，局部压痛明显，右下肢直腿抬高试验阳性，肌力略有下降，自诉怕冷，纳可，夜寐不安，二便调，舌质紫，苔腻，脉弦细。

中医诊断：痹证类病（瘀血痹阻证）。

治法：活血化瘀，祛风除湿。

处方：腰痛 I 号方加减。黄芪 15 g，秦艽 9 g，川芎 9 g，桃仁 6 g，红花 6 g，甘草 3 g，羌活 9 g，独活 9 g，没药 9 g，当归 9 g，五灵脂 9 g，香附 12 g，牛膝 12 g，地龙 9 g，赤白芍各 9 g。14 剂，水煎服，每日 1 剂。

二诊（2017 年 6 月 29 日）

患者疼痛较前明显减轻，麻木感稍减。加用利水渗湿、疏通经络药物，予初诊方加泽泻 10 g、僵蚕 6 g。14 剂，水煎服，每日 1 剂。

三诊（2017 年 7 月 13 日）

患者自诉疼痛、麻木感尽除。停用汤药，同时指导患者进行下肢的拉伸训练、腰背肌训练，每日 2 次，每次 3 组，每组 30 次。随诊 1 年，疼痛及皮肤感觉麻木感甚少出现，无再复发。

【注意事项】

（1）活血化瘀之品较多，非确有瘀血之证，不宜使用本方。

（2）孕妇禁用本方。

【辨病选方心得】

腰椎间盘突出症主要是在椎间盘退行性变的基础上由急、慢性损伤等因素引起纤维环破裂、髓核突出压迫神经根或马尾神经致腰痛和坐骨神经痛。劳损日久均可使得伤处气血凝滞，血不荣筋，引起筋肉挛缩、疼痛、活动受限、局部肿胀，血运滞涩，瘀血难化。治疗当以活血化瘀、祛风除湿、通经止痛为法。

腰痛 I 号方具有活血化瘀、祛瘀通络、通痹止痛之功，可疏通经络，改善局部血液循环，迅速有效地解除腰腿痛。若兼湿热，可加苍术、黄柏清热燥湿；兼气虚，可加黄芪益气扶正。临床中兼气虚者较多见。

腰痛 II 号方

【主治疾病】

中医病名：骨痿，腰痛。

西医病名：骨质疏松症，腰椎间盘突出症，腰椎管狭窄。

【药方组成】

熟地黄　山药　山茱萸　泽泻　茯苓　黄芪　怀牛膝　当归　枸杞子　菟丝子　补骨脂　川芎

【功效】

滋补肝肾，益气活血。

【适宜证型】

肝肾亏虚。

【用法】

每日 1 剂，水煎服，早、晚分服。

【方药解析】

熟地黄、补骨脂滋阴补肾，温补肾阳，填精益髓，山茱萸、菟丝子补益肝肾，黄芪补气，当归活血行血，川芎行气止痛，山药健脾滋精固肾，牛膝补肝肾、强筋骨，黄芪补气，泽泻、茯苓健脾化湿助运。

【验案举隅】

林某，女，68 岁。

初诊（2018 年 5 月 2 日）

主诉：腰背部疼痛反复 3 年余。

现病史：3 年前无明显诱因出现腰背部疼痛，当时未重视，后逐渐加重影响生活，无法连续行走超过 100 m，偶有下肢麻木，酸痛症状为主。当地医院就诊行 X 线摄片、CT 等检查，提示腰椎管狭窄。建议手术治疗。患者拒绝手术，在诊所行针灸等治疗效果不佳。就诊时查体：腰背部肌肉紧张，腰背部活动度部分受限，椎旁压痛，无明显叩击痛，直腿抬高试验（－），右侧下肢肌肉萎缩，肌力较左侧有所下降。X 线摄片显示脊椎退行性改变。CT 提示腰 5 骶 1 椎管狭窄。脉沉，舌质淡，苔薄白。

中医诊断：骨痿（肝肾亏虚证）。

治法：滋补肝肾，益气活血。

处方：腰痛 Ⅱ 号方加减。熟地黄 15 g，山药 10 g，山茱萸 10 g，泽泻 10 g，茯苓 10 g，黄芪 15 g，怀牛膝 10 g，当归 9 g，枸杞子 15 g，菟丝子 10 g，补骨脂 15 g，川芎 9 g。14 剂，水煎服，每日 1 剂。

二诊（2018 年 5 月 16 日）

患者腰背部疼痛较前有所减轻，间歇性跛行症状改善。予初诊方续服 14 剂，水煎服，每日 1 剂。

三诊（2018 年 6 月 1 日）

患者自诉上述症状进一步好转。予初诊方，7 剂，巩固疗效。缓解后指导患者进行腰背部康复训练，每日 2 次，每次 3 组，每组 30 次，腰背痛缓解。

【注意事项】

（1）忌辛辣食物。

（2）功能锻炼可疏通身体经气的作用，增强脾胃的运化功能，不管对于脾胃虚弱引起的内湿还是外感湿邪均有益处。功能锻炼过程中，锻炼指导、医患沟通协作能缓解腰腿痛患者焦虑，提高治疗的疗效。

【辨病选方心得】

腰椎管狭窄是中老年人腰腿痛的常见原因之一，很多同时合并腰椎间盘突出，大多数病例是由腰椎间盘突出日久演变而来。由于患者年龄较大，一般都不愿意接受手术治疗，中医药保守治疗就成为其首选。引起腰椎管狭窄症的病因较复杂，或因风寒湿杂至，或因气滞痰瘀，或因年老体弱，气血亏虚，或因邪之所凑致气虚。临证需详辨虚实，辨证选药。实证以寒湿、湿热、气滞血瘀、痰浊多见；虚证以气血亏损、肝肾不足为主；而虚实夹杂证则以虚证夹杂风寒湿居多。强调病因与辨证结合，局部与整体并重，内外治兼施，临床取得良好疗效。本案乃虚证，为年老体弱，劳倦内伤，筋骨失养，不荣则痛。治法宜补，以滋肝补肾，强筋壮骨。临证当辨气血虚、肝肾亏，选药稍偏重温补之品，酌加祛风、利湿、活血、祛瘀之品。气滞血瘀型酌加制香附、炙乳香、鸡血藤等；寒湿阻络型加独活、伸筋草等；肝肾两虚型酌加淫羊藿、山茱萸等；痰瘀交阻型酌加陈皮、法半夏等。同时腰椎管狭窄患者会由于腰臀部疼痛、下肢酸胀等原因，引起特殊症状"间歇性跛行"，保护性地抑制腰背部、双下肢肌肉的活动强度以及躯体的运动。所以久病患者多有腰背部、臀部及下肢的废用性肌肉萎缩，引起腰椎不稳、骨质疏松等其他疾病，进而引起腰椎退变，加重椎管狭窄，形成恶性循环，症状加重迁延不愈。功能锻炼需要根据患者肌肉耐力、疼痛耐受度等情况制定个体化的训练方法及强度，通过肢体运动拉伸经筋，放松肌肉，使全身经脉流畅，气血和畅，通则不痛，疼痛随之缓解。

骨质疏松方

【主治疾病】

中医病名：骨痿。

西医病名：骨质疏松症。

【药方组成】

熟地黄　山药　泽泻　茯苓　黄芪　补骨脂　枸杞子　牛膝　女贞子　菟丝子

【功效】

滋肾补气，强筋健骨。

【适宜证型】

肝肾亏虚。

【用法】

每日 1 剂，水煎服，早、晚分服。

【方药解析】

熟地黄滋阴补肾，填精益髓；山药健脾，滋精固肾；补骨脂温补肾阳；菟丝子、女贞子补益肝肾；枸杞子补肾益精；牛膝补肝肾，强筋骨；黄芪补气；茯苓健脾化湿。全方共奏滋补肝肾、健脾益气、强筋健骨之功。

【验案举隅】

张某，女，72 岁。

初诊（2018 年 10 月 24 日）

主诉：反复腰背痛 2 年余。

现病史：无明显诱因，自觉四肢沉重，乏力，怕冷，腰背酸痛，时轻时重，近 1 个月症状加重。50 岁绝经，服过钙片等治疗无明显效果。骨密度检测提示骨质疏松。诊查：轻度驼背，腰背部活动度尚可，脊柱广泛压痛，无明显叩击痛，直腿抬高试验（－）。X 线摄片显示脊柱（胸腰段）后凸变形，骨质疏松。MR 提示未见新近骨折。舌质淡，苔薄白，脉沉弦。

中医诊断：骨痿（肝肾亏虚证）。

治法：滋肾补气，强筋健骨。

处方：骨质疏松方加味。熟地黄 15 g，山药 10 g，泽泻 10 g，茯苓 10 g，黄芪 20 g，补骨脂 15 g，枸杞子 5 g，牛膝 10 g，女贞子 10 g，菟丝子 10 g，肉桂

10 g，杜仲 15 g。14 剂，水煎服，每日 1 剂。

二诊（2018 年 11 月 8 日）

患者疼痛较前有所减轻，夜间有睡眠不安。予初诊方加夜交藤 20 g、生龙齿 20 g。14 剂，水煎服，每日 1 剂。

三诊（2018 年 11 月 23 日）

患者自诉疼痛缓解，夜寐转安，畏寒好转。予初诊方去杜仲、肉桂、夜交藤、龙齿。14 剂，水煎服，每日 1 剂。同时指导患者进行腰背部康复训练，每日 2 次，每次 3 组，每组 30 次。随诊 1 年，复查骨密度检查，较前略好转，反复腰背部疼痛显著减轻。

【注意事项】

忌辛辣食物。

【辨病选方心得】

骨质疏松多见于老年人或绝经后的妇女，是腰背痛较常见的原因之一。本病又有"增龄性骨质疏松""老年性骨质疏松"等称谓。《素问·痿论》云："肾气热，则腰脊不举，骨枯髓减，发为骨痿。"肾虚内在因素为根本，风寒湿邪以及小外伤的侵袭、积累为外因的发病机制。本病虽属先天之肾气虚，本在先天，日久势必影响后天之脾胃，出现运化失职，营养补给不充，气血虚衰等。治疗当以滋肾补气、强筋健骨为法。同时要注意顾护患者脾胃运化功能。

骨质疏松方具有滋肾补气、强筋健骨之功。肾阳虚者，加肉桂、杜仲；肾阴虚者，加龟甲、鳖甲；气血两虚者，加何首乌、黄芪；有外伤史痛剧者，加赤芍、鸡血藤；脾胃运化不利者，加白术、陈皮、黄精。

外伤逐瘀方

【主治疾病】

中医病名：骨折病。

西医病名：各种类型骨折，跌打损伤。

【药方组成】

桃仁　红花　川芎　赤芍　牛膝　当归　柴胡　秦艽　羌活　地龙　甘草

【功效】

活血化瘀，行气止痛。

【适宜证型】

气滞血瘀。

【用法】

每日 1 剂，水煎服，早、晚分服。

【方药解析】

桃仁破血行滞而润燥，红花活血祛瘀以止痛；赤芍、川芎行气活血祛瘀；牛膝活血通经，祛瘀止痛；当归养血活血，柴胡疏肝解郁，理气行滞，使气行则血行；秦艽、羌活、地龙通络宣痹止痛；甘草缓解止痛，调和诸药。

【验案举隅】

谢某，男，55 岁。

初诊（2019 年 2 月 13 日）

主诉：摔倒致右小腿疼痛 2 日。

现病史：2 日前骑自行车时不慎摔倒，右小腿感疼痛不适，当时能行走，未重视，2 日来疼痛无缓解，遂来院就诊。行 X 片检查提示右侧胫骨骨折，骨折端位置尚可。查体：右小腿肿胀，瘀青，局部压痛，膝踝关节活动尚可。舌质淡，苔薄白，脉弦。

中医诊断：骨折病（气滞血瘀证）。

治法：活血化瘀，行气止痛。

处方：外伤逐瘀方加减。桃仁 9 g，红花 6 g，川芎 9 g，赤芍 9 g，牛膝 9 g，当归 9 g，柴胡 9 g，秦艽 3 g，独活 3 g，羌活 3 g，地龙 6 g，甘草 6 g，茯苓 9 g，泽泻，9 g。7 剂，水煎服，每日 1 剂。同时予以石膏外固定防止骨折移位。指导其踝泵训练，促进肿胀消退。

二诊（2019 年 2 月 20 日）

患者诉下肢肿胀明显减轻，疼痛缓解。守初诊方去茯苓、泽泻。7 剂，水煎服，每日 1 剂。

三诊（2019 年 2 月 27 日）

患者自诉上述症状进一步好转。随诊 6 周，疼痛肿胀缓解，予以拆除石膏，逐步下地行走活动。

【注意事项】

（1）哺乳期女性、孕妇，禁止服用本方。

（2）外伤 24 小时内仍有出血倾向者慎用本方。

（3）女性在经期慎用本方。

【辨病选方心得】

直接暴力、间接暴力、肌肉拉伤、疲劳骨折等引起的损伤后容易导致骨折端出血，并且还易导致骨折周围的软组织损伤，影响骨折周边的血运，导致骨折局部出现明显瘀血等。而血瘀易致筋脉不通，气机不畅，不通则痛，故骨折的患者一般会有明显的骨折处肿胀、疼痛及活动受限等情况。《医学入门》曰"凡损伤，专主血论"，清代陈士铎认为"内治之法，必须以活血化瘀为先，血不行则瘀不能去，瘀不去则骨不能接"，故治疗上予以活血化瘀、行气止痛。

外伤逐瘀方以王清任《医林改错》中的血府逐瘀汤为基础，再结合患者的具体病情加以化裁而来。根据损伤、骨折部位不同，酌情调整引经药物。一般上肢用桑枝、桂枝，也可用羌活、防风引药入经；臂膀用姜黄；下肢用牛膝、海桐皮、独活，也可用木瓜、千年健、防己、泽泻等；胸部用柴胡、郁金、香附、紫苏子、枳壳；两胁肋部用青皮、陈皮、延胡索、紫荆皮；背部用威灵仙、乌药、羌活、防风；腰部用杜仲、续断、淫羊藿、补骨脂、狗脊、枸杞子、桑寄生、山茱萸；腹部损伤加炒枳壳、槟榔、厚朴、木香；小腹部损伤加小茴香、乌药。

腰痛化湿方

【主治疾病】

中医病名：痹证类病，腰痛。

西医病名：腰椎间盘突出症，腰椎管狭窄。

【药方组成】

薏苡仁　豆蔻　厚朴　川芎　丹参　桑寄生　黄芪　车前子　柴胡　千年健　防风　延胡索　路路通　伸筋草　独活

【功效】

健脾祛湿，活血通络。

【适宜证型】

脾虚湿困。

【用法】

每日 1 剂，水煎服，早、晚分服。

【方药解析】

薏苡仁、豆蔻、车前子化湿行气，厚朴燥湿下气，川芎、丹参、桑寄生、延胡索、路路通、伸筋草活血通经祛瘀止痛，柴胡、防风行气宣痹。诸药合用，共奏健脾祛湿、活血通络之功效。

【验案举隅】

龙某，男，63岁。

初诊（2019年3月10日）

主诉：腰臀部反复疼痛伴间歇性跛行2年，加重5日。

现病史：患者平时不能久行，无明显诱因下腰痛伴右下肢酸胀。既往有高血压病病史，间断口服洛索洛芬钠、盐酸乙哌立松等药物。就诊时患者诉右侧腰臀部疼痛，辗转困难，无法下地行走，双下肢乏力，无头晕，无头痛，无听力下降，口干，纳差，睡眠可，小便调，大便干，舌胖大边齿痕，脉滑。专科检查：腰背部椎旁肌紧张压痛，右臀部环跳穴压痛，腰椎活动受限，右下肢直腿抬高试验因疼痛不配合。当地腰椎CT提示腰椎管狭窄。

中医诊断：痹证（脾虚湿困，瘀血阻络证）。

治法：健脾祛湿，活血通络。

处方：腰痛化湿方加减。薏苡仁30g，豆蔻5g，厚朴10g，川芎10g，丹参15g，桑寄生15g，黄芪20g，车前子15g，柴胡6g，千年健10g，防风6g，麦冬10g，延胡索10g，路路通15g，伸筋草15g，独活6g，桂枝6g，白术10g，茯苓皮15g，焦山楂30g，生甘草5g，淡竹叶10g。5剂，水煎服，每日1剂。同时指导上下肢卧床训练，同时腰背部肌肉收缩性训练。

二诊（2019年3月15日）

患者诉腰部症状减轻，仍感疼痛，仅能房内站立行走不超过5分钟，舌象提示仍为湿邪阻滞，有所减轻。予初诊方加延胡索10g。5剂。同时指导腰背肌及下肢加强性功能锻炼。

三诊（2019年3月21日）

患者腰腿痛明显缓解，能下楼行走，乏力，胃纳好转，舌淡，脉细。予初诊方减焦山楂、豆蔻、厚朴、车前子、柴胡、千年健、防风、麦冬，加姜半夏9g、焦白术15g。5剂。同时指导腰背肌及下肢强化训练。

四诊（2019年3月26日）

患者不适症状尽除，随证加减，调整用药，巩固性治疗1个月后，诉无明显不适。嘱其坚持练功训练防复发。随访至今1年，多次开车往返1小时、走行多

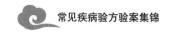

个街区仍无明显不适。

【注意事项】

（1）哺乳期女性、孕妇，禁止服用本方。

（2）强调练功训练自始至终参与治疗过程。

【辨病选方心得】

　　肾虚、血瘀是腰腿痛的主要病因，但其特点在于腰椎管狭窄症、腰椎间盘突出迁延难愈。湿邪侵袭是其诱因，以致无扭挫劳损时症状加重。湿邪来源多与脾胃相关。脾喜燥恶湿，易为湿水凝滞，若因外感、饮食不节、情志不畅等，损伤脾胃，则水湿内生。《素问·至真要大论》言"诸湿肿满，皆属于脾"。脾肾共同主司水液代谢，脾湿内生，可累于肾。湿为阴邪，湿性黏滞，其性趋下，易袭阴位，故易停留于腰及下肢，阻滞经络，产生腰腿疼痛。同时脾虚湿困易招外湿，内外合邪，痹阻于腰发为腰痛加重。治以健脾祛湿为主，佐以活血通络。治疗过程中始终关注湿邪的变化，而调整祛湿的方式。

急性痛风方

【主治疾病】

中医病名：脚气病，痛风。

西医病名：痛风性关节炎，痛风。

【药方组成】

　　土茯苓　萆薢　山慈菇　生薏苡仁　佩兰　泽泻　苍术　黄柏　虎杖　威灵仙　金钱草　车前子　桃仁　红花　延胡索

【功效】

泄浊化瘀，清利湿热。

【适宜证型】

痰瘀互结。

【用法】

每日1剂，水煎服，早、晚分服。

【方药解析】

　　方中土茯苓为君药，解毒除湿，通利关节；山慈菇清热解毒，消痈散结；粉草薢清利湿浊，祛风通痹；生薏苡仁、佩兰、泽泻、虎杖、威灵仙、金钱草、车前子涤痰化瘀，利水消肿，消除痛风性关节炎的关节肿胀；黄柏清热燥湿，泻火除蒸，配合苍术清热燥湿健脾；桃仁、红花、延胡索通经止痛。诸药合用，共奏泄浊化瘀、清利湿热之功。

【验案举隅】

李某，男，58岁。

初诊（2019年3月14日）

主诉：左足第一跖趾关节红肿疼痛1日。

现病史：患者既往有血尿酸升高病史，一直未予重视，最高尿酸达598 μmol/L，平素未规律治疗。1日前聚餐后出现左足不适，第2日突感左侧第一跖趾关节红肿疼痛剧烈，不能行走。查体：神清，精神可，左足第一跖趾关节肿痛明显，局部皮温升高。舌质红，苔薄黄，脉沉弦。查血尿酸522 μmol/L，C-反应蛋白（CRP）升高。

中医诊断：痹证（痰瘀互结，湿热痹阻证）。

治法：泄化浊瘀，清利湿热。

处方：急性痛风方加减。土茯苓30 g，草薢20 g，山慈菇15 g，生薏苡仁20 g，佩兰10 g，泽泻10 g，苍术10 g，黄柏10 g，虎杖10 g，威灵仙10 g，金钱草10 g，车前子10 g，桃仁9 g，红花9 g，延胡索9 g。7剂，水煎服，每日1剂，分2次服用。同时予以伤科Ⅱ号膏药外敷。

二诊（2019年3月21日）

患者诉左足第一跖趾关节红肿疼痛明显缓解，诉左膝关节感有不适，纳尚可，二便尚调，夜寐欠安。舌质红，苔薄黄，脉沉弦。予初诊方加酸枣仁9 g、夜交藤15 g。7剂，水煎服，每日1剂，分2次服用。

三诊（2019年3月28日）

足部、膝部症状基本消失，嘱控制饮食，巩固病情。

【注意事项】

服药期间配用控制饮食，禁酒，忌海鲜、动物内脏等高嘌呤食物。

【辨病选方心得】

痛风是由于体内嘌呤代谢紊乱，尿酸生成过多或者排泄减少，引起单钠尿酸盐沉积所致晶体相关性的反复发作的关节炎性疾病。痛风属中医学"痹证""白虎历节"等范畴，由于饮食习惯，偏嗜啤酒、辛辣刺激、肥甘厚腻食物，体内聚湿生痰，外感湿热和体内的痰湿相互作用，湿热、热毒痹阻经络四肢，出现手足红肿热痛等临床症状。同时湿热之邪内蕴，易炼津成痰，湿热之邪阻遏阳气，经络不畅、气血运行受阻，从而导致瘀血形成。湿热痹阻为急性痛风性关节炎的基本病机，而痰瘀互结为急性痛风性关节炎发病的基本病理基础，病位在脾、肝、肾，属虚实夹杂，治疗上予以泄浊化瘀、清利湿热。

寒湿肩凝方

【主治疾病】

中医病名：关节痛，漏肩风，冻结肩，冷凝肩，肩周炎，肩痹。

西医病名：冻结肩，肩袖损伤。

【药方组成】

当归　香附　桂枝　生地黄　羌活　防风　透骨草　丹参　川芎

【功效】

活血化瘀，散寒祛湿。

【适宜证型】

风寒湿痹。

【用法】

每日 1 剂，水煎服，早、晚分服。

【方药解析】

本方中羌活、透骨草祛风湿，通络止痛；香附、桂枝、防风益气行气，温通筋脉，散寒止痛；当归、川芎、丹参活血祛瘀，舒筋活络；生地黄滋阴养筋。诸药合用，共奏活血祛瘀、散寒祛湿、舒筋活络的作用。

【验案举隅】

王某，女，56 岁。

初诊（2018 年 5 月 2 日）

主诉：左肩关节疼痛 10 月余。

现病史：10 个月前无明显诱因下出现左肩关节疼痛，当时未予以重视，后左肩疼痛加重，逐渐活动受限，无法梳头、穿衣等日常活动，夜间疼痛明显。自行在家中服用药物，具体不详，仍无缓解。就诊时感左肩关节疼痛明显，自诉左肩恶寒，夜寐欠安。查体：左肩关节无明显畸形，无肿胀，喙突、结节间沟压痛明显，肩关节各个方向主被动活动均受限。舌淡，苔白腻，脉弦紧。MRI 提示左肩关节积液，肩袖损伤未见断裂。

中医诊断：肩痹（风寒湿痹证）。

治法：活血化瘀，散寒祛湿。

处方：寒湿肩凝方加减。当归 30 g，香附 15 g，桂枝 15 g，生地黄 30 g，羌活 18 g，透骨草 30 g，丹参 30 g，白芍 15 g，甘草 6 g，夜交藤 15 g，郁金 10 g。7 剂，水煎服，每日 1 剂。同时予肩关节手法松解 2 次 / 周，指导患者居家肩关节训练。

二诊（2018 年 5 月 9 日）

患者自诉疼痛症状略有减轻，活动度也有所好转，但是仍然影响生活。守初诊方续用 7 剂。肩关节手法松解 2 次 / 周，要求继续居家肩关节训练。

三诊（2018 年 5 月 16 日）

患者诉关节活动度有显著好转，疼痛也有好转，夜寐安。予初诊方去川芎。7 剂，水煎服，每日 1 剂。肩关节手法松解 1 次 / 周，指导患者居家肩关节训练。

四诊（2018 年 5 月 23 日）

患者自诉症状又有进一步好转，嘱居家继续上肢康复训练，半年复查已痊愈。

【注意事项】

（1）关节红肿热痛患者禁用本方。

（2）功能锻炼在发病之初应积极进行，贯穿于治疗全过程。可采用下列方法进行：俯身前后内外摆动法；俯身画圈法；爬墙法；滑车带臂上举法。一日数次，在疼痛承受范围内逐渐增加运动量和范围，但忌暴力被动活动。锻炼在动作、角度、力度上需规范，随活动度改善而加大活动角度。

【辨病选方心得】

肩周炎属于中医学"冻结肩"的范畴，临床用药需辨证论治，风寒湿之邪侵袭，阻滞气机，寒湿互结，症见肩部窜痛，遇风寒痛重，得温热痛缓，畏风恶寒，或肩部有沉重感。舌苔薄白或白腻，脉弦滑或弦紧。予以活血化瘀，散寒祛湿之法治之。关节疼痛较剧者，可加细辛、桂枝、附子、川乌、草乌、乌梢蛇；风湿在表明显者，可加桂枝、防风；风湿在里明显者，加牡丹皮、虎杖。内服药物同时配合外治之法是治疗冻结肩的关键。手法治疗多种多样，大致可以分为分筋、拨筋、松解、按压等几大类。

第十三章

肿瘤科疾病验方

肿瘤健脾方

【主治疾病】

中医病名：呕吐，反胃。

西医病名：呕吐。

【药方组成】

太子参　姜半夏　陈皮　甘草　麦冬　炒白术　茯苓　枇杷叶　柿蒂　旋覆花

【功效】

健脾化湿，降逆止呕。

【适宜证型】

气血亏虚。

【用法】

水煎服，早、晚2次温服。

【方药解析】

此方由六君子汤化裁而来。方中太子参具有益气健脾、生津润肺、补益气血的作用，炒白术健脾燥湿化痰；茯苓和胃健脾。姜半夏辛温而燥，为化湿痰之要药，并善降逆和胃止呕；陈皮既可调理气机以除胸脘痞闷，又能止呕以降胃气，枇杷叶和胃降逆；旋覆花、柿蒂降气止呕，麦冬益胃生津，甘草益气补中，且能调和诸药。全方共奏健脾化湿、降逆止呕之功。

【验案举隅】

患者，男，60岁。

初诊（2020年5月10日）

主诉：左肺腺癌伴骨转移3月余，化疗后恶心纳差1个月。

现病史：患者2020年4月1日因咳嗽、咳痰、消瘦检查发现左肺下叶肺癌伴椎骨转移，肺穿刺取病理示肺腺癌。2020年4月12日于我院行第1周期化疗（培美曲塞+顺铂），2020年5月5日行第2周期（培美曲塞+顺铂）方案化疗。就诊时见：恶心，纳差，乏力，进食后呕吐，咳嗽，咳痰，痰色白量多，眠可，二便调。舌质淡，苔薄白，脉弦。

中医诊断：肺积（肺脾气虚证）。

治法：健脾化湿，降逆止呕。

处方：肿瘤健脾方加减。太子参15 g，姜半夏10 g，陈皮6 g，甘草6 g，麦冬12 g，炒白术15 g，茯苓20 g，枇杷叶9 g，柿蒂9 g，旋覆花10 g（包煎），鸡内金15 g，炒谷芽15 g，炒麦芽15 g，生姜5片，大枣5枚。14剂，水煎服。

二诊（2020年7月9日）

患者第3、4周期化疗后，咳嗽、咳痰减轻，轻微恶心、呕吐，胃纳可，睡眠可，二便调。舌质淡，苔薄，脉细弱。予初诊方加葛根20 g、黄精10 g、当归10 g。14剂，水煎服。

后随访，患者诉服用上方后上述诸症缓解。

【注意事项】

（1）热毒炽盛、胃热便秘、阴虚等患者不宜服用本方。

（2）服药期间不宜吃寒凉生冷或辛辣油腻的食物。

【辨病选方心得】

化疗是恶性肺瘤常用的治疗方式，虽然化疗可提高生存率，但其毒性和副作用对生活质量产生不良影响，呕吐为化疗引起的常见症状，给患者带来了极大的痛苦，部分甚至因为难以忍受而中止化疗。

化疗后呕吐属于中医学"呕吐""反胃"的范畴，化疗药物为"药毒""药邪"类，损伤胃气，胃虚失和，致胃气上逆而发生呕吐。若呕吐日久，伤及气阴，可继发气阴两虚。其病机主要是以素体亏虚，癌病日久，加之化疗药物副作用进一步损伤身体，最终造成脾胃虚弱为本，痰饮水湿内停，气机升降失司、胃气上逆为标。其治法应遵循"标本兼治"的治疗原则，以脾胃虚弱、痰水湿内停，胃气上逆的关键病机。治疗应以健脾化湿、降逆止呕为大法。肿瘤健脾方由六君子汤化裁而来，全方共奏健脾化湿、降逆止呕之功，能改善患者全身状况，增加患者的依从性。

养肺消癌汤

【主治疾病】

中医病名：肺癌。

西医病名：肺恶性肿瘤。

【药方组成】

北沙参　麦冬　玉竹　百合　太子参　白术　茯苓　白花蛇舌草　陈皮　姜半夏　生甘草

【功效】

益气养阴。

【适宜证型】

气阴两虚。

【用法】

水煎服，早、晚2次温服。

【方药解析】

北沙参养阴清热，益胃生津；麦冬养阴生津，润肺清心；玉竹生津止渴，养阴润燥；百合养阴润肺，清心安神；太子参、白术、茯苓益气健脾；白花蛇舌草消肿散结，清热解毒；陈皮、姜半夏理气化痰，降逆止呕；生甘草润肺止咳，清热解毒，调和诸药。诸药合用，可奏益气养阴、清热解毒、理气化痰之功。

【验案举隅】

李某，男，60岁。

初诊（2021年3月17日）

主诉：肺癌化疗后乏力气短、咽喉干燥。

现病史：患者于2020年11月开始出现咳嗽伴胸痛，查胸部CT示左下肺占位性病变，肺癌可能性大，纵隔多发淋巴结转移。行CT引导下穿刺活检确诊为肺磷癌。于2020年12月2日至2021年3月5日先后以紫杉醇酯质体210 mg 1日＋顺铂35 mg 1～3日，每3周1次方案化疗2个周期，化疗后评估病情稳定。患者行 4 个周期化疗后出现乏力消瘦，食欲下降，咳嗽胸闷。诊时见：患者神疲面黄，身倦乏力，气短懒言，咽干口燥，咳嗽少痰，胸闷心慌，纳食欠佳，二便尚可，舌质暗红、苔薄少，脉细数无力。

中医诊断：肺积（气阴亏耗，痰瘀胶结证）。

治法：益气养阴，化痰散结。

处方：养肺消癌汤加减。北沙参 15 g，麦冬 15 g，玉竹 15 g，百合 15 g，黄芪 15 g，太子参 15 g，白术 15 g，茯苓 15 g，白花蛇舌草 30 g，陈皮 6 g，金荞麦 30 g，浙贝母 10 g，半夏 10 g，甘草 6 g。14 剂，早、晚温服。

二诊（2021 年 4 月 14 日）

服药后神倦乏力、胸闷心慌减轻，仍有咳嗽痰黏难咯，食欲不振，夜眠欠安，二便尚可，舌脉同前。予初诊方加紫菀 10 g、紫苏梗 10 g、款冬花 10 g、合欢皮 15 g、夜交藤 15 g，14 剂，服法同前。

三诊（2021 年 5 月 12 日）

服药 1 个月，患者自觉症状改善，神疲倦怠改善，咳嗽咳痰减轻，无气短胸闷，纳寐改善，二便可，舌暗、苔薄，脉细弦。患者正气恢复，体质改善，予二诊方加山慈菇 15 g、猫爪草 15 g，加强解毒抗癌。以此为基础调治半年有余，随访未见胸腔外转移征象。

【注意事项】

（1）脾胃虚弱以及身体虚寒的人群忌服用本方。

（2）益气养阴的药品多滋腻而有碍于脾胃运化，运用时需联合健运脾胃之品。

【辨病选方心得】

肺癌属临床上常见的恶性肿瘤，目前手术、放化疗、靶向治疗等是治疗肺癌的常用方法。化疗及靶向药物可有效抑制肿瘤细胞的生长及扩散，但患者在接受此类治疗时常易引发诸多不良反应，如粒细胞减少、恶心呕吐、食欲减退等，肺癌患者化疗后常会出现气虚汗出、阴虚口干、气阴两伤、食欲不振、睡眠多梦等症状，因此给予积极干预以减轻肺癌化疗给机体造成的损伤尤为重要。

肺癌归属于中医学"胸痛""咳嗽""肺积"等范畴，其病因普遍认为与正气不足、肺气亏虚、外感邪毒导致外邪侵袭机体，肺气郁滞，宣降司失，津液布散受阻停聚有关，继而导致气滞、血瘀、痰浊胶阻，搏结日久而形成癌肿。其病机为本虚标实，其中正气内虚为本，气滞、血瘀、痰浊等为标。故临床治疗以扶正益气养阴为原则。

养肺消癌汤由沙参麦冬汤化裁而来，具有益气养阴的功效，与化疗联合可有效缓解化疗产生的肺胃阴伤、咽喉干燥等不良反应，方中北沙参与麦冬均具有抗肿瘤的作用，也可养阴、益中，有助于提高患者生活质量。肺癌虽病位在肺，但其与肝脾之间联系密切，需注意疾病的传变，临证时不可忽视对肝、脾、肾的调治。兼见咳嗽痰黄者，加黄芩、鱼腥草、胆南星清化痰热；咳痰带血，加白茅根、茜草、仙鹤草清热凉血、化瘀止血；阴虚盗汗者，加青蒿、地骨皮、鳖甲养阴清透虚热；胸胁背部疼痛明显者，加紫苏梗、延胡索、片姜黄理气化瘀止痛。

补气养血方

【主治疾病】
中医病名：血劳，虚劳。

西医病名：癌性贫血。

【药方组成】
熟地黄　白芍　当归　川芎　党参　黄芪　白术　茯苓　龟甲　阿胶　升麻　柴胡　甘草

【功效】
补气养血，填精益髓。

【适宜证型】
气血亏虚。

【用法】
水煎服，早、晚 2 次温服。

【方药解析】
方中熟地黄滋阴入肾，白芍柔肝入血，当归、川芎养血活血，四药配伍，补肾养血。党参、白术、茯苓、甘草组成四君子汤，加黄芪共奏健脾益气之效以补后天。龟甲、阿胶为血肉有情之品，补肾填精；升麻、柴胡升举阳气。全方共奏补气养血、填精益髓之效。

【验案举隅】
赵某，男，54 岁。

初诊（2019 年 12 月 5 日）

主诉：胃癌化疗后疲倦怠乏力、腰酸数月。

现病史：患者 2019 年 9 月因发现胃癌，行胃癌根治术后予 SOX 方案（奥沙利铂＋替吉奥）治疗 3 个疗程后，查血常规示白细胞 $3.5×10^9$/L，血红蛋白 65 g/L，血小板 $94×10^9$/L。因患者贫血严重暂停放疗，予重组人促红细胞生成素针纠正贫血。诊见：面色苍白，神疲倦怠，少气懒言，乏力纳差，腰膝酸软，二便尚可，舌淡，苔少，脉细弱无力。

中医诊断：血劳（脾肾亏虚，气血两虚证）。

治法：补气养血，填精益髓。

处方：补气养血方加减。熟地黄 20 g，白芍 12 g，当归 10 g，川芎 10 g，党参 10 g，黄芪 20 g，白术 15 g，茯苓 15 g，龟甲 20 g，阿胶 10 g，升麻 10 g，柴胡 10 g，甘草 6 g。14 剂，早、晚温服。

二诊（2019 年 12 月 20 日）

患者乏力纳差改善，面色较前红润，复查血常规示白细胞 $3.9×10^9$/L，血红蛋白 85 g/L，血小板 $104×10^9$/L。予初诊方 7 剂，巩固疗效。后随访，患者已顺利完成化疗。

【注意事项】

（1）女性在月经期忌服本方，避免月经过多。

（2）脾胃虚弱、体质湿热的患者，慎服本方，以免引起不适的症状。

【辨病选方心得】

癌性贫血是肿瘤本身及抗肿瘤治疗所导致的一类贫血，严重影响患者生活质量。现代医学认为癌性贫血主要与癌细胞浸润后消耗营养物质，侵占正常细胞营养引起慢性失血，放化疗及靶向治疗等消耗正常的造血干细胞致白细胞、红细胞、血小板减少有关。临床上西医多采用输血、促红细胞生成素等进行治疗，快速改善患者贫血的临床症状，但是这种治疗方式对肿瘤本身也具有一定的负面作用。中医认为癌性贫血属"血劳""虚劳"等范畴。癌性贫血的病因病机与肿瘤的病因病机密切相关。肿瘤为消耗性疾病，久病及肾，肾藏精，精生髓，髓生血，肾虚则血少；或久病不愈，暗耗营血；或情志失调，肝郁化火，暗耗阴血；或肿瘤浸润骨髓，耗伤营血。故气血虚损是癌性贫血的内在基础，治疗原则以补气养血、填精益髓为主。补肾填精贯穿始终，且兼顾心、肝、脾三脏。

临床治疗癌性贫血常以补气养血方为基础方加味，补血而不滞血，是治疗血虚证的首选方之一，熟地、当归、白芍、川芎滋阴补血，加黄芪、阿胶、鳖甲、龟甲等补先天，党参、白术、茯苓健脾以补后天，全方对改善癌性贫血患者的血虚症状，减少输血需求，对改善患者的生存质量及提高治疗耐受性尤其有益。瘀血阻滞者可加地鳖、蜈蚣、鸡血藤为活血化瘀、祛积通络之品，正虚邪盛者可加白花蛇舌草、山慈菇以清热消肿，防止邪毒入里化热。

养阴透热方

【主治疾病】

中医病名：内伤发热。

西医病名：癌性发热。

【药方组成】

青蒿　鳖甲　生地黄　知母　白薇　银柴胡　牡丹皮　玄参

【功效】

养阴透热。

【适宜证型】

阴虚内热。

【用法】

水煎服，早、晚 2 次温服。

【方药解析】

本方中鳖甲与青蒿配伍共为君药，青蒿芳香而辛苦寒，可透络清热，从而引邪外出；鳖甲性微寒而味咸，属阴，有退热除蒸、潜阳滋阴之效。生地黄性甘寒，有生津清热、凉血滋阴之功；知母性寒而苦甘，行滋阴润燥、清热泻火之效。牡丹皮微寒而性苦辛，可活血凉血，清热祛瘀，泻阴中之伏火，加强青蒿清热透络之效。白薇苦寒，清热凉血，银柴胡清虚热、退骨蒸。玄参滋阴凉血、滋肾养阴。全方共成滋阴清热、透邪外出之效。

【验案举隅】

周某，女，75 岁。

初诊（2021 年 6 月 9 日）

主诉：反复发热 1 月余。

现病史：患者 2021 年 1 月于外院发现阑尾占位，遂行手术治疗，术后病理提示阑尾黏液瘤。术后于我院行腹腔循环热灌注化疗 6 个疗程。2021 年 5 月初患者无明显诱因下出现反复发热，最高可达 39℃，经物理降温、抗感染等对症治疗后未明显缓解，查血常规、CRP、降钙素原、血培养未见明显异常。刻诊：患者神清，精神软，乏力，胃纳一般，间断发热，午后发热，体温 37.3～38.5℃，盗汗，多梦，无咳嗽咳痰，无腹痛腹泻、二便调。舌红少苔，脉细数。

中医诊断：内伤发热（阴虚内热证）。

治法：养阴透热。

处方：养阴透热方加减。青蒿 12 g，鳖甲 20 g，生地黄 15 g，知母 15 g，白薇 10 g，银柴胡 10 g，牡丹皮 10 g，玄参 10 g，浮小麦 10 g，牡蛎 15 g，甘草 6 g。14 剂，水煎服，每日 1 剂。

二诊（2021 年 6 月 23 日）

患者体温较前下降，波动于 37.0～37.5℃，无明显盗汗，夜眠一般，查舌红少苔较前改善，脉细。予初诊方去浮小麦、牡蛎，加夜交藤 15 g、远志 10 g、酸枣仁 10 g。7 剂，水煎服。患者服药 7 剂后，诉体温维持在 36～37℃，余证见好转。

【注意事项】

（1）青蒿不耐高温，煎煮时间不宜太长，或用沸水泡服。

（2）阴虚欲抽搐者，不宜用本方。

【辨病选方心得】

癌性发热是指癌症患者在排除感染、抗生素治疗无效的情况下，出现了直接与癌症有关的非感染性的发热，以及患者在肿瘤发展过程中因治疗而引起的发热，是常见的恶性肿瘤并发症。西医治疗主要是对症支持治疗，物理降温，使用非甾体抗炎药、皮质类固醇、免疫抑制剂等药物。西医治疗癌性发热虽然起效快，但维持时间短、疗效不佳容易复发，且药物的副作用较大，无法达到预期目标。中医学将癌性发热归于"内伤发热"范畴，癌毒内蕴，影响脏腑气机，产生湿、毒、痰、瘀等病理产物，病情缠绵反复，易耗伤精气，多数患者骨蒸、潮热、盗汗明显，低热缠绵，辨证多属阴虚发热。养阴透热方以青蒿鳖甲汤为基础方，鳖甲滋阴透热"入络透邪"，青蒿轻清芳香透络，引邪外出，全方用以治疗癌症阴虚邪伏，阴液耗伤，邪伏阴分的发热，不但可退热，还能增强体质，扶正固本，缓解化疗反应，提高化疗效果。若盗汗较重，治宜固表止汗，加生牡蛎、浮小麦及麻黄根；若阴虚较甚，治宜滋养阴精，可加用北沙参、麦冬、石斛、玉竹等；若兼见失眠，治宜养心安神，可加夜交藤、酸枣仁、茯神等。

愈 疡 汤

【主治疾病】

中医病名：口糜。

西医病名：口腔溃疡。

【药方组成】

黄柏　水牛角　知母　紫草　砂仁　生甘草

【功效】

养阴清热。

【适宜证型】

阳明郁热。

【用法】

水煎服，早、晚各 1 次温服。

【方药解析】

黄柏苦寒清热，水牛角凉血活血，知母清热泻火、滋阴润燥，利于清泻脾胃之火，紫草清热凉血、活血解毒，砂仁化湿和胃，生甘草调和诸药。全方养阴清热，又兼顾胃气。

【验案举隅】

刘某，男，45 岁。

初诊（2018 年 9 月 30 日）

主诉：结肠癌术后反复口腔溃疡疼痛 4 个月。

现病史：2018 年 5 月确诊为结肠癌，行结肠癌根治术，术后行 XELOX 方案化疗 6 次，化疗后患者开始反复口腔溃疡，采用维生素 B_2 片、维生素 C 片内服和氯己定含漱可稍缓解，但口腔溃疡容易反复。刻下：口腔黏膜及舌体遍布溃疡，黏膜红肿，疼痛难忍，难以进食，舌红苔黄腻，脉细数。

中医诊断：口糜（阳明郁热，虚火上炎证）。

治法：养阴清热。

处方：愈疡汤。黄柏 10 g，水牛角 30 g，知母 10 g，紫草 10 g，砂仁 10 g，生甘草 6 g。7 剂，水煎服。

二诊（2018 年 10 月 15 日）

患者口腔溃疡面较前有收敛，黏膜红肿减退，疼痛减轻，能进食少量米粥，舌红苔黄腻，脉细。予初诊方，14 剂。随访诉症状减轻，口腔溃疡基本愈合。

【注意事项】

此方药多偏寒凉，若长时间服用，易损伤脾阳，引起脾阳虚衰以致腹痛腹泻等症状，不可久服。

【辨病选方心得】

口腔溃疡是一种常发生于口腔黏膜的溃疡性损伤病症，典型表现为口腔表面有灰白色或者黄色假膜，中央可见凹陷，边界清楚，周围黏膜红而略肿。肿瘤患者放化疗后口腔黏膜脆性增加，容易破溃，同时放化疗会抑制全身免疫系统，导致机体抵抗力下降，易出现复发性口腔溃疡，影响患者进食和生活质量。目前临床多采用放化疗时口含冰块等减少口腔黏膜血供以减少溃疡发生，但疗效欠佳。中医对于治疗口腔溃疡有丰富的经验和理想的疗效。中医历代医家中常称本病为"口糜""口舌生疮""口破"等。肿瘤放化疗相关口腔溃疡因其发病原因的特殊性，发病机制与一般口腔溃疡不同，化疗患者反复口腔溃疡，往往虚实夹杂，正气受损，脾胃亏虚，水谷精微无以运化，而病久累及肾，化疗日久伤肾精，肾虚无以温阳后天之本，致使脾胃郁热循经上炎，发生口腔溃疡。本病为本虚标实，治疗宜滋阴降火，清阳明火。愈疡汤中黄柏、砂仁、生甘草三药取自封髓丹，黄柏平肾火而坚阴，砂仁化中焦之湿，生甘草清心火，加紫草、知母、水牛角等清热凉血之品，使心火清、湿土化，心肾交通，促进溃疡愈合。

益气升板方

【主治疾病】

中医病名：虚劳，血虚。

西医病名：化疗后血小板减少症。

【药方组成】

黄芪　党参　生地黄　白茅根　鸡血藤　骨碎补

【功效】

益气滋阴，填精生髓。

【适宜证型】

气阴不足，脾肾两虚。

【用法】

水煎服，早、晚各1次温服。

【方药解析】

黄芪、党参健脾益气以生血，使气血生化有源。生地黄清热凉血、滋肾养阴；白茅根凉血止血、清热生津；鸡血藤养血活血，使补中有行，补而不滞；骨碎补补肾强骨，填精益髓。全方共奏益气滋阴、填精生髓之效。

【验案举隅】

李某，男，63岁。

初诊（2019年8月20日）

主诉：胃癌术后2个月，出现血小板减少1周。

现病史：患者2019年6月胃镜发现胃癌，行胃大部切除术，术后行"奥沙利铂＋替吉奥"方案化疗3个疗程。1周前患者化疗后出现血小板下降，低至55×10^9/L，外院予重组人白细胞介素-11、重组人血小板生成素治疗，血小板有升高，但停药后容易下降，血小板维持（60～70）$\times 10^9$/L，无明显出血，为顺利完成后续化疗来我院寻求中医治疗。诊见：患者面色无华，少气懒言，心悸气短，倦怠乏力，食少纳差，畏寒，腰膝酸软，多梦易惊，舌淡红，苔薄白，脉沉细。

中医诊断：虚劳（脾肾亏虚，气阴两虚证）。

治法：益气滋阴，填精生髓。

处方：益气升板方加减。黄芪20g，党参15g，生地黄15g，白茅根15g，鸡血藤30g，骨碎补15g，黄精10g，合欢皮10g，夜交藤10g，炙甘草10g。7剂，每日1剂，水煎服，早、晚温服。

二诊（2019年8月27日）

患者诉神倦乏力好转，仍有食少纳差，复查血小板计数78×10^9/L。予初诊方加炒白术15g、大枣5枚、茯苓10g。7剂，服法同前。

三诊（2019年9月3日）

患者复查血小板计数80×10^9/L，不适症状改善。予二诊方14剂，服法同前。随访患者血小板＞85×10^9/L，并顺利完成后续静脉化疗，病情稳定。

【注意事项】

脾胃虚寒易腹泻者慎用本方。

【辨病选方心得】

恶性肿瘤化疗所致血小板减少是化疗常见的并发症之一，由于化疗药物对骨髓产生抑制作用，导致外周血中血小板计数下降，严重影响患者的凝血功能。血小板减少可导致皮肤、黏膜、脏器出血风险增高，影响化疗疗程，若血小板持续下降甚至会危及患者生命。目前临床上多采用延迟化疗时间、减少化疗剂量、更换化疗方案甚至暂停化疗等进行预防，一般采用皮下注射重组人白细胞介素-11、重组人血小板生成素等促进血小板生成的药物来对症治疗，严重者给予输注血小板以防止重要脏器出血。这些治疗虽然能短期内提高血小板计数，降低出血风险，但相关药物价格昂贵，患者经济负担较重，而输注血小板可能引起输血反应、感染等并发症，导致临床应用受限。

中医认为，化疗后血小板减少属于"虚劳""血虚"等范畴，化疗药为攻伐之品，具有火热毒性，热毒伤阴，阴虚火旺，迫血妄行，则有出血风险；患者久病及化疗后则正气不足，脾胃受损，气血生化乏源，久病及肾，出现脾肾亏虚的表现。故临证辨证时需以健脾滋肾为原则，益气养阴，辅以凉血清热、填精生髓之品。益气升板方由黄芪、党参为君药，黄芪能补气养血、健脾益肺，党参能补气升阳、益卫固表。化疗后血小板减少患者多有阴虚火旺，配合生地黄、白茅根等凉血之品。肾为先天之本，血为精之所化，若肾虚不能化血，故方中加生地黄、骨髓补补肾益髓。加入鸡血藤能使补而不滞，诸药合用，能相互协同，增强益气养血滋肾功效。若肝肾亏虚，可加山茱萸、菟丝子、鹿角胶；有皮肤瘀斑，可加茜草、仙鹤草等凉血止血之品。

行气利水方

【主治疾病】

中医病名：臌胀。

西医病名：癌性腹水。

【药方组成】

当归　川芎　白芍　茯苓　炒白术　泽泻　黄芪　防己　白术　生甘草　生

姜　大枣　大腹皮

【功效】

活血行气，健脾利水。

【适宜证型】

肝郁脾虚。

【用法】

水煎服，早、晚各 1 次温服。

【方药解析】

方中当归、白芍、川芎养血柔肝，养肝之体；炒白术健脾燥湿，茯苓、泽泻化湿利水，利水从小便出。黄芪、防己、白术、生甘草、生姜、大枣组成防己黄芪汤，重用黄芪以益气健脾；加用大腹皮宽中行气利水。全方利水行气，肝脾双补。

【验案举隅】

患者，女，65 岁。

初诊（2020 年 6 月 14 日）

主诉：结肠癌术后 8 月余，腹胀 1 个月。

现病史：2019 年 9 月 1 日因发现结肠占位性结肠癌根治术，术后考虑结肠癌伴腹盆腔腹膜、大网膜、肠系膜转移。术后给予"XELOX＋贝伐珠单抗"化疗联合靶向治疗 8 个疗程，病情稳定。1 个月前患者出现腹胀，小便量减少。刻诊：神志清，精神可，面色黄，自觉腹胀进行性加重，阵发性腹痛，伴恶心，纳少，神疲乏力，小便不利，夜眠欠安。查体：腹部膨隆，肝脾触诊不满意，叩诊浊音，移动性浊音阳性，双下肢轻度指凹型水肿。舌淡光滑少苔，脉弱。辅助检查：全腹部 CT 示腹膜、网膜增厚（转移）腹盆腔积液。腹水彩超显示腹盆腔积液（最深 60 mm）。

中医诊断：臌胀（肝郁脾虚，水湿内停，气血瘀滞证）。

治法：健脾渗湿，疏肝理气，活血利水。

处方：行气利水方加减。当归 15 g，白芍 20 g，川芎 10 g，茯苓 15 g，炒白术 15 g，泽泻 20 g，黄芪 50 g，防己 15 g，大腹皮 15 g。7 剂，水煎服，每日 1 剂，早、晚温服。

二诊（2020 年 6 月 22 日）

患者诉服上方后，小便量较前增多，腹胀及下肢浮肿好转，腹痛减轻，予初诊方，14 剂，服法同前。

三诊（2020 年 7 月 6 日）

患者腹胀腹痛明显好转，下肢水肿减退，无恶心，胃纳增多。后续继续周期性化疗联合肿瘤深部热疗维持治疗。

【注意事项】

肾病患者、水湿壅盛肿甚者、阴虚无湿热者不宜服用本方。

【辨病选方心得】

癌性腹水属于中医学"臌胀"范畴，胃肠肿瘤腹膜转移、肝硬化肝癌、低蛋白营养不良等往往引起癌性腹水，治疗颇为不易。本病多由肝郁脾虚，气滞水停为病因病机，症状特点除腹胀腹水外有胸胁隐痛，呃逆或排气不畅，嗳气矢气稍觉缓，纳差乏力，劳则重，下肢肿，舌暗，脉涩等表现。癌性腹水的治疗旨在调节脏腑虚损与祛除腹腔邪滞并重。临证施以行气利水方，疏肝健脾、理气利水兼活血。行气利水方为当归芍药散及防己黄芪汤化裁而来，其中当归芍药散为主方，取调和肝脾、土木共生以治水；防己黄芪汤中重用黄芪，调节气化、益气扶正祛邪。两方合用，肝脾并气血同治，令肝畅则气调达，脾健则湿邪除。若下肢肿甚，加茯苓皮 30 g 增强利水消肿之效；若泛酸、便溏，予吴茱萸散寒温胃、疏肝降逆；若伴恶心呕吐、纳差，并入葛根 12 g 以升清降浊；若肝癌腹水，或胸胁隐痛、发热，酌情加柴胡、黄芩、清半夏，取柴胡剂疏肝理气、退热之义。

乳核散结汤

【主治疾病】

中医病名：乳核。

西医病名：乳腺纤维腺瘤。

【药方组成】

蒺藜　知母　玄参　麦冬　夏枯草　浙贝母　丝瓜络　合欢皮　生牡蛎　莪术　橘核　香附　太子参　茯苓　生甘草

【功效】

清肝泻火，理气散结。

【适宜证型】

肝郁化火。

【用法】

水煎服，早、晚各 1 次温服。

【方药解析】

蒺藜辛散通郁，横行排荡，入肝经，可疏肝解郁，为君药。知母、玄参、麦冬为臣药，知母清热泻火，滋阴润燥；玄参清热凉血，滋阴降火，能解毒散结；麦冬养阴生津。三药相伍可清热化邪，君臣相伍，疏泄气机，清肝胆郁热，使胸中气机畅达。夏枯草清肝散结解毒；浙贝母清热解毒散结；丝瓜络入经络，解郁热，善通乳络。生牡蛎、莪术、橘核、香附为疏肝理气化痰软坚之品，合欢皮安神解郁；太子参、茯苓健脾化湿，皆为佐药；生甘草调和诸药为使药。

【验案举隅】

陈某，女，50 岁。

初诊（2020 年 10 月 18 日）

主诉：发现右乳结节 1 年，双乳胀痛 3 个月。

现病史：患者 1 年前查乳腺超声提示右侧乳房 3 点位、右乳 6 点位分别可见 0.7 cm×0.5 cm、0.4 cm×0.3 cm 的低回声结节，边界清，未见明显血流信号。双侧腋下均未见异常肿大淋巴结。双侧乳腺腺体结构分布紊乱，实质回声减低不均匀，外上象限为著，乳腺内血流信号未见明显异常。3 个月前患者出现双乳胀痛，阵发性，无触痛，经前加重，至今未缓解，遂就诊。刻下：患者双乳阵发性胀痛，平素喜太息，焦虑，眠浅易醒，胃纳可，二便调，月经无殊。舌淡，苔薄白，脉象弦。

中医诊断：乳核（肝气郁结证）。

治法：清肝泻火，健脾理气散结。

处方：乳核散结汤。蒺藜 10 g，知母 10 g，玄参 10 g，麦冬 10 g，夏枯草 15 g，浙贝母 12 g，丝瓜络 15 g，合欢皮 15 g，生牡蛎 20 g，莪术 10 g，橘核 10 g，香附 10 g，太子参 15 g，茯苓 10 g，生甘草 6 g。14 剂，每日 1 剂，水煎服，早、晚饭后服。嘱患者保持心情愉悦，避免劳累熬夜，避免辛辣、油腻、刺激、寒凉之物，清淡饮食，食饮节制，勿过饥过饱，饮食均衡。

二诊（2020 年 11 月 3 日）

患者诉治疗后双乳疼痛明显减轻，睡眠好转。予初诊方，14 剂，服法同前。2021 年 1 月 15 日复查乳腺彩超，双乳未见明显占位性病变。

【注意事项】

（1）本方为疏肝散结软坚之品，有部分人会出现一些胃肠道刺激，若出现严重腹胀、腹泻等严重情况时应停止用药。

（2）孕妇禁服，经期暂停服药本方。

【辨病选方心得】

乳核是指乳腺小叶内纤维组织和腺上皮的良性肿瘤。临床特点为乳中结核，形如丸卵，边界清楚，表面光滑，推之活动，好发于20～25岁青年妇女，相当于西医学的乳腺纤维腺瘤。乳中有核，责之肝，当今患者受到多重压力，多有失眠、喜太息、焦虑、抑郁表现。其病因病机以情志内伤、肝气郁结、忧思伤脾，痰湿内生、冲任失调，气血不和引起气滞、血瘀、痰凝积聚乳房胃络而成。本病当以软坚散结治其标，消痰祛湿，疏肝解郁治其本为大法，标本兼治。治疗当清肝泻火、理气散结。治疗当以理气疏郁为首，蒺藜能使肝经调达，气调血畅，乳络得通。乳核为乳房肿块性疾病，生牡蛎、莪术、橘核、香附等能化痰软坚、消散结节。肝气不舒、郁久化热，需酌加清热解毒之品，以免肝经郁热。全方配伍，理其气，通其络，散其结，乳络得畅，结块自消。

浆乳消肿方

【主治疾病】

中医病名：粉刺性乳痈。

西医病名：浆细胞性乳腺炎，肉芽肿性小叶性乳腺炎。

【药方组成】

柴胡　当归　川芎　赤芍　生地黄　夏枯草　黄芩　焦栀子　天花粉　牛蒡子　白花蛇舌草　炒山楂　茯苓　薏苡仁

【功效】

疏肝清热，活血消肿。

【适宜证型】

肝经蕴热。

【用法】

水煎服，早、晚各1次温服。

【方药解析】

方中以柴胡为君药，有疏肝解郁、清肝退热、升阳举气的作用。黄芩清热解毒、消肿排脓，与柴胡相配伍，既疏少阳半表之邪，又清少阳半里之热，并入少阳肝胆经，使气机畅达，共奏疏散肝胆郁热之功。生地黄、当归养血和血，赤芍凉血活血，川芎行气止痛，牛蒡子、焦栀子、夏枯草、天花粉、白花蛇舌草清热解毒、消肿散结，山楂、茯苓、薏苡仁健脾化湿。诸药相合，共奏疏肝清热、活血化瘀、调畅气机之效。

【验案举隅】

张某，女，32岁，已婚，已育。

初诊（2021年3月18日）

主诉：左侧乳房肿块疼痛2周。

现病史：患者2周前因外力撞击后出现左侧乳房肿块，局部伴疼痛，当时无发热，至外院经西药抗感染治疗1周，效果不佳，肿块疼痛症状加重。1周前至当地医院行乳腺彩超检查提示左乳实性占位。行乳房肿物穿刺活检，病理提示慢性炎症细胞浸润。为进一步治疗来我院就诊。刻下：左乳肿痛剧烈，左乳外侧可触及约3 cm×3 cm肿块，触痛明显，未及波动感，饮食可，大便干，小便正常。舌质红，苔黄腻，脉弦数。

中医诊断：粉刺性乳痈（肝经蕴热证）。

治法：疏肝清热，活血消肿。

处方：浆乳消肿方化裁。柴胡10 g，当归12 g，川芎10 g，赤芍10 g，生地黄15 g，夏枯草10 g，黄芩10 g，焦栀子10 g，天花粉10 g，牛蒡子10 g，白花蛇舌草15 g，炒山楂10 g，茯苓15 g，薏苡仁15 g，生甘草6 g。14剂。每日1剂，水煎服，分早、晚2次服用。局部外敷如意金黄膏联合红外线理疗，每日1次。

二诊（2021年4月5日）

乳房肿块范围缩小约1/3，质地变软，疼痛明显减轻，舌质淡、苔微黄腻，脉弦。予初诊方，10剂，服法同前。同时继续外用治疗。

三诊（2021年4月15日）

肿块消散约2/3，予初诊方，5剂。外用如意金黄膏。治疗后患者肿块消失，未诉特殊不适。

【注意事项】

本病治疗期间忌食海鲜辛辣炙煿之物，需要保持心情舒畅，保持乳头清洁，经常清理分泌物。

【辨病选方心得】

粉刺性乳痈是发生于非哺乳期和非妊娠期妇女的慢性化脓性乳腺疾病。患者主要表现为乳房脓肿、乳晕肿块、非周期性乳房疼痛、乳头凹陷、乳头溢液等症状。素有乳头凹陷畸形，加之情志抑郁不畅等因素，肝郁气滞，营气不从，经络阻滞，气血瘀滞，聚结成块，郁蒸腐肉酿脓而成，溃后容易成瘘；若气郁化火，迫血妄行，可有乳头溢血。该病相当于西医学的浆细胞性乳腺炎、肉芽肿性乳腺炎、乳腺导管扩张症等。以往粉刺性乳痈的治疗主要以手术为主，但单纯手术治疗常常会导致乳房外形的严重破坏，乳房皮肤留下明显的瘢痕，给患者带来严重心理负担。

粉刺性乳痈肿块期以乳房肿块为主，可有轻度疼痛或无疼痛，皮色正常或淡红，质地较硬，也有肿块色暗红，按之灼热，但无明显波动感。舌淡红或胖大，苔薄白或薄黄，脉弦滑或弦细，临床分型属肝经蕴热证。浆乳消肿方由柴胡清肝汤化裁而来，以柴胡、夏枯草、当归、赤芍为基础方，在清热解毒的基础上，加用活血消肿之品，调和阴阳气血，避免过多使用清热解毒的药物导致气血凝滞，肿块欲消不消，欲脓不脓等情况。本病病程较长，用药日久，易伤脾胃，加用炒山楂、茯苓、薏苡仁健脾化湿，资其生源，使中气斡旋得复，顽疾始有转机。若肿块红肿明显或已成脓者，需加大疏肝清热药用量，并加入托毒透脓药；若出现发热、口渴明显者，加用麦冬、玉竹、生石膏、知母等养阴清热药。

第十四章

妇产科疾病验方

保胎止漏方

【主治疾病】

中医病名：胎漏，胎动不安。

西医病名：先兆流产。

【药方组成】

菟丝子　桑寄生　山药　杜仲　生白术　黄芩　生白芍　海螵蛸　藕节
仙鹤草

【功效】

补肾健脾，止血安胎。

【适宜证型】

脾肾亏虚。

【用法】

每日1剂，水煎服，早、晚各1次温服。

【方药解析】

本方由寿胎丸和胎元饮化裁而来，在补肾健脾的基础上加用收敛止血药品以
止血。方中菟丝子补肾益精，固摄冲任，肾旺自能荫胎，故重用菟丝子为君；桑
寄生、杜仲补益肝肾，养血安胎为臣；生白术、山药健脾益气，是以后天养先
天，生化气血以化精，先后天同补，加强安胎之功；生白芍补养营血，缓急止
痛，黄芩坚阴止血安胎，仙鹤草、藕节、海螵蛸，即能收敛止血且能补虚。诸药

合用，共奏补肾健脾、止漏安胎之效。

【验案举隅】

张某，女，30 岁。

初诊（2020 年 6 月 6 日）

主诉：停经 64 日，阴道出血 25 日。

现病史：患者平素经准，末次月经 2020 年 4 月 3 日，停经 1 个月自测尿妊娠阳性，当时无不适。25 日前患者无明显诱因下出现阴道出血，量少，色灰暗，呕吐，口水甚多，大便正常。舌尖稍红，苔薄白，脉细滑。2020 年 6 月 1 日 B 超示宫内早孕（约 7 周 +），妊娠囊 30 mm × 15 mm × 30 mm，胚芽 11 mm，可见原始心搏。子宫动脉阻力：左子宫动脉阻力指数 30 cm/s，RI 0.81，PI 1.81，S/D 3.97；右子宫动脉阻力指数 37 cm/s，RI 0.92，PI 2.84，S/D 12.0。

中医诊断：胎漏。

治法：温中补虚，止血安胎。

处方：附子理中汤加味。附子 6 g，炮姜 6 g，党参 10 g，炒白术 10 g，炙甘草 5 g，半夏 10 g，香附炭 6 g，鹿角胶 10 g。4 剂。

二诊（2020 年 6 月 10 日）

患者阴道出血如前，下腹部阵痛，肠鸣，矢气多，便软，纳欠。舌边尖稍红，苔薄白，脉细滑。方药：理中汤合黄芩汤加味。炮姜 10 g，党参 10 g，炒白术 10 g，炙甘草 5 g，黄芩炭 10 g，炒白芍 10 g，赤石脂 20 g，禹余粮 20 g，艾叶炭 10 g，阿胶 10 g，荆芥炭 10 g。4 剂。

三诊（2020 年 6 月 13 日）

症如上，B 超提示宫腔粘连可能，孕 9 周 +，子宫动脉阻力血流正常。方药：保胎止漏方加味。菟丝子 15 g，桑寄生 15 g，山药 15 g，杜仲 15 g，生白术 15 g，黄芩 10 g，生白芍 15 g，海螵蛸 15 g，藕节 10 g，仙鹤草 20 g，苎麻根 20 g，当归 5 g，黄芪 3 g，荆芥 3 g，炙甘草 6 g。3 剂。

四诊（2020 年 6 月 16 日）

阴道出血净已 2 日。予三诊方，7 剂。随诊后无阴道出血，足月顺娩。

【注意事项】

流产大多是可以预防的，应提倡优生优育，未病先防。先兆流产患者多数情绪紧张焦虑，应注意心理疏导，调畅情志。

【辨病选方心得】

流行病学调查发现，20%～25% 的孕妇在早期妊娠时可能出现先兆流产的症状，先兆流产中约有 35% 会发展为难免流产。先兆流产相当于中医学的"胎漏""胎动不安"，其中有阴道少量流血而无腰膝酸痛下坠为"胎漏"，出现腰腹酸痛下坠或伴少量阴道流血为"胎动不安"。中医认为其病因病机虽夹杂多变，但可总括为冲任损伤，胎元不固。治疗上以补肾为基础，或辅以健脾，或予以化瘀，或处以清热等治法。保胎止漏方既可补肾阳，又能补肾阴，肾旺自能荫胎。方中再配以止血健脾理气之品而成，众药合用，配伍严谨，秉性和柔，温补不燥，动静相应，共奏补肾健脾、固冲养血、安胎止血之功。临证时应结合肾之阴阳的偏虚，选加温肾（如附子、杜仲、补骨脂、鹿角霜）或滋阴（如山茱萸、女贞子、墨旱莲、怀山药）安胎之品。如腰酸下坠、出血较多者，加黄芪、升麻以升阳止血；如偏肾阳虚而见腰酸冷痛、小便频数者，去黄芩，加巴戟天、仙茅、乌药以温肾散寒。

温胃止呕汤

【主治疾病】

中医病名：恶阻。

西医病名：妊娠剧吐。

【药方组成】

党参　炒白术　茯苓　炙甘草　姜半夏　竹茹　干姜　益智仁　山药　钩藤

【功效】

健脾和胃，降逆止呕。

【适宜证型】

脾胃虚弱。

【用法】

每日 1 剂，水煎服，早、晚各 1 次温服。

【方药解析】

方中以四君党参、炒白术、茯苓、炙甘草健脾胃和中，胃以降为顺，故以姜半夏化痰降逆止呕，干姜温胃止呕，竹茹清热安中，与干姜配合则温中有清。益智仁温肾摄唾，山药健脾补肾，钩藤清肝降胆火。诸药合用，健脾和胃，升降合宜，清温并用，以达止呕之效。

【验案举隅】

阚某，女，29岁。

初诊（2018年8月15日）

主诉：停经25周+5，反复恶心呕吐4月余。

现病史：患者现停经25周+5，近4月余未反复出现恶心呕吐，时轻时重，呕吐胃内容物。患者现自觉胸闷不适，只进少许面条、粥，进食米饭等即觉胸闷、胃脘部不适，胃脘时有绞痛，约1小时后呕吐，呕吐胃内容物。可饮少许姜汤，饮温水后自觉胃脘部冰冷、有水晃动感，胸及背冰凉。嗳气难，或泛酸，口微酸，大便4日一行。舌淡红，苔薄白，脉细软。辅助检查：2018年8月6日外院检查示红细胞计数3.51×10^{12}/L，血红蛋白109 g/L，红细胞比容30.8%，血钠135 mmol/L。7月24日查B超示宫内单活胎，孕22周+4，胎心166次/分，胎动可见，胎盘附着于子宫前壁，成熟度0级，距宫颈内口＞20 mm，羊水指数100 mm，脐动脉S/D 2.73 mm，RI 0.63。

中医诊断：妊娠恶阻（水饮内停证）。

治法：温阳化饮，调气和胃。

处方：温胃止呕汤加减。茯苓10 g，干姜4 g，炒白术10 g，炙甘草6 g，钩藤10 g，佛手10 g，檀香5 g，沉香1 g（冲），炒白芍10 g，益智仁6 g。3剂。

二诊（2018年8月18日）

胸闷好转，呕吐好转，舌脉如前。予初诊方改干姜6 g、钩藤15 g，加姜半夏10 g。3剂。

三诊（2018年8月21日）

呕吐消失，胸闷续减，胸背冷减，舌脉如前。予初诊方加瓦楞子30 g、陈皮10 g。3剂。

四诊（2018年8月24日）

胸背冷轻微，诸症均见好转，耳塞，舌脉如前。予初诊方加太子参12 g、砂仁5 g（冲服）。3剂。

五诊（2018年8月27日）

胸背冷除，胸闷，耳窒，舌脉如前。予初诊方去佛手、檀香，改钩藤15 g、益智仁10 g，加姜半夏9 g、太子参15 g。3剂。

六诊（2018年8月30日）

胃痛除，耳窒，目黑，舌脉如前。予初诊方去沉香，加甘松6 g。4剂。

【注意事项】

（1）恶阻经及时治疗，大多可治愈。若出现体温升高达38℃以上，心率每分钟超过120次，出现持续黄疸或持续蛋白尿、精神萎靡不振等，应及时考虑终止妊娠。

（2）本病发生往往与精神因素有关，患者应保持乐观愉快的情绪，解除顾虑，避免精神刺激。

（3）生活中须调配饮食，宜清淡。应采取少量缓缓呷服之法，多食易消化，忌肥甘厚味及辛辣之品，鼓励进食，少量多餐，服药以获药力。

【辨病选方心得】

在中医学理论当中，妊娠剧吐被称为"恶阻""阻病"，以脾胃虚弱型在临床上最为多见，发病的主要机制在于冲气上逆、胃失和降。西医目前以静脉营养支持、调节水电解质平衡、纠正酸中毒为基本的对症治疗方法。中医治疗脾胃阳虚之妊娠恶阻，可予温胃止呕汤。脾胃为仓廪之官，主受纳及运化水谷，若素体脾胃虚弱，运化失职，气机不畅，或中阳不足，中焦虚寒，失其温养而发生阳虚诸症。仲景《金匮要略》云："病痰饮者，当以温药和之。"故治当温阳化饮，调气和胃。全方诸药联合应用，具有温中化痰、行气止呕的功效，尤适合存在呕吐痞闷、不思饮食、脘腹胀痛、消瘦倦怠、气虚肿满症状的患者。

益气通乳方

【主治疾病】

中医病名：缺乳。

西医病名：乳汁过少。

【药方组成】

黄芪　党参　王不留行　麦冬　通草　桔梗　当归　炙甘草　路路通　羊乳

【功效】

补气养血，通络下乳。

【适宜证型】

气血亏虚。

【用法】

每日 1 剂，水煎服，早、晚各 1 次温服。

【方药解析】

方中党参、黄芪补气；羊乳益气养阴通乳；当归、麦冬养血滋阴；桔梗、通草理气通络，王不留行、路路通通络下乳，炙甘草调和诸药。全方补气养气血充足，乳脉通畅，则乳汁自出。

【验案举隅】

杨某，女，28 岁。

初诊（2018 年 5 月 21 日）

主诉：产后盗汗伴乳汁不足 1 月余。

现病史：患者于 2018 年 5 月 12 日顺产一婴后出现盗汗，衣服浸透，一晚上需更换 4 件，畏寒，手脚冰冷，乳汁不足，每日乳汁总量约 180 mL，腰痛，畏风，胃纳差，进食欲呕吐，夜寐差，便秘，3 日一次，小便量少。舌淡红，苔薄白，脉细。

中医诊断：缺乳（气血虚弱证）。

治法：疏通经络，益气生津，生乳。

处方：益气通乳方加味。黄芪 20 g，党参 20 g，王不留行 15 g，麦冬 10 g，通草 10 g，桔梗 10 g，当归 10 g，炙甘草 6 g，路路通 15 g，羊乳 30 g，桂枝 6 g，炒白芍 6 g，浮小麦 30 g，五味子 5 g，生姜 3 片，大枣 3 枚。7 剂，服法同前。

二诊（2018 年 5 月 28 日）

乳汁增加 1 倍，出汗减少。予初诊方加煅牡蛎 20 g。7 剂。

【注意事项】

（1）加强产后营养，尤其是富含蛋白质食物和新鲜蔬菜，以及充足的汤水。

（2）保持情绪乐观，心情舒畅，适当锻炼，维护气血和调。

【辨病选方心得】

缺乳的主要病机为乳汁生化不足或乳络不畅。常见病因有气血亏虚、肝郁气滞、痰浊阻滞。《诸病源候论》即列有"产后乳无汁候"，认为其病因系"既产则血水俱下，津液暴竭，经血不足"使然。故补气养血则胃气平复，胃旺则水谷之精气以生新血，血充则乳自足。产妇乳汁资于血而化于气，气血虚弱型产后缺乳者，当以投补气药物为主，以达气旺生血而化乳汁的目的，同时稍加以养血药物，故益气通乳方中重用黄芪大补脾肺之气，配以当归和营养血，使气旺血生。

同时产妇津液亏损，无以充养阴血，则无以化乳汁，常出现产后乳汁不足或色黄，量少。故强调津液亦是乳汁生成的重要部分，此时当补养津液，以充阴血，而化乳汁，方中加入麦冬以养阴生津。同时炙甘草气血双补，桔梗能载药上行，王不留行、路路通、通草具有通经下乳的功效。羊乳即山海螺，为浙江何氏妇科治疗缺乳的经验用药，可治乳少及乳痈，临床效果显著。

祛瘀清宫汤

【主治疾病】

中医病名：胞衣不下。

西医病名：不完全性流产。

【药方组成】

益母草　当归　川芎　桃仁　炮姜　生蒲黄　枳壳　马齿苋　牛膝　王不留行　天花粉　花蕊石

【功效】

理气行血，祛瘀下胎。

【适宜证型】

气滞血瘀。

【用法】

每日 1 剂，水煎服，早、晚各 1 次温服。

【方药解析】

该方由生化汤化裁而来。全方重用当归养血逐瘀，于补血之中行逐瘀之法，使气血不耗，瘀亦得消；以益母草、牛膝为将，活血下胎；川芎、桃红行血祛瘀；炮姜温阳止痛；王不留行活血化瘀通经，促进残留排出天花粉杀胚消癥；花蕊石化瘀下胎。全方在底方基础上，强化了化瘀、消癥、利水、止血之功，使行不伤正，止不留瘀，温凉并进，血水同治。

【验案举隅】

盛某，女，41 岁。

初诊（2015 年 10 月 2 日）

主诉：停经 40 日，阴道少量出血伴腹痛 2 日。

现病史：患者平素经准。末次月经 2015 年 8 月 24 日，9 月 28 日查血绒毛膜促性腺激素 313 IU/L，孕酮 10.9 ng/mL。9 月 30 日查血绒毛膜促性腺激素 339 IU/L，孕酮 3.96 ng/mL。今日超声提示宫腔内见蜕膜样强回声。2 日前患者出现阴道出血，色黑，伴下腹隐痛。面色苍白，手足略寒，舌淡苔薄，脉沉细。

中医诊断：胞衣不下（寒凝气血，瘀阻胞宫证）。

治法：温经散寒，化瘀止痛。

处方：祛瘀清宫汤加减。当归 30 g，川芎 15 g，益母草 30 g，桃仁 10 g，炮姜 6 g，红藤 30 g，败酱草 30 g，莲房 15 g，血余炭 10 g，丹参 30 g，生蒲黄 30 g，焦山楂 15 g，炙甘草 5 g，花蕊石 30 g，王不留行 30 g，水蛭 6 g。12 剂。

二诊（2015 年 10 月 14 日）

患者阴道出血已止 6 日，带下色黄，无腹痛。10 月 13 日超声复查提示宫内无残留。

【注意事项】

（1）注意治疗时机的分期。前期重在祛瘀生新、下胎益母，活血而择辛滑者用之，则瘀血无停滞之弊，应重当归、川芎、益母草、花蕊石活血祛瘀、缩宫下胎。

（2）在后期针对小产后多虚的特点，在祛瘀同时兼以养血益气、补益正气。方中可加用党参、黄芪、白术等健脾益气以助化瘀，熟地黄、龟甲、山茱萸、狗脊等补血养阴，佐以少量砂仁理气，炮姜温运脾阳，使补而不腻。

【辨病选方心得】

不完全流产病因复杂，受环境、社会等多方面因素影响。近年来稽留流产的发病率逐年增高，对患者生理和心理均造成一定的影响。临床上多用期待疗法、药物或手术治疗，然各有弊端，或宫内残留组织难除，或有阴道出血难止，或创伤宫腔而继发近远期并发症等，困扰患者。中医认为本病总以血瘀为主要致病因素，药流后胞宫因瘀阻而不畅，残留物排出受阻，继生此病。可从气虚、气滞、寒凝分而论之：其一，妇人素体气虚，血失其帅而失于正常运行终致血瘀。其二，妇人平素性情忧郁，气机运行受阻而成血瘀。其三，妇人胎堕后调护不当，不慎感寒，血为寒凝成瘀。祛瘀清宫汤自生化汤化裁而来，在其基础上，强化了化瘀、消癥、利水、止血之功，使行不伤正，止不留瘀，临床效果显著。

三七红藤汤

【主治疾病】

中医病名：腹痛。

西医病名：盆腔炎。

【药方组成】

三七　红藤　延胡索　三棱　莪术　乳香　没药　败酱草　蒲公英　大腹皮
桃仁　皂角刺　白花蛇舌草　徐长卿

【功效】

清热利湿，化瘀止痛。

【适宜证型】

湿热蕴结。

【用法】

每日 1 剂，水煎服，早、晚各 1 次温服。

【方药解析】

方中三七散瘀，消肿定痛；红藤、败酱草、蒲公英、白花蛇舌草清热解毒，
消肿祛瘀；三棱、莪术破血行气，消积止痛；乳香、没药活血化瘀；皂角刺散结
消肿；徐长卿祛湿止痛；延胡索活血化瘀，行气止痛；大腹皮利水消肿行气。

【验案举隅】

戴某，女，38 岁。

初诊（2015 年 9 月 27 日）

主诉：下腹疼痛 3 日。

现病史：患者下腹部疼痛拒按 3 日，体温高达 39.1℃，带下色黄如脓，胃纳
不思，食入即吐，小便色黄，大便偏干，夜寐欠安。末次月经为 9 月 18 日。曾
经西药抗炎治疗 2 日无效。妇检：外阴（－），阴道黏膜充血，分泌物多，色黄如
脓，有臭味，宫颈光滑，充血，宫体前位，正常大小，质中等活动欠佳，压痛明
显，二附件均有明显压痛。舌质红，苔黄腻，脉滑数。B 超提示子宫附件未见异
常，盆腔积液。血常规示白细胞 12.5×10^9/L，中性粒细胞 0.89%。

中医诊断：腹痛（热毒壅盛证）。

治法：清热利湿，化瘀止痛。

处方：三七红藤汤加减。金银花 10 g，当归 10 g，赤芍 15 g，三七 3 g，红藤 30 g，延胡索 10 g，三棱 10 g，莪术 10 g，乳香 4 g，没药 4 g，败酱草 15 g，蒲公英 15 g，白芷 10 g，桃仁 10 g，皂角刺 10 g，白花蛇舌草 30 g，防风 10 g，天花粉 20 g，徐长卿 15 g，炙甘草 6 g。2 剂。

二诊（2015 年 9 月 29 日）

患者腹痛明显减轻，体温正常，胃纳增启，无恶心呕吐，卧床时自觉症状消失，腹部体征好转。予初诊方，7 剂。

三诊（2015 年 10 月 7 日）

患者服药 7 日后自觉症状、腹部体征消失，血常规复查正常。效不更方，予初诊方，14 剂。随访 1 年，无复发。

【注意事项】

（1）本病多为邪热余毒残留，常迁延日久，除内服外，若患者胃肠道不适者可予该方中药保留灌肠。

（2）女性盆腔静脉丛丰富，各静脉丛之间相互交错。中药灌肠可使药物经直肠黏膜静脉丛吸收，直接作用于盆腔炎性环境，可明显提高局部药物浓度。同时可配合理疗、热敷、离子透入等方法综合治疗，提高疗效。

【辨病选方心得】

盆腔炎是临床常见的妇科疾病，尤以慢性盆腔炎多见。其病因病机可概括为湿、热、瘀、虚。三七红藤汤在临床应用多年，以清热利湿化瘀，酌以软坚散结，其中三七是理血妙品，乳香、没药宣通脏腑、流通经络，红藤清热解毒，与败酱草、蒲公英同用，使炎症消退，桃仁、皂角刺拔毒排脓；徐长卿祛湿止痛效佳，更以大腹皮理气行滞，实奏"气行血行"之意。在临床应用中可随证加减，对于有盆腔粘连者，可加制大黄、牡丹皮；对输卵管炎性阻塞者，加用水蛭、地鳖虫、炮山甲等；盆腔炎性包块、内异囊肿者可加防己、血竭；营血不足者可加当归、川芎、熟地黄。

乳癖散结丸

【主治疾病】

中医病名：乳癖。

西医病名：乳腺导管扩张症，乳腺结节。

【药方组成】

夏枯草　莪术　玫瑰花　赤芍　僵蚕　川芎　生牡蛎　延胡索　当归　蒺藜

【功效】

行气活血，消癥散结。

【适宜证型】

气滞血瘀。

【用法】

每日 1 剂，水煎服，早、晚各 1 次温服。

【方药解析】

夏枯草、僵蚕、生牡蛎消肿散结，川芎、赤芍行气活血，玫瑰花、莪术、延胡索增强其活血行气之力，蒺藜疏肝行血，同时配以当归，既可活血又可防诸药损伤阴血。全方共奏行气活血、化瘀散结之功。

【验案举隅】

叶某，女，34 岁。

初诊（2020 年 1 月 17 日）

主诉：反复经前乳胀 3 年，两侧乳房疼痛 1 周。

现病史：患者 3 年来反复经前乳胀痛，持续 10～12 日不等，可自行缓解。就诊时两侧乳房疼痛 1 周，乳腺 B 超提示双侧乳腺导管轻度扩张；左侧乳腺结节 BI-RADS Ⅱ类。舌淡红，苔薄白，脉细。

中医诊断：乳癖（气滞血瘀证）。

治法：疏肝理气，化痰散结。

处方：乳癖散结丸加减。柴胡 10 g，夏枯草 15 g，莪术 15 g，玫瑰花 6 g，赤芍 10 g，僵蚕 6 g，川芎 6 g，生牡蛎 15 g，当归 9 g，蒺藜 10 g，青皮 10 g，橘叶 10 片，冬葵子 15 g，浙贝母 10 g。7 剂，服法同前。

二诊（2020 年 1 月 30 日）

乳房痛除，末次月经 4 月 19～25 日。舌脉如前。予初诊方加郁金 12 g。7 剂。

续以乳癖散结丸加减治疗，患者乳房疼痛解除。

【注意事项】

乳腺增生患者除应用药物治疗外，还应保持精神舒畅，减少精神压力，保持健康生活方式，从而降低乳腺增生及乳腺癌的发病率。

【辨病选方心得】

中医学认为乳癖多为肝失疏泄，冲任失调，气血运行不畅，致气滞血瘀，痰凝结聚而成。现代医学认为其发病原因与内分泌功能紊乱有关。《疮疡经验全书》认为："乳癖此疾……多生寡薄气体虚弱。"《疡科心得集》认为"肝气不舒而肿硬之形成"，提示本病病位多隶于肝肾、脾胃诸脏腑。"结者散之"，故乳癖散结丸以"散"为主，配以理气、化痰、软坚、散结，使气畅、痰消、瘀行而结块自消。

荔橘调气汤

【主治疾病】

中医病名：腹痛。

西医病名：盆腔炎。

【药方组成】

乌药　青皮　荔枝核　橘核　大腹皮　延胡索　川楝子　红藤　炒枳壳　蒲公英　香附　鸡血藤

【功效】

理气祛湿，清热止痛。

【适宜证型】

气滞湿阻。

【用法】

每日1剂，水煎服，早、晚各1次温服。

【方药解析】

荔枝核、橘核破气消癥，乌药、青皮顺气行滞，川楝子、炒枳壳延胡索行气止痛，香附理气消胀，以疏肝行气止痛为主，肝气得疏，气机调畅则小腹、乳房疼痛得除。佐红藤、鸡血藤、蒲公英清热解毒、活血通络。诸药共奏行气除胀、化瘀止痛之功效。本方以气药为主，佐以血药，气行则血行，气机得畅，瘀血亦消。全方仅蒲公英一味清热解毒药，适应于慢性盆腔炎以气机阻滞为主而湿热较轻者。

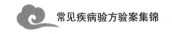

【验案举隅】

姜某，女，32岁。

初诊（2012年10月31日）

主诉：经前乳房肿痛、反复左下腹肿痛8个月。

现病史：月经史：7～10日/25日，末次月经2012年10月7日。孕产史：1-0-3-1。2012年2月行无痛人流置环后左下腹反复肿痛，腰酸，白带量稍多，色黄，寐纳可，二便调。妇科检查：外阴（-），阴道畅通，分泌物量少，查宫颈提示纳氏囊肿，宫体后位，后方可触及一约2 cm肿块，压痛（+），双附件区（-）。2012年10月31日查阴道B超示环位置正常，子宫肌瘤大小22 mm×22 mm×24 mm。

中医诊断：腹痛（气滞血瘀证）。

治法：理气行滞。

处方：荔橘调气汤。乌药6 g，青皮6 g，荔枝核9 g，橘核9 g，大腹皮15 g，延胡索10 g，川楝子10 g，红藤20 g，炒枳壳15 g，蒲公英15 g，香附9 g，鸡血藤30 g。7剂。

二诊（2012年11月5日）

末次月经2012年11月3日，经量减少，下腹痛除。予初诊方加减，7剂。

【注意事项】

（1）该方临床应用上适合腹痛特点以胀痛为主，尤适宜乳房胀痛者。

（2）注意调摄生活起居和饮食。

（3）湿热为主，且热重者慎用，用时需适当增加清热之品。

【辨病选方心得】

慢性盆腔疼痛是妇科常见病之一，以下腹和腰骶部疼痛为主症，可伴不孕、盆腔包块、疲乏、性交痛等症，易反复发作、缠绵难愈。慢性盆腔炎又称盆腔炎性疾病，指女性上生殖道及其周围组织的炎症，相当于中医学"盆腔炎"一病。症状表现为小腹或少腹疼痛，甚则痛连腰骶。临床分型有肾阳虚衰、血虚失荣、寒湿凝滞、气滞血瘀、湿热瘀结。因南方气候潮湿，其人亦多湿热，湿热蕴结日久，阻滞气机，易致气滞血瘀，故当地盆腔炎患者多以湿热、气滞、血瘀为主。肝失条达，气机郁滞，血行不畅，冲任阻滞，不通则痛，故出现小腹胀痛；肝脉不疏，气机不利，则见乳房胀痛。治疗主要为清热利湿、行气、活血。加味荔橘调气汤适用于气滞型慢性盆腔炎。慢性盆腔疼痛是缠绵难愈的疾病，非一朝一夕、一药一石所能愈，因此治疗一般应坚持3个疗程左右。

消 癥 汤

【主治疾病】

中医病名：癥瘕。

西医病名：子宫肌瘤，子宫腺肌症，卵巢囊肿，陈旧性宫外孕。

【药方组成】

半枝莲　白花蛇舌草　皂角刺　石见穿　海藻　生牡蛎　莪术　三棱　荔枝核　橘核　乳香　没药　红藤　蛇莓

【功效】

清热解毒，活血化瘀消癥。

【适宜证型】

气滞血瘀。

【用法】

每日 1 剂，水煎服，早、晚各 1 次温服。

【方药解析】

此方药性较平和，半枝莲、白花蛇舌草清热解毒；皂角刺、石见穿活血消肿；生牡蛎、海藻化痰散结，三棱、莪术破血消积；荔枝核、橘核理气散结；乳香、没药活血行气、消肿止痛；蛇莓、红藤清热消肿。诸药合用，共奏清热解毒、活血消癥之效。

【验案举隅】

兰某，女，33 岁。

初诊（2017 年 1 月 11 日）

主诉：宫外孕保守治疗后 1 个月。

现病史：患者平素月经周期 5～6/30 日，末次月经 2016 年 11 月 10 日。2016 年 12 月 8 日因"停经 29 日，腹痛伴阴道出血 1 日"就诊，诊断为"右侧输卵管异位妊娠"，予保守治疗。2017 年 1 月 2 日复查 B 超示子宫内膜厚度 4 mm，右侧附件区混合性包块大小约 37 mm×13 mm×43 mm，盆腔积液 47 mm；1 月 9 日复查血 HCG 3.36 IU/L。现仍有阴道出血，量少，咖啡色，伴右下腹隐痛。平素寐纳可，二便调。舌淡红，苔薄白，脉细。生育史：1-0-2-1（3 年前平产 1 子，既往人工流产史 1 次，宫外孕史 1 次）。

中医诊断：癥瘕（气滞血瘀证）。

治法：清热解毒，活血化瘀，消癥散结。

处方：消癥汤加减。半枝莲 30 g，白花蛇舌草 30 g，三棱 15 g，莪术 15 g，乳香 4 g，制没药 4 g，橘核 15 g，皂角刺 30 g，海藻 30 g，生牡蛎 30 g，石见穿 30 g，荔枝核 15 g。7 剂，服法同前。

二诊（2017 年 1 月 19 日）

阴道出血已止，腹痛已消。1 月 18 日复查 B 超示子宫内膜厚度 9 mm，右附件区囊性包块大小约 93 mm×67 mm×74 mm，内见多条分隔光带回声，其旁另见囊性包块大小约 34 mm×23 mm×29 mm，其内见多条粗分隔光带，右侧卵巢囊肿大小约 9 mm×8 mm×8 mm。方药：① 予消癥汤加减。制乳香 5 g，制没药 5 g，鳖甲 15 g，昆布 20 g，海藻 20 g，皂角刺 20 g，三棱 12 g，莪术 12 g，青皮 10 g，丹参 15 g，香附 10 g，郁金 10 g。5 剂。② 外敷：侧柏叶 60 g，大黄 60 g，黄柏 30 g，薄荷 30 g，泽兰 30 g，上药研末，纱布包，局部热敷，2 次 / 日。

三诊（2017 年 1 月 24 日）

B 超复查示子宫内膜厚度约 5 mm，子宫右侧附件包块大小约 19 mm×9 mm×14 mm，右侧卵巢囊肿大小约 34 mm×19 mm，盆腔少量积液深度约 11 mm。舌淡红，苔薄白，脉细。予二诊方，7 剂。外敷药治疗同前。

四诊（2017 年 2 月 7 日）

末次月经 2017 年 1 月 24 日，量色如常，6 日净。B 超复查示子宫内膜厚度 5 mm，右侧附件区包块大小约 20 mm×8 mm×17 mm，右侧卵巢囊肿大小约 33 mm×15 mm。追问用药情况，患者诉已自行停用外敷药半月余。予二诊方，7 剂。外敷药治疗同前。

【注意事项】

（1）癥瘕的治疗应坚持规律服药治疗，若患者体虚，只可药量从轻，以活血祛瘀，可在月经后第 5 日肾气渐复时开始服药，可逐渐加量，使其攻而不伤正。

（2）应向患者说明病情及治疗计划，增强患者治疗信心，在治疗期间忌忧怒劳伤，力争与医生配合，坚持服药。

（3）不宜服药者改用灌肠法。

（4）每个月经周期为 1 个疗程，每个疗程服药 10～14 剂，一般治疗 2～3 疗程，最多 4 个疗程。

【辨病选方心得】

血瘀是癥瘕的主要原因之一，血瘀的形成原因在古今医籍中有气滞血瘀、血虚血瘀、寒凝血瘀、热积凝聚等各种错综复杂的记载。因此，中医的审证求因十分重要，辨析明确后，才能达到消癥散结的疗效。消癥汤临床应用多年，具有化痰软坚、散结消癥、活血化瘀、清热利湿的作用，改善"瘀而化热""热结瘀滞"的恶性循环，止痛、消肿、生肌。六药合用清热活血理气，为协助君臣消散"癥积"创造良好的体内环境。此方药性较平和，适用于各类证型的妇科瘕积聚疾病。

葆宫止血汤

【主治疾病】

中医病名：崩漏。

西医病名：异常子宫出血，经间期出血，月经过多，经期延长。

【药方组成】

煅牡蛎　侧柏炭　生白芍　大青叶　炒椿皮　仙鹤草　三七　柴胡　金樱子生地黄

【功效】

固经止血，滋阴清热。

【适宜证型】

血热。

【用法】

水煎服，取汁 200 mL，早、晚各 1 次。

【方药解析】

方中煅牡蛎为君药，有收敛固涩、固冲止血之功。生地黄、侧柏炭、生白芍为臣药，侧柏炭凉血止血，生白芍有敛阴止汗、养血调经之功，生地黄能滋阴生津、清热凉血，生地黄和生白芍相和，共奏补益肝肾、滋阴清热、养血调经之功。方中金樱子收敛止血固崩，三七化瘀止血、止血不留瘀，仙鹤草补虚收敛止血，炒椿皮收敛止带止血，大青叶清热解毒、凉血止血，柴胡疏肝解郁、条达气机，以上药物共为佐药，增强收敛固摄之效。诸药合用，共奏清热滋阴、固经止血之功效。

【验案举隅】

周某，女，47 岁。

初诊（2018 年 4 月 8 日）

主诉：月经量多 6 个月。

现病史：患者 6 个月来月经过多，量多如崩，色鲜红，无腹痛，伴腰酸。近半年月经周期逐月超前，23～27 日一行，经期 7 日，末次月经 2018 年 4 月 3 日。时值行经第 6 日，身热，口干，寐不安。大便欠畅，舌红苔白，脉弦数。生育史：1-0-2-1。辅助检查：2017 年 7 月某医院 B 超示内膜 7 mm，双侧卵巢偏小。

中医诊断：月经过多（血热证）。

治法：固经止血，滋阴清热。

处方：葆宫止血汤加减。煅牡蛎 15 g，侧柏炭 15 g，生白芍 15 g，大青叶 15 g，炒椿皮 15 g，仙鹤草 30 g，三七 3 g，柴胡 10 g，金樱子 15 g，生地黄 15 g，地骨皮 12 g，牡丹皮 9 g。7 剂，每日 1 剂，水煎服，早、晚饭后 1 小时温服。

二诊（2018 年 4 月 15 日）

服药后血止，身热口干稍好转，夜寐欠安，大便 2 日一行。予初诊方去侧柏炭、大青叶、三七、金樱子，加桑叶、女贞子、墨旱莲、夜交藤、合欢皮各 15 g。7 剂，每日 1 剂，服法同前。并予耳穴埋豆（心、垂前、枕区、神门等）助眠治疗。

三诊（2018 年 4 月 22 日）

夜寐好转，偶有身热。予二诊方，7 剂。

四诊（2018 年 5 月 6 日）

月经 5 月 1 日来潮，经量较前减少，5 日似净。舌质仍红，脉弦细。予二诊方，7 剂。后月经准时来潮，量正常。

【注意事项】

（1）在用此方清热止血之际，应注意药物大多性寒，易使气机凝滞，血行不畅，故常需配伍既能止血又能散瘀的药物，如牡丹皮、茜草、三七等，以防预后留瘀之弊。

（2）崩漏患者血止后注意及时"澄源"治疗，根据患者年龄、辨证论治等分而论之。

【辨病选方心得】

《妇科玉尺》概况了崩漏的病因，"究其源则有六大端，一由火热、二由虚寒、三由劳伤、四由气陷、五由血瘀、六由虚弱"。而现代人们工作压力大，生活作息上大多晚睡，阴虚内热明显，或情志内伤，肝郁化热，或内蕴湿热之邪。

"潜移默夺，子宫清凉而血海自固"。针对由火热、阴虚血热引起出血量多，时间长，经色深红、质稠，或有小血块，腰膝酸软，咽干口燥，潮热心烦，舌红少津，苔少或无苔，脉细数等症状，此方可清热凉血以澄其源，固摄止血以塞其流，滋阴养血而使子宫复旧，临床应用具有一定优势。

痛 经 方

【主治疾病】

中医病名：痛经。

西医病名：原发性痛经，继发性痛经（子宫内膜异位症、子宫腺肌病盆腔炎性疾病等）。

【药方组成】

当归　莪术　牡丹皮　肉桂　赤芍　川芎　延胡索　益母草　川牛膝　生甘草　党参　蒲黄　五灵脂

【功效】

理气活血，温经止痛。

【适宜证型】

寒凝血瘀。

【用法】

水煎服，取汁 200 mL，早、晚各 1 次。

【方药解析】

本方由妇人良方温经汤加减而成。方中当归、川芎具有调经止痛、补血活血作用；牡丹皮、赤芍、益母草清热凉血；蒲黄、五灵脂化瘀止痛；延胡索、莪术具有行气止痛、活血祛瘀的功效；川牛膝逐瘀通经；加肉桂、党参补中益气，温中散寒；生甘草调和诸药。全方共奏理气活血、温通经脉、止痛之功效。

【验案举隅】

王某，女，32 岁。

初诊（2019 年 1 月 29 日）

主诉：经行腹痛 5 年。

现病史：患者自 5 年前行经时淋雨后出现经前及经行腹痛明显，经前 3 日至经期第 3 日小腹疼痛剧烈，甚则蜷缩、呕吐。不能正常上班工作，挟有血块及大块膜样组织物，色暗红，血块下后痛稍缓。月经初潮 14 岁，周期 26～28 日，经期 5～7 日，经前 1 周乳房胀痛。末次月经 2019 年 1 月 5 日。胃纳可，夜寐欠安，二便调，冬日手足冷。生育史：1-0-0-1。妇科检查：外阴（－），子宫前位，正常大小，活动良好，无触痛，双侧附件（－）。舌淡红，苔薄白，脉细。辅助检查：2018 年 4 月 B 超示内膜 10 mm，子宫肌瘤 17 mm×15 mm。

中医诊断：痛经（寒凝血瘀证）。

治法：温经散寒，理气止痛调经。

处方：痛经方加减。当归 9 g，炒白芍 15 g，莪术 15 g，牡丹皮 15 g，肉桂 3 g（后下），赤芍 15 g，川芎 9 g，延胡索 15 g，益母草 15 g，川牛膝 15 g，生甘草 6 g，党参 15 g，夜交藤 15 g，茯神 10 g，蒲黄 15 g，五灵脂 15 g。7 剂，每日 1 剂，水煎服，早、晚饭后 1 小时温服。嘱避风寒，忌生冷饮等。

二诊（2019 年 2 月 12 日）

患者 CA125、CA199 指标均正常。末次月经 2019 年 2 月 2 日，经行腹痛明显好转，色暗红，血块较前减少，可正常工作。予初诊方加减。炮姜 3 g，肉桂 3 g（后下），当归 6 g，莪术 15 g，乳香 4 g，没药 4 g，木香 10 g，炒白芍 10 g，炒白术 15 g，党参 15 g，茯神 10 g，川芎 6 g，生甘草 5 g。14 剂，服法同前。

三诊（2019 年 2 月 26 日）

患者无明显不适，乳稍胀，无腹痛，有月经来潮之势。处方：予痛经方加减。当归 12 g，川芎 9 g，炒白芍 15 g，莪术 15 g，三棱 10 g，牡丹皮 15 g，肉桂 3 g（后下），延胡索 15 g，益母草 15 g，川牛膝 15 g，生甘草 5 g。7 剂，服法同前。后患者复查诉此月经行稍有腹胀腰酸感，未有明显痛经之感。

【注意事项】

痛经的治疗还应选择最佳治疗时机，寒凝血瘀者为实证，着重在经前 5～10 日治疗，重在解除气机郁滞和血脉之瘀阻，使得气血流畅，经脉温通，通则不痛。

【辨病选方心得】

痛经是妇科最常见的疾病之一，痛经分为原发性痛经和继发性痛经。原发性痛经的发病率较高，我国抽样调查显示发病率为 33.19%，其中有 13.55% 严重影响学习、工作和生活。

痛经的病因较多，证分虚实，而临床上最多见到的是寒凝血瘀型痛经。经行腹冷痛，或伴月经后期，症见少腹作胀，经血色或紫或黑，或有瘀块，或崩漏兼少腹疼痛，或瘀血阻滞，久不受孕，舌暗苔白，脉沉紧均可用此方调治。冷痛明显加艾叶、吴茱萸；腰痛加续断、狗脊；寒湿甚者加苍术、茯苓、薏苡仁；冷汗淋漓者加细辛、巴戟天。

活血通经汤

【主治疾病】

中医病名：月经过少。

西医病名：经量过少，闭经。

【药方组成】

当归 川芎 赤芍 益母草 川牛膝 鸡血藤 泽兰 泽泻 刘寄奴 香附 郁金 炙甘草

【功效】

活血化瘀，理气通经。

【适宜证型】

气滞血瘀。

【用法】

水煎服，取汁 200 mL，早、晚各 1 次。

【方药解析】

方中益母草、川牛膝活血通经，引血下行，为君；臣以当归、川芎、赤芍，助君活血化瘀通经；佐以香附、郁金行气止痛，活血调经，俾气行则血活；泽兰、泽泻通利经水；鸡血藤活血补血，调经止痛；刘寄奴破血通经；使以炙甘草通经脉，利气血，调和诸药。全方共奏活血通脉、行气止痛之效。

【验案举隅】

金某，女，39 岁。

初诊（2019 年 1 月 15 日）

主诉：月经量渐少 3 个月。

现病史：近 3 个月来，患者月经周期稍延后，32～35 日一行，经期 5～7 日，量不畅，色暗红，有块，少腹作胀，拒按，伴腰酸，时有大腿部位牵拉痛，血块下后症减，末次月经 2019 年 1 月 14 日。舌淡红薄白，脉弦紧。

中医诊断：月经过少（气滞血瘀证）。

治法：行气活血，化瘀通络。

处方：活血通经汤加减。当归 12 g，川芎 9 g，赤芍 10 g，益母草、川牛膝、泽兰、泽泻、刘寄奴各 15 g，香附、郁金、枳壳各 10 g，乌药 3 g，炙甘草 5 g。7剂，每日 1 剂，水煎服，早、晚饭后 1 小时温服。嘱避风寒，畅情志，节饮食。

二诊（2019 年 1 月 22 日）

患者诉服药后月经量增多，血块减少，色红，后几日无腹痛，5 日净。2019年 1 月 17 日查血 AMH 6.57 ng/mL，E2 38.93 pg/mL，P 0.47 nmol/L，T 2.39 nmol/L，PRL 15.76 ng/mL，LH 6.04 IU/L，FSH 8.79 IU/L。予逍遥丸加减。当归 9 g，川芎 9 g，香附、郁金各 10 g，鸡血藤 15 g，菟丝子、桑寄生、杜仲各 15 g，石楠叶15 g，炒白芍 10 g，肉苁蓉 15 g，甘草 5 g。7 剂，服法同前。并嘱下次经前复诊。

三诊（2019 年 2 月 12 日）

患者足后跟疼痛，经前乳胀好转，无明显腹痛，有来潮之势，舌脉如前，予初诊方加杜仲 15 g、续断 20 g。10 剂，服法同前。后随访诉经下量中，5 日净。

【注意事项】

此方中有较多活血破血药，用药需注意月经量，量多者及时停服。服药疗程不宜过长。

【辨病选方心得】

气血是月经的物质基础，气与血相互资生并依存。因此月经要顺畅且规则，则需依赖脏腑、经络及气血间的调和。如过机体内气机失调，导致血液不流通，形成气滞血瘀，以致经水过少，痛经、闭经、不孕等证。临床上月经量少、痛经、闭经，证见经行量少或不下，色紫黑夹血块，经前乳胀明显，下腹刺痛拒按，舌黯脉涩，治宜活血化瘀通经，皆可用此方。胸胁胀痛患者，可加延胡索、枳壳、川楝子；便秘者，可加生大黄、郁李仁；少腹冷痛者，可加艾叶、肉桂、吴茱萸；肾虚腰痛者，可加杜仲、桑寄生、续断。子宫肌瘤、宫腔粘连等引起的月经过少证属气滞血瘀者亦可用本方治之。

多囊 1 号方

【主治疾病】

中医病名：月经后期。

西医病名：多囊卵巢综合征。

【药方组成】

紫草　栀子　生地黄　龙胆草　柴胡　牡丹皮　牛膝　枇杷叶　茜草　香附　丹参　熟大黄

【功效】

疏肝清热，利湿凉血，活血调经。

【适宜证型】

肝郁血热。

【用法】

水煎服，取汁 200 mL，早、晚各 1 次。

【方药解析】

紫草具有清热解毒、凉血活血之功，为君药。栀子泻火除烦、凉血解毒、清利湿热，既可泻三焦郁火，又能有效清除体内湿气；茜草凉血活血，牡丹皮除血分之热，丹参活血行血，四药共臣，以活血凉血祛瘀。枇杷叶清热祛痰降气，熟大黄行瘀血利湿，连用有祛痰除湿之功。柴胡、香附主疏肝理气调经，生地黄入肝肾经，能养阴生津润燥。牛膝具有活血通经、除湿，引血下行之效。上述诸药合用，相辅相成，有疏肝清热利湿、凉血活血之效。

【验案举隅】

潘某，女，24 岁。

初诊（2019 年 9 月 16 日）

主诉：月经周期不规则 10 年。

现病史：患者从初潮 14 岁起月经先后无定期，甚则经闭不来潮。患者自诉有多囊卵巢综合征病史，胰岛素抵抗，服用二甲双胍片。此月服达英-35 片，月经来潮，末次月经 2019 年 9 月 15 日。目前月经量多，色鲜红，伴下腹隐痛。胃纳可，夜寐安，面部痤疮，形体稍丰满，舌红苔白，脉象弦滑。辅助检查：血黄体生成激素（LH）9.14 U/L，卵泡刺激素（FSH）4.53 U/L；雌二醇（E）5.4 pmol/L，AMH 5.4 mg/L。

中医诊断：月经后期（肾虚肝郁血热证）。

治法：疏肝清热利湿，凉血活血调经。

处方：多囊 1 号方加减。牡丹皮 9 g，丹参 15 g，香附 10 g，紫草 15 g，熟大黄 9 g，生地黄 12 g，牛膝 30 g，柴胡 10 g，茜草 10 g，当归 15 g，川芎 9 g，益母草 20 g，红藤 30 g。7 剂，服法同前。

二诊（2019 年 9 月 22 日）

月经 5 日净。已停达英-35 片，面部痤疮近日加重，口干，舌脉同前。予初诊方去当归、川芎、益母草、红藤，改牛膝 15 g，加枇杷叶 15 g、郁金 10 g。7 剂。嘱二甲双胍片继续服用，平素节饮食，多运动，生活规律。

三诊（2019 年 9 月 29 日）

痤疮好转，后遵此方药物加减。后月经 10 月 20 日来潮，经行仍有腹胀，伴血块。如是守方 3 个月，症状好转，月经趋于正常。

【注意事项】

（1）对于肝郁血热兼湿的患者，可运用此方加减调治；痰湿重者，加浙贝、皂角刺。

（2）经期忌寒凉太过，需停用或改用活血通经药物。

【辨病选方心得】

多囊卵巢综合征是一种复杂病因的代谢失调型疾病，浙南地区气候多湿，该区多囊卵巢综合征患者多以肝郁血热兼见湿瘀的证型，表现痤疮、月经周期不一、多毛、口苦、舌红、苔黄腻等，实验室血检激素提示高雄激素血症和过高的促黄体生成素。多囊 1 号方采用大量的清热凉血活血药物，配以疏肝理血调经，对肝郁血热证型的多囊卵巢综合征患者有显著的疗效，并可降低睾酮和促黄体生成素。若兼有痰湿者，可加浙贝母、皂角刺。

多囊 2 号方

【主治疾病】

中医病名：月经后期，闭经。

西医病名：多囊卵巢综合征。

【药方组成】

杜仲　车前子　薏苡仁　菟丝子　炒白术　茯苓皮　当归　茜草　郁金　川芎　桂枝　夏枯草　浙贝母　覆盆子　枸杞子

【功效】

健脾利湿，化痰调经。

【适宜证型】

脾虚痰湿。

【用法】

水煎服，取汁 200 mL，早、晚各 1 次。

【方药解析】

方中炒白术益气健脾燥湿，茯苓皮健脾渗湿，两药共为君药；覆盆子、枸杞子补益肝肾、固精以固其本，菟丝子、杜仲补益肝肾，车前子、薏苡仁增加健脾渗湿利水之效，浙贝母、夏枯草化痰散结，补中寓散，健土而不蕴湿，化痰而不伤本，标本兼顾。当归、川芎、茜草、郁金行气活血以调月经。少佐以桂枝温通经脉，使得阳气化生，痰湿得利，经水畅行。诸药合用，共奏健脾益气、化痰调经之效。补散有度，标本同治，既断生痰之根又可化已聚之阴邪，兼可防久滞气血成瘀之弊。

【验案举隅】

张某，女，19 岁。

初诊（2018 年 3 月 5 日）

主诉：月经后期 3 年，停经 2 个月。

现病史：患者 16 岁初，周期 45 日一行，经期 7 日，经来量不多，色淡红，下腹胀满，无伴腹痛，无乳胀。末次月经 1 月 6 日。近年来形体渐胖，体重增加，身高 165 cm，体重 70 kg。喉间痰稠黏，不易咯出，经胸 CT 检查无肺部疾患。胃纳佳，夜寐按，二便调。面部痤疮发作，颈部黑棘病明显。舌淡红苔薄，脉滑。当日 B 超检查示内膜 7.9 mm，双侧卵巢多囊改变。

中医诊断：月经后期（脾虚痰湿证）。

治法：健脾利湿化痰，通络调经。

处方：多囊 2 号方加减。杜仲 15 g，车前子 15 g，菟丝子 15 g，炒白术 15 g，薏苡仁 30 g，茯苓皮 20 g，当归 9 g，茜草 10 g，郁金 10 g，川芎 9 g，桂枝 3 g，夏枯草 15 g，浙贝母 15 g，覆盆子 15 g，枸杞子 15 g，牛膝 20 g，泽泻 15 g。7 剂，每日 1 剂，水煎服，早、晚饭后 1 小时温服。另嘱：① 控制饮食，减少甜食剂糖分的摄入。② 每日运动 40 分钟。③ 晚上 10～11 点入睡，注意休息。

二诊（2018 年 3 月 12 日）

患者无不适感，月经仍未来潮。予初诊方加益母草 30 g、川牛膝 30 g、路路通 15 g，7 剂，服法同前。

三诊（2018 年 3 月 19 日）

患者月经仍未来潮。守二诊方 7 剂，服法同前。西药地屈孕酮片 1 片，每日 2 次。

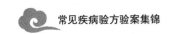
四诊（2018 年 4 月 20 日）

月经 4 月 1 日来潮，无腹痛。守二诊方加减，经期加活血药活血化瘀，服药 3 月余，月经渐趋正常，量亦较前增多。

【注意事项】

（1）多囊卵巢综合征患者，多伴有肥胖、多毛、胰岛素抵抗等，在中药的治疗上必须配合生活方式干预，如饮食控制、运动干预、行为干预等，生活、情志、饮食、运动的调摄，顾护脾胃，规律作息，情志畅达，适度有氧运动，舒畅周身经脉气血，使气顺津畅，则经水自调。

（2）偏脾阳虚者可于方中少佐以温阳之品，以温通经脉，使得阳气温化，痰湿得利，经水畅行。

【辨病选方心得】

多囊卵巢综合征属于中医学"月经后期""闭经""不孕"等范畴，多是由于肾、脾、肝三脏腑功能失调，痰湿阻滞，冲任受损，脉道壅塞，故胞宫中经血不得下行。越来越多研究显示本病的发生与肥胖有一定关系，表现为严重的糖脂代谢和内分泌紊乱。脾虚痰湿型多囊卵巢综合征常由于脾肾不足，痰湿内生，阻滞胞宫，引起冲任不通，经水不行，进而导致气血运行受阻，日久成瘀，痰凝血滞，引起卵巢增大、排卵稀发，导致无法怀孕。多囊 2 号方具有补肾健脾、活血调经、利湿通络功效，配合女性月经周期用药治疗颇有见效。肥胖型多囊患者除了中药治疗外，还可结合针刺、艾灸治疗，针灸治疗可双向调节内分泌，改善卵泡质量，促进卵泡正常发育、成熟、排出；可抑制患者食欲及胃肠消化吸收功能，降低能量摄入，加强能量代谢，降低体脂；还可帮助改善焦虑情绪。

多囊 3 号方

【主治疾病】

中医病名：月经后期。

西医病名：多囊卵巢综合征。

【药方组成】

苍术　香附　姜半夏　茯苓　陈皮　胆南星　黄连　黄芩　柴胡　丹参　当

归　赤芍　菟丝子　生甘草　石膏　知母

【功效】

清热和胃，健脾化湿。

【适宜证型】

脾胃湿热。

【用法】

每日1剂，水煎服，早、晚分服。

【方药解析】

该方由白虎汤、半夏泻心汤和苍附导痰汤化裁而来。方中石膏辛凉，清内积之热，知母凉润，滋阳明胃阴，两药合用，取白虎汤之义，既清阳明胃热，又滋阳明胃阴，热既去而阴未伤。黄芩、黄连、姜半夏取半夏泻心汤之义，调和肝脾，平调寒热，《内经知要》卷下论有"阳实者，以芩、连泻其火"，黄芩、黄连合用共清三焦实火，姜半夏泻心汤通过辛开苦降，复脾胃升降之机；苍术以燥湿健脾见长，辛则发散甘则健脾；香附开郁行气以调月经，通利三焦以消痰饮；陈皮燥湿健脾、理气化痰；茯苓利水渗湿，益脾化痰；佐以胆南星清热化痰，共助苍术、香附健脾理气，化痰调经之效；上六药与生甘草共建苍附导痰丸之功，燥湿以化脾湿之痰，理气以调经。柴胡疏肝清热散郁；丹参活血祛瘀；当归养血健脾，赤芍泻热通瘀，二者配伍一则助丹参活血调经，二则入肝经养血柔肝；菟丝子益肾通经以助排卵。全方湿热并除，清中有补，标本同治。

【验案举隅】

周某，女，28岁。

初诊（2022年5月7日）

主诉：未避孕未孕5月余。

现病史：患者有多囊卵巢综合征病史。平素月经不规律，5～6日/30～60日，量中色红，偶夹块，有痛经，可忍受，伴腰酸、乳胀。末次月经4月28日，6日净，量中，色鲜红，伴血块，轻微痛经，伴腰酸、乳胀。现患者未避孕未孕近5个月，其间自行排卵试纸监测排卵，就诊当地医馆予中药调理，仍未孕。患者纳可，眠迟，二便调。舌红苔白腻，脉滑数。近1年体重增加10 kg，目前身高168 cm，体重71.8 kg，BMI 25.44。辅助检查：2022年4月2日B超示双侧卵巢多囊样改变，双侧卵巢未见发育卵泡，内膜厚4.4 mm；2022年5月7日B超示双侧卵巢多囊样改变可能，双侧卵巢未见发育卵泡，内膜厚4.6 mm。

中医诊断：月经后期（脾胃湿热证）。

治法：清热和胃，健脾化湿，疏肝补肾，调和气血。

处方：多囊 3 号方加减。生石膏 30 g，知母 10 g，香附 15 g，姜半夏 10 g，茯苓 25 g，黄连 10 g，黄芩 15 g，柴胡 10 g，丹参 30 g，当归 15 g，赤芍 20 g，菟丝子 30 g，生甘草 10 g，淫羊藿 15 g，生薏苡仁 30 g，鹿角霜 15 g，皂角刺 10 g。7 剂，服法同前。

二诊（2022 年 5 月 14 日）

患者近 1 周体重下降 3.5 kg，目前体重 67.5 kg。舌脉同前。2022 年 5 月 14 日 B 超示右侧卵巢多囊样改变可能，左侧卵巢见发育卵泡 19 mm×16 mm×16 mm，内膜 6.3 mm。予初诊方加石见穿 15 g、续断 30 g、烫水蛭 5 g。7 剂。嘱患者 2 日后同房。

三诊（2022 年 5 月 18 日）

患者近 5 日体重下降 1 kg，目前体重 66.5 kg。舌脉同前。2022 年 5 月 18 日 B 超示已排卵，内膜 11.7 mm。中药守二诊方加减服用，后患者于 6 月确认妊娠。

【注意事项】

（1）服药期间如出现腹泻等不适，需酌情减少石膏等寒凉药物。

（2）嘱患者调整生活方式，控制饮食，纠正饮食不良习惯，控制体重，适度、规律的耗能，体格锻炼，规律作息，保持积极乐观的情绪。

【辨病选方心得】

对于肥胖型多囊卵巢综合征，中医诸医家多从肝郁、肾虚、脾虚脏腑失调之处和痰湿、血瘀邪结之地为探究切入点。本方从胃热和脾湿切入，认为脾气虚弱，推动无力，津血停滞，运行不畅，输布失衡，滞于体内，日久则化生痰湿瘀血。《素问·宣明五气》指出"胃本多气多血，其火最盛"，气血有余则易积热化火，胃气强盛，胃火炽盛，摄纳太过，壅滞脾土，助湿生痰化热，阻滞气血运行，故认为本病的主要病机为脾虚湿困，胃热亢盛。由于月经是在阴阳此消彼长的变化之中形成的，故以四期调周法为基本原则，根据阴阳消长的不同阶段，适当予以加减。经期正值经血泻出之时，故酌加延胡索、蒲黄之品以理气活血以促血下行。经后期血海空虚，为阴长阶段，可酌加山茱萸、菟丝子补肾滋阴填精之品；经间期为阴阳转换关键期，加丹参、赤芍之品促其转换；经前期气血充盈，酌加益母草、泽兰行气活血化瘀。不同个体，邪气偏盛有所不同，若痰湿偏重者酌加白芥子、竹茹，祛皮里膜外之顽痰；瘀血偏重者酌加川芎、当归；热象偏重者酌加栀子、牡丹皮等。

补 胞 汤

【主治疾病】

中医病名：不孕。

西医病名：不孕症。

【药方组成】

骨碎补 巴戟天 女贞子 菟丝子 桑寄生 鸡血藤 龟甲 黄精 熟地黄 当归 淫羊藿 鹿角片

【功效】

温肾填精，补阳助孕。

【适宜证型】

肾阳亏虚。

【用法】

水煎服，取汁 200 mL，早、晚各 1 次。

【方药解析】

方中鹿角片具有温肾、益精、养血功效，淫羊藿有补肾壮阳功效，两药配合为君；巴戟天、骨碎补能补肾阳、强筋骨；桑寄生、菟丝子有补肝肾、益精壮阳功能；鸡血藤活血补血，当归补气和血、调经止痛的功效；配合黄精、女贞子、熟地黄滋阴、益精填髓，龟甲于温阳药中滋阴潜阳、益肾健骨，兼能补血止血。诸药联合发挥温阳助孕的功效。

【验案举隅】

李某，女，26 岁。

初诊（2020 年 8 月 28 日）

主诉：未避孕未孕 3 年。

现病史：患者结婚 3 年未孕，月经后期，40 日至 2 个月不等，经行量少，色淡，平素带下量多，色白清稀，末次月经 2020 年 8 月 1 日。喉中多痰，色白，形寒畏冷，夜尿增多，胃纳可，喜甜食，大便溏软。形体肥胖。舌质淡苔白有齿痕，脉沉细而滑。妇检发现宫颈剂子宫发育偏小。生育史：0-0-0-0。当日阴道 B 超检查示内膜 7.5 mm，双侧卵巢多囊改变。曾查输卵管通水示两侧输卵管畅。

中医诊断：不孕（脾肾阳虚夹湿证）。

治法：健脾补肾，温阳化痰，调经助孕。

处方：补胞汤加减。党参15 g，女贞子15 g，菟丝子15 g，桑寄生15 g，黄精15 g，鹿角片15 g，茯苓15 g，泽泻15 g，川牛膝15 g，巴戟天10 g，当归10 g，淫羊藿10 g，鸡血藤20 g，陈皮6 g，天竺黄10 g。14剂，每日1剂，水煎服，早、晚饭后1小时温服。另嘱：① 控制饮食，减少甜食剂糖分的摄入。② 每日运动40分钟。③ 睡前寒湿足浴方泡脚10分钟，注意休息。

二诊（2020年9月18日）

月经后期，末次月经9月15日，量较前增多，喉中痰减，大便好转。予初诊方加减。当归15 g，川芎10 g，香附10 g，牛膝15 g，鸡血藤15 g，桂枝3 g，半夏10 g，胆南星6 g，茯苓15，泽兰10 g，益母草15 g。5剂，服法同前。嘱查性激素六项加抗缪勒管激素。

三诊（2020年9月26日）

患者生殖激素尚可。经净后继以前方加减调服6个月。月经渐趋准期，量增加，喉间有痰、畏寒症状明好转，舌质红苔白。后正常受孕而告痊愈。

【注意事项】

（1）不孕的治疗，在勤求古训的基础上，要借鉴西医，即现代化的科技手段，探寻病因，丰富中医四诊内涵，使得辨证更加客观化和全面化。

（2）如子宫发育不良，应尽早治疗，可加入血肉有情之品，如紫河车、鹿茸等通补奇经以助子宫发育。

【辨病选方心得】

不孕者中脾肾阳虚者，肾阳不足，命门火衰，阳虚气弱，肾失温煦，不能触发氤氲乐育之气以摄精成孕，以致不孕或月经迟发或经闭。临床上主症为不孕症，子宫发育不良，次症见形寒畏冷，夜尿增多，大便溏稀，舌质淡、苔白有齿痕，脉沉细者，均可参考补胞汤治疗。现代药理研究发现，补肾药物可促进卵泡的颗粒层细胞呈活跃状态，促进类固醇合成，提高E2和ER的亲和力，具有类似激素的作用。此外，填精补肾中药还有改善下丘脑-垂体-性腺轴的功能低下作用。黄体功能不足的不孕患者常为脾肾阳虚、气血不足，在辨证论治的基础，也可参考本方治疗。

葛根黑苏汤

【主治疾病】

中医病名：不孕。

西医病名：不孕症（子宫内膜薄，子宫内膜容受性差所致）。

【药方组成】

葛根　紫苏梗　黑豆　菟丝子　熟地黄　山药　红花　鸡血藤　巴戟天　淫羊藿　当归　丹参　泽泻

【功效】

补肾和血调冲。

【适宜证型】

肾虚血瘀。

【用法】

水煎服，取汁 200 mL，早、晚各 1 次。

【方药解析】

此方是由马大正教授的经验方葛根黑苏汤化裁而来。方中葛根、黑豆、紫苏梗为君药，黑豆有益气补肾活血之用，葛根能调经，两者皆有雌激素样作用，而紫苏梗有理气宽中、助孕安胎之功。菟丝子、熟地黄补肾滋阴填精，当归、丹参养血活血化瘀，四药共为臣药，淫羊藿温补命门，祛风除湿，补益冲任；巴戟天辛甘微温，补益肾阳，温煦胞宫；山药、泽泻健脾祛湿利水，红花、鸡血藤活血化瘀。全方具有调经活血、补肾助孕的功效。

【验案举隅】

章某，女，42 岁。

初诊（2018 年 8 月 5 日）

主诉：婚后 3 年未避孕未孕。

现病史：患者二婚 3 年余、男方未生育。婚后未避孕未孕。平素月经规则。26～28 日一行，经期 7 日，无痛经，经色较暗，量不多，夹块，末次月经 2018 年 7 月 20 日。生育史：1－0－3－1。3 年前曾自然流产 1 次。曾检查基温双相，B 超检查提示内膜偏薄，子宫动脉血流偏高，男方精液检查正常。曾行子宫输卵管造影示输卵管一侧通畅，一侧通而不畅。外院妇检时疑为子宫腺肌症。胃纳可，夜寐安，二便调。舌暗苔根薄腻，脉弦细涩。

中医诊断：不孕（肾虚夹瘀证）。

治法：温肾和血通络。

处方：葛根黑苏汤加减。葛根20 g，紫苏梗20 g，黑豆60 g，菟丝子15 g，熟地黄15 g，山药15 g，红花10 g，鸡血藤15 g，巴戟天10 g，淫羊藿10 g，当归10 g，丹参10 g，泽泻15 g，香附9 g，郁金10 g，红藤20 g。14剂，每日1剂，水煎服，早、晚饭后1小时温服。胚宝胶囊2粒，每日3次，口服。

二诊（2018年8月18日）

患者诉乳胀，有月经来潮之象，予初诊方加减。当归15 g，川芎9 g，炒赤白芍各10 g，益母草30 g，淫羊藿15 g，肉苁蓉15 g，水蛭5 g，牛膝15 g，红藤30 g，马齿苋20 g，甘草5 g。7剂，用法同前。嘱睡前予肾虚血瘀足浴方泡脚10分钟。方药：菟丝子30 g，艾叶10 g，杜仲20 g，续断15 g。每日1剂，水煎300～500 mL，取汁加温水，睡前足浴。

三诊（2018年8月25日）

经后继续温肾和血通络，方以葛根黑苏汤加减，随证调整，夜寐不安加夜交藤15 g、合欢皮15 g。腰痛加杜仲20 g、续断15 g，腹胀加红藤20 g、延胡索10 g等，经间期予及时检测卵泡，均可见有优势卵泡，嘱同房助孕，经期调改活血化瘀之品。

治疗3个月后，患者末次月经12月15日，月经后期，自测尿妊娠试验阳性，B超检查子宫动脉血流阻力偏高，予保胎治疗。

【注意事项】

（1）如子宫畸形，应尽早治疗，包括西医手术等。

（2）素有脾虚便溏者，需酌情减少滋腻之品，加以燥湿健脾之品。

【辨病选方心得】

此方是由马大正教授的经验方葛根黑苏汤化裁而来，适用于子宫内膜薄、子宫内膜容受性差所致的不孕症。方中温肾药与活血药相须为用，具有补而不滞，活血而不动血的特点，补肾虚和活血化瘀相结合，既能精血充足，冲任有养，又可使血脉流畅，子宫内膜生长增厚，内膜血供得以改善。不孕症肾虚血瘀型者，症见婚后长时间不孕，伴有月经量少或月经后期或闭经，经血色紫，有血块，伴腹痛，腰酸膝软，性欲降低，舌质淡紫，有瘀斑或瘀点，脉细涩者，可用此方治疗。

温阳助孕汤

【主治疾病】

中医病名：不孕，月经过少。

西医病名：不孕症。

【药方组成】

菟丝子　枸杞子　覆盆子　巴戟天　鹿角片　女贞子　杜仲　续断　山药
丹参

【功效】

温补肾阳助孕。

【适宜证型】

肾阳亏虚。

【用法】

水煎服，取汁 200 mL，早、晚各 1 次。

【方药解析】

本方取右归丸中温补肾阳之意，去其大补命门之品如熟地黄、附子、肉桂，
以鹿角片、覆盆子、巴戟天补肾阳，温煦胞宫为君。菟丝子补阳益阴、固精缩
尿，杜仲补益肝肾、强筋壮骨，续断补肝肾、调血脉，三药共为臣。佐以枸杞
子、女贞子、山药滋阴益肾，养肝补脾。加丹参活血通脉，使方子补而不滞。全
方发挥温补肾阳、调经助孕之功。

【验案举隅】

陈某，女，34 岁。

初诊（2018 年 6 月 29 日）

主诉：未避孕未再孕 2 年。

现病史：患者未避孕未再孕 2 年，月经周期多错后，周期 35～50 日，经期
7 日，经前小腹冷痛，喜热汤，经量不多，色紫暗，质稀偶有血块，有经期泄泻
史。末次月经 2018 年 6 月 13 日。生育史：1-0-0-1。平素带下量多，腰酸痛，
乏力明显，冬季经常下腹冷感，四肢不温，曾促排治疗 3 个月治疗未孕。胃纳
可，夜寐暗，大便时有泄泻。形态丰满，舌淡苔白根腻，边有齿痕，脉沉迟。妇
科检查均正常。身高 160 cm，体重 57.5 kg。

中医诊断：不孕（肾阳虚证）。

治法：温阳补肾，暖宫散寒。

处方：温阳助孕汤加减。菟丝子 15 g，枸杞子 15 g，女贞子 15 g，杜仲 15 g，续断 15 g，山药 15 g，覆盆子 10 g，巴戟天 10 g，鹿角片 10 g，丹参 15 g，补骨脂 15 g，茯苓 15 g，炙甘草 5 g。7 剂，每日 1 剂，水煎服，早、晚饭后 1 小时温服。另加胚宝胶囊 2 粒，每日 2 粒，口服。

二诊（2018 年 7 月 6 日）

患者诉偶有口腔溃疡发作，其他无明显不适，乏力感稍好转。予初诊方加玄参 10 g、石斛 10 g。7 剂，服法同前。嘱下周子宫内膜容受性 B 超检测。

三诊（2018 年 7 月 13 日）

口疮好转，其他症状好转，无明显不适，子宫内膜容受性 B 超示内膜 7 mm，内膜容积 3.44 mL，类型 C 型，未见明显连续中断，可见波状运动，内膜血流 2 级，PSV 4.44 cm/s，ESV 1.99 cm/s，RI 0.55，PI 0.98，S/D 2.23。右侧子宫动脉血流：PSV 54 cm/s，ESV 4.07 cm/s，RI 0.92，PI 2.96，S/D 13.24。左侧子宫动脉血流：PSV 44 cm/s，ESV 5.28 cm/s，RI 0.88，PI 2.53，S/D 8.34。予温阳助孕汤加减。菟丝子 15 g，枸杞子 15 g，杜仲 15 g，续断 15 g，山药 15 g，覆盆子 10 g，巴戟天 10 g，鹿角片 10 g，茯苓 15 g，炙甘草 5 g，牛膝 15 g，当归 15 g，川芎 9 g，丹参 15 g。考虑子宫动脉血流偏高，加阿司匹林片 100 mg，每日 1 次，改善子宫血流环境，嘱经来停胚宝胶囊。经行加益母草 15 g、王不留行 15 g。如此连调 4 个月，于第 5 个月怀孕，后产 1 女。

【注意事项】

调经种子，益肾为要，要注意在月经周期的不同阶段分而调治，月经前半期以滋补肾阴为主，月经后半期以温补肾阳为主，此方在月经后半期助孕之时效果极佳。

【辨病选方心得】

临床对于肾阳亏虚型子宫内膜薄型不孕症，中医治以温阳补肾、调和气血为主。于经前期运用温阳助孕汤，疗效甚佳。不孕症患者倦怠乏力、腰膝酸软、畏寒怕冷及性欲冷淡，并伴有月经不规律，经色暗淡、质稀薄、量偏少，面色黧黑，自汗或盗汗，失眠多梦，耳鸣等症，舌质淡红、苔薄白，脉沉细者可参考此方治疗。如肾阳虚衰明显，加入附子、肉桂温补命门之品；阳虚明显者，加入血肉有情之品，如紫河车、鹿茸等。

益 经 汤

【主治疾病】

中医病名：经水早断。

西医病名：卵巢早衰，卵巢功能减退。

【药方组成】

熟地黄　炒白术　山药　当归　生白芍　酸枣仁　牡丹皮　南沙参　柴胡　杜仲　党参　神曲

【功效】

补肾健脾，行滞化郁。

【适宜证型】

肾虚气郁。

【用法】

水煎服，取汁 200 mL，早、晚各 1 次。

【方药解析】

此方为《傅青主女科》中"益经方"加神曲化裁而来。熟地黄统领补肾为君，党参、当归健脾养血为臣药，炒白术、山药、神曲健脾和胃益气，杜仲补益肝肾，南沙参养阴生津、滋补脾胃，以上药物共为佐。酸枣仁、柴胡、生白芍、牡丹皮四药为使，不仅分入心、肝、脾、肾四经而且兼顾他经，既解心肝之气郁，又能散血分之郁。此外，南沙参补益肺气，养肺胃之阴，并制诸药温燥之性。

【验案举隅】

龙某，女，38 岁。

初诊（2020 年 10 月 23 日）

主诉：月经紊乱 2 年，停经 3 月余。

现病史：2 年来月经紊乱，常闭止不行，周期 1～3 月不等。末次月经 2020 年 7 月 24 日。就诊时停经已 3 月余，尿妊试验（－），伴胸闷乳胀，五心烦热，头胀痛，易失眠，腰酸，带下量少。脉细弦，舌红苔薄。辅助检查：10 月 12 日查血 E2 17 pmol/L，黄体生成激素（LH）42.58.2 U/L，卵泡刺激素（FSH）97.01 U/L。10 月 15 日 B 超示内膜 5 mm，回声不均。

中医诊断：经水早断（肾虚气郁，阴血不足证）。

治法：滋肾理气，养血活血。

处方：益经汤加减。熟地黄 15 g、炒白术 30 g、山药 15 g、当归 12 g、生白芍 10 g、酸枣仁 10 g、牡丹皮 9 g、南沙参 10 g、柴胡 15 g、杜仲 15 g、川芎 9 g、生麦芽 30 g。14 剂，每日 1 剂，水煎服，早、晚饭后 1 小时温服。

二诊（2020 年 11 月 9 日）

患者胸闷好转，夜寐好转，腰酸减轻，予 B 超检查示内膜 11.4 mm，呈蜂窝状。予初诊方加川牛膝 30 g、益母草 30 g、红藤 20 g。14 剂，服法同前。

三诊（2020 年 12 月 1 日）

潮热明显好转，月经 11 月 22 日来潮，量较前稍增多，色红。症状皆有好转。予初诊方加减熟地黄 12 g、菟丝子 20 g、枸杞子 15 g、淫羊藿 15 g、川续断 15 g、葛根 30 g、香附 12 g、郁金 10 g、当归 12 g、川芎 6 g、山药 15 g、柴胡 15 g、杜仲 10 g。14 剂，服法同前。

上方加减前后治疗共 3 个月，月经连续 2 个月准期来潮，量增多，诸症消除，复查血 LH 23 U/L 及 FSH 43.38 U/L，较前明显好转。

【注意事项】

肾气之充足与心、肝、脾三脏之气化密切相关，此方强调治郁是关键，但不偏离补益为主的原则。

【辨病选方心得】

此方承《傅青主女科》中益经汤之髓，大补肾水，而散心肝脾之郁，心肝脾肾四脏同治，方中散中有动，补中有行。并于益经汤基础上加入神曲健脾和胃以固胃气。此外，方中南沙参入肺经，可养阴生津、滋补脾胃。南沙参不仅能制诸药温燥之性，而且肺在志为忧，南沙参的加入对缓解卵巢早衰患者的焦虑情绪有很大帮助。此方病证病机是心肝脾肾大虚兼郁，治在补以通之，散以开之，重在补益，兼以解郁。

震灵丹

【主治疾病】

中医病名：崩漏。

西医病名：异常子宫出血。

【药方组成】

赤石脂　紫石英　代赭石　乳香　没药　五灵脂　贯众　败酱草　红藤　熟大黄　狗脊　花蕊石　蒲黄炭

【功效】

镇降固涩，化瘀止血。

【适宜证型】

瘀阻胞宫。

【用法】

水煎服，取汁 200 mL，早、晚各 1 次。

【方药解析】

此方从《道藏》引南岳魏夫人方"震灵丹"（录自《太平惠民和剂局方》卷五）化裁而来。方中代赭石重镇降逆，凉血止血；乳香、没药具有活血化瘀调血之功，祛瘀生新；赤石脂味甘、涩、酸，性温，花蕊石性酸、涩、平，皆能收敛化瘀止血；五灵脂和蒲黄炭活血行气、化瘀止血；狗脊补肝肾，补虚；紫石英能温肾暖宫固冲，镇心安神；佐以贯众、红藤、败酱草、熟大黄清热凉血、化瘀止血。诸药共奏化瘀止血、镇降固涩之功效。

【验案举隅】

薛某，女，38 岁。

初诊（2019 年 7 月 2 日）

主诉：不规则阴道出血 1 月余。

现病史：患者平素月经后期，偶有数月一行，行经 7～9 日，末次月经 2019 年 5 月 22 日，之后点滴阴道出血，色暗，至今未净。近 1 周量有增多，色暗红有血块，时有下腹隐痛。舌淡红边有瘀点，苔薄白，脉细。形体丰满，生育史：1-0-0-1。有多发性子宫肌瘤 6 年余，每年复查无明显增大，肌瘤最大在 15 mm×19 mm×15 mm。予 B 超检查示内膜 3.9 mm，子宫肌瘤 14 mm×18 mm。

中医诊断：崩漏（瘀阻胞宫证）。

治法：化瘀固冲止血。

处方：震灵丹加减。赤石脂 15 g，紫石英 20 g，代赭石 10 g，乳香 4 g，五灵脂 10 g，贯众炭 15 g，红藤 15 g，大黄炭 6 g，狗脊 10 g，花蕊石 15 g，蒲黄炭 10 g，黄芪 15 g，仙鹤草 20 g，陈皮 6 g。7 剂，每日 1 剂，水煎服，早、晚饭后 1 小时温服。

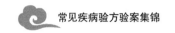

二诊（2019 年 7 月 9 日）

服药 4 日后阴道出血停止，大便溏软，手足心热。予初诊方加减。黄芪 15 g，炒白术 10 g，茯苓 15 g，薏苡仁 15 g，紫石英 20 g，代赭石 10 g，红藤 15 g，狗脊 10 g，赤芍 10 g，炒白芍 10 g，陈皮 6 g，淫羊藿 10 g，糯稻根 20 g，酸枣仁 10 g，合欢皮 12 g。7 剂，每日 1 剂，水煎服，早、晚饭后 1 小时温服。

三诊（2019 年 7 月 16 日）

患者无明显不适，守二诊方 7 剂。

【注意事项】

（1）崩漏为离经之血，有瘀滞之患。如瘀血不去，新血不生，故需化瘀与止血并重。

（2）瘀阻胞宫之崩漏，当以祛瘀为主要，并非补益固涩，运用时需及时辨明病机。

【辨病选方心得】

崩漏的病因主要由于肾－天癸－冲任－胞宫轴失调，冲任损伤，不能制约经血所致。治疗应遵循"急者治其标，缓者治其本"的原则，灵活运用塞流、澄源、复旧三法。在西医诊断上，有无排卵性异常子宫出血，或子宫肌瘤、子宫内膜息肉、生殖器炎症等引起的异常子宫出血，证属瘀血阻滞者，症如经血非时而下，量或多或少，或淋漓不净，血色紫黯有块，小腹疼痛拒按，舌紫黯或有瘀点，脉涩或弦，可以此方化裁治疗。

抑 抗 汤

【主治疾病】

中医病名：月经后期。

西医病名：多囊卵巢综合征。

【药方组成】

柴胡　丹参　熟大黄　龙胆草　天冬　生白芍　当归　栀子　虎杖　紫草　川牛膝　王不留行

【功效】

疏肝解郁，清热活血。

【适宜证型】

肝郁化火。

【用法】

水煎服，取汁 200 mL，早、晚各 1 次。

【方药解析】

方中柴胡有疏肝解郁、退热之功，能够调达肝气，疏通人体经络气血，防止痰热内生；栀子有泻火、凉血、利湿之功，可以清肝泻火，紫草有凉血活血、解毒化瘀的作用；当归、丹参能够活血化瘀，川牛膝、王不留行可以化瘀通经络，引血热下行，龙胆草能泄肝火，熟大黄则可泄胃肠腑脏之火，引火热邪气从大便排出，虎杖清热化瘀止痛；再加天冬、生白芍滋阴润燥。全方合用，发挥疏肝解郁、清热活血的作用。

【验案举隅】

张某，女，25 岁。

初诊（2018 年 1 月 8 日）

主诉：月经后期 2 年。

现病史：患者确诊多囊卵巢综合征 2 年，月经后期，周期 40 日至 3 个月不等，就诊数次未缓解。2017 年 7 月在外院因"异常子宫出血"，予屈螺酮炔雌醇片治疗 3 个月，平素来潮小腹痛，经前乳胀，偶有腰酸。末次月经 2018 年 1 月 5 日，量不多，欠畅，似净。目前口干，易烦躁，喉间有痰，黏稠，难咳，手足心热，形态匀称，舌质红苔薄腻，脉细涩。曾有甲状腺功能减退病史，目前无服用药物。辅助检查：2018 年 1 月 8 日查 AMH 7.21。E2 34.44 pg/mL，P < 0.32 nmol/L，T < 0.35 nmol/L，LH 6.97 IU/L，FSH 2.15 IU/L。1 月 8 日 B 超示内膜 6.6 mm，双侧卵巢多囊改变。

中医诊断：月经后期（肝郁化火证）。

治法：疏肝解郁，清热化痰活血。

处方：抑抗汤加减。柴胡 10 g，栀子 10 g，牡丹皮 12 g，丹参 15 g，熟大黄 9 g，龙胆草 6 g，天冬 15 g，生白芍 20 g，当归 12 g，虎杖 15 g，紫草 15 g，川牛膝 30 g，王不留行 15 g，陈皮 9 g，茯苓 15 g，泽泻 15 g。7 剂，每日 1 剂，水煎服，早、晚饭后 1 小时温服。

二诊（2018 年 1 月 15 日）

患者手足心热明显好转，喉间偶有痰感，仍有腰酸，夜寐欠安，舌质红苔薄腻，脉细涩。予初诊方加减。柴胡 10 g，栀子 10 g，牡丹皮 12 g，龙胆草 6 g，天冬15g，生白芍15g，当归9g，续断20g，杜仲15g，红藤20g，鹿角片10g，石楠叶15g，广郁金6g，橘络5g，夜交藤15g，合欢皮15g。7剂，服法同前。

此后以抑抗汤遣方组药加减，疏肝解郁、清热活血，经净后再拟补肾养血疏肝，如此宗初诊、二诊法调治5个月，月经周期渐缩短，第二次月经3月13日，量较前明显增多，后40日一行，择B超检查可见优势卵泡出现，周期渐准，心情愉悦。

【注意事项】

中医辨证应与现代医学检查方法相结合，如B超、血性激素的检查可弥补传统中医望、闻、问、切的不足。

【辨病选方心得】

多囊卵巢综合征是育龄女性最为常见的疾病，目前发病率在5%～10%之间，主要是内分泌和糖代谢紊乱导致疾病发生，患者出现肥胖、雄激素血症和胰岛素抵抗。多囊卵巢综合征是一组复杂的证候群，主要病机是肝、脾、肾功能失调及三焦气化失常。可从阴阳、脏腑、气血来辨证处方用药。中医认为，多囊卵巢综合征患者多有阴血不足，兼情志内伤，肝气郁结，气郁化火，煎熬津液成痰湿，流注胞宫，胞脉闭塞，而致闭经、不孕等症。故用此方疏肝解郁、清脏腑热、活血通脉来治疗，往往疗效甚佳。

金水养巢方

【主治疾病】

中医病名：月经后期，月经过少，闭经，经断前后诸症。

西医病名：卵巢早衰，卵巢储备减退。

【药方组成】

北沙参　熟地黄　女贞子　墨旱莲　桑椹　枸杞子　山茱萸　菟丝子　制何首乌　石斛　天冬　丹参　川芎　炒枳壳

【功效】

补肾滋肺，益精养血。

【适宜证型】

肺肾阴虚，精血亏虚。

【用法】

每日 1 剂，水煎服，早、晚分服。

【方药解析】

方中以熟地黄、枸杞子、女贞子、墨旱莲为君，熟地黄性甘温，质润滋腻，入肝肾经，滋补阴血，此乃"大补真阴"；枸杞子味甘，性平，归肝、肾经，滋补肝肾，益精明目，女贞子、墨旱莲均味甘，性凉，入肝、肾经，合用为二至丸，此为"清上补下第一方"，能强肝肾之阴；四者共用为君，全力补肾、益阴，填精。薛立斋云："天地以五行更迭衰旺……肾水当藉肺金为母，以补其不足。"故以北沙参、天冬、石斛补肺、清肺、润肺，奠定补肺启肾之义；山茱萸、菟丝子平补阴阳，补益肝肾，一派补阴药中予少量补阳之品，有"阳中求阴，阴得阳生而泉源不竭"之义，阴阳相济，方能调经助卵，以上诸药共为臣药，在助君药补肝肾同时，着重清肺润肺，以滋水之上源。川芎为辛散之品，为"血中气药""下行血海"，可引药下行，炒枳壳辛行苦降，理气宽中；丹参活血化瘀；三药共为佐使，一为疏通全身气机，调和胞宫脉络；二可防诸药滋腻碍胃。诸药合用补肾滋肺，益精养血，阴阳平调，兼活血行气，肾精充盈，经血有源，任通冲盛，新血则生，经水自通。

【验案举隅】

杨某，女，35 岁。

初诊（2020 年 12 月 2 日）

主诉：停经近 3 个月。

现病史：患者平素月经规律，7 日 /28～30 日，量中，色红，夹血块，伴腰酸不适。2019 年出现停经 1 次，服中药后月经恢复正常。末次月经 9 月 5 日。刻下：患者月经未来潮，腰酸，潮热汗出，易急躁，带下量不多，咽干，晨起有痰，胃纳可，二便调，夜寐安。舌红苔白，脉细弦。生育史：1-0-0-1，剖宫产，未避孕。辅助检查：2020 年 11 月 17 日查性激素示 AMH 0.03，E2 ＜ 20 pg/mL，P 1.24 nmol/L，LH 33.34 IU/L，PRL 6.13 ng/mL，FSH 54.90 IU/L，TSH 1.30 mU/L。2020 年 12 月 2 日查 B 超示子宫卵巢较小，内膜厚 2.8 mm。

中医诊断：月经后期（肺肾阴虚，精血亏虚证）。

治法：补肾滋肺，益精养血。

处方：金水养巢方加减。天冬 10 g，熟地黄 15 g，制何首乌 10 g，女贞子 15 g，桑椹 10 g，枸杞子 15 g，山茱萸 10 g，丹参 15 g，菟丝子 30 g，川芎 9 g，炒枳壳 10 g，北沙参 15 g，鹿角霜 15 g，龟甲 10 g，淫羊藿 15 g，续断 30 g，葛根 15 g，麦冬 9 g，五味子 9 g，牛膝 15 g。14 剂，服法同前。

二诊（2020 年 12 月 16 日）

服药后月经未行，前症减轻。予初诊方去天冬、山茱萸，加木香 10 g。14 剂。

三诊（2021 年 1 月 6 日）

药后月经来潮，末次月经 12 月 29 日，量中，色红，轻微痛经。予二诊方去桑椹、枸杞子、木香。14 剂。

四诊（2021 年 1 月 20 日）

予二诊方去制何首乌、五味子、木香，加糯稻根 15 g、淮小麦 30 g、炒白扁豆 10 g。14 剂。

五诊（2021 年 2 月 3 日）

病史同前，末次月经 2021 年 1 月 28 日，量尚可。偶有潮热、口干。2021 年 1 月 30 日查性激素示 AMH 0.10，E2 50 pg/mL，LH 4.94 IU/L，PRL 13.53 ng/mL，FSH 13.69 IU/L。续予金水养巢方加减调理以巩固疗效。

【注意事项】

（1）保持心情舒畅，避免情志刺激；注意饮食规律，避免熬夜作息；节制房事，节制生育，避免手术损伤。若通过测定女性性激素发现有卵巢储备功能减退者，需及早干预，避免发展为卵巢早衰。若已为卵巢早衰，更需尽早治疗，改善症状，力争逆转病情。

（2）方中滋补之品较多，脾虚虚弱者慎用，运用时需顾护脾胃。

【辨病选方心得】

卵巢储备功能减退、卵巢早衰在中医学上属"月经后期""月经过少""闭经""经断前后诸证""不孕症"等范畴。本病主要以肾虚为基本病机，涉及肝、脾、心功能的异常，常夹杂瘀血、痰湿等病理因素。中医在治疗方面常以补肾填精为要，兼以疏肝、清心、健脾、活血等治法进行治疗。按中医理论"虚则补其母"的治则，肾阴亏虚之病可同补肺肾，故补肺亦为治疗之要。肺主一身之气，气机调畅则血行正常，各脏腑功能如常，如姚寓成先生所言："肺虚劳怯而使经水枯闭者，应当掌握'上损'这一特点，按调经莫先于祛病的原则，采取甘温保肺或甘凉清肺之法，使金水相生。"故金水养巢方中以北沙参、天冬、石斛补肺、清肺、润肺，取补肺启肾之义，同时结合妇女月经生理特点调整用药，可有效提高卵巢反应性，改善相关激素水平和卵巢功能。

加味二仙汤

【主治疾病】

中医病名：绝经前后诸证。

西医病名：围绝经期综合征。

【药方组成】

仙茅 淫羊藿 当归 巴戟天 黄柏 知母 龟甲 鹿角片 女贞子 墨旱莲 续断 葛根

【功效】

阴阳双补。

【适宜证型】

肾阴阳两虚。

【用法】

每日1剂，水煎服，早、晚分服。

【方药解析】

方中仙茅、淫羊藿温肾阳，补肾精，辛温助命门而调冲任；巴戟天温助肾阳而强筋骨，性柔不燥，以助二仙温养之力；女贞子益肝补肾；墨旱莲入肾补精，能益下而荣上；续断补益肝肾，活血化瘀，调理冲任；葛根通经活络；当归养血柔肝而充血海，以助二仙调补冲任之功；知母、黄柏滋肾阴而泻虚火，既可治疗肾阴不足所致虚火上炎，又可缓解仙茅、淫羊藿的辛热猛烈；龟甲滋阴走任脉，鹿角温阳走督脉，一阴一阳，相互为用，调补阴阳。全方共奏温阳补肾、滋阴降火之效。

【验案举隅】

潘某，女，49岁。

初诊（2022年4月15日）

主诉：月经稀发3年，停经8个月，下腹坠痛1周。

现病史：患者近3年月经周期延后，1～3月一行，经期5日，量中，色红，无腹痛腰酸，末次月经2021年8月，至今月经未来潮。患者1周前无明显诱因下出现下腹坠痛，劳累时加重，卧床休息、热敷后可缓解。1周来自行服头孢、妇炎康后症状稍有缓解。近期无明显带下，同房时阴道干涩不适。平素燥热，口腔易溃疡，口干，呃逆反酸，困倦乏力，腰酸腰痛，胃纳可，二便调，入睡困难，易醒，夜尿多，健忘，心情畅。面部色斑明显，舌红苔薄，脉细。辅助检查：2022 年 4 月 12 日 B 超示绝经后子宫，子宫内膜回声改变，厚 2 mm，子宫肌瘤 24 mm×22 mm×26 mm，右卵巢钙化灶 2 mm。

中医诊断：绝经前后诸证，妇人腹痛（肾阴阳两虚兼血瘀证）。

治法：温阳补肾，滋阴降火，行气活血。

处方：加味二仙汤加减。仙茅 10 g，淫羊藿 15 g，女贞子 15 g，当归 6 g，知母 10 g，黄柏 10 g，龟甲 10 g，香茶菜 12 g，金荞麦 15 g，忍冬藤 20 g，续断 15 g，葛根 15 g，北沙参 15 g，麦冬 12 g，五味子 9 g，大血藤 20 g，延胡索 15 g。14 剂，每日 1 剂，早、晚温服。

二诊（2022 年 4 月 29 日）

患者下腹坠胀不适明显好转，阴道干涩较前好转，仍有潮热，腰酸。予初诊方改龟甲为鳖甲 10 g，加黄芪 10 g，白芷 9 g。14 剂，每日 1 剂，早、晚温服。

三诊（2022 年 5 月 13 日）

患者无明显小腹不适，潮热、腰酸较前好转，续予加味镇肝熄风汤加减，巩固疗效。

【注意事项】

（1）本病证候复杂，临床以肾阴虚、肾阳虚、肾阴阳两虚为主，常寒热错杂，虚实并存，因此在治疗是以补肾气、调整阴阳为主，具体用药时又要注意，清热不宜过于苦寒，温养不宜过于辛热，更不宜擅用攻伐药物。

（2）本病持续时间长短不一，如未及时施治或因误治易发生情志异常、心悸、心痛、贫血、骨质疏松等疾患。

【辨病选方心得】

中医学认为，女性在绝经前后会因肾气及精血不足、天癸将竭、肝阴缺乏、阴阳失衡等因素的影响而出现心肾不交、肾虚不足、肾阴阳俱虚等一系列表现，从而导致脏腑功能失调。此病肾虚是根本，因此中医在治疗时主张以补肾益血为主，在调节阴阳的同时辅以宁心、益脾和养肝等措施。加味二仙汤中纳入了当归、黄柏及知母等养阴清热补肾之药味，其中当归具有补血调经活血的功效；知母入肾经，可发挥退骨蒸、泄肾火的功效；黄柏可针对性治疗阴虚火旺症状，女贞子与墨旱莲合用可发挥益精及滋补肝肾的功效，诸药合用可奏滋肾阴、补血壮阳之功。现代药学研究表明，补肾类中药可有效调节机体丘脑下部-垂体-卵巢-子宫女性性轴平衡，这对改善雌激素水平具有重要意义。

加味镇肝熄风汤

【主治疾病】

中医病名：绝经前后诸证。

西医病名：围绝经期综合征。

【药方组成】

赤芍　天冬　玄参　生牡蛎　代赭石　茵陈　麦冬　龟甲　牛膝　生甘草　生龙骨　川楝子　青蒿

【功效】

镇肝息风，滋阴潜阳。

【适宜证型】

肝肾阴虚。

【用法】

每日1剂，水煎服，早、晚分服。

【方药解析】

方中牛膝归肝肾经，如血分，性善下行，故重用引血下行，并有补益肝肾之效；代赭石之质重沉降，镇肝降逆，合牛膝以引血下行，急治其标；生龙骨、生牡蛎、龟甲、赤芍滋阴潜阳，镇肝息风；青蒿苦寒，芳香透达，专解骨蒸劳热，尤能泄暑热之火，泄火热而不耗气血；玄参、天冬下走肾经，滋阴清热，合龟甲、赤芍滋水以涵木，滋阴以柔肝；肝为刚脏，性喜条达而恶抑郁，过用重镇之品，势必影响其条达之性，故以茵陈、川楝子清泄肝热，疏肝理气，以随其性；生甘草调和诸药。

【验案举隅】

林某，女，52岁。

初诊（2022年3月29日）

主诉：月经紊乱4月余，反复阴道出血2月余。

现病史：患者2月余前出现月经紊乱，1月16日起阴道不规则出血，量少，色黯，断断续续直至2月17日量增多，1～2小时湿透一片卫生巾，伴腹痛腰痛、疲乏。患者2月22日至医院就诊，予葆宫止血颗粒后，2月26日量减，2月29日阴道出血净。3月27日起患者再次出现阴道出血，至今阴道仍有黑色分泌物排出，刻下：偶有头晕，怕冷，口干，易口腔溃疡，夜寐欠安，入睡困难，易醒，梦多，纳可，大便成形，小便调。舌红有点刺，苔黄腻，燥裂，脉弦细。

中医诊断：绝经前后诸证（肝肾阴阳两虚兼湿热证）。

治法：镇肝息风，滋阴潜阳，清热化湿。

处方：加味镇肝熄风汤加减。瞿麦 15 g，萹蓄 15 g，北柴胡 10 g，黄芩 10 g，车前子 30 g（包），延胡索 10 g，蒲公英 30 g，牡丹皮 12 g，白芍 10 g，荆芥 9 g，天冬 10 g，玄参 10 g，生牡蛎 30 g，代赭石 15 g，茵陈 10 g，生甘草 6 g，生龙骨 30 g，青蒿 10 g。10 剂，每日 1 剂，早、晚温服。

二诊（2022 年 4 月 26 日）

患者服药后阴道无黑色分泌物排除，后患者月经来潮，末次月经 4 月 6 日，6 日净，量中色红。目前患者无阴道出血等不适。舌红苔白脉弦。予初诊方加减。醋鳖甲 10 g，天冬 10 g，玄参 10 g，生牡蛎 30 g，代赭石 15 g，茵陈 10 g，生甘草 6 g，生龙骨 30 g，青蒿 10 g，紫草 10 g，马齿苋 15 g，荔枝核 15 g，盐橘核 15 g，仙鹤草 15 g，夏枯草 15 g，黄芪 15 g。14 剂，每日 1 剂，早、晚温服。

【注意事项】

（1）服药期间，不宜进食辛辣、燥热伤阴和补气升阳的食物和补品。

（2）保持心情愉快、稳定，切忌急躁发怒与过度焦虑不安。

【辨病选方心得】

围绝经期者天癸已绝或渐衰，阴血亏虚，阴常不足，阳常有余，阴不敛阳，肾水亏虚以致水不涵木，而肝肾同源，肝为刚脏，主疏泄，调节气机，全赖精血津液作为其功能活动的物质基础，肝阳偏亢以致肝风上期故出现诸证。围绝经期患者肝肾阴虚为本虚，由于阴不制阳而出现潮热汗出、心烦易怒、头晕耳鸣、失眠等一些阳亢症状则为标实。镇肝熄风汤原为肝肾阴亏、肝阳上亢、气血逆乱而设。故用加味镇肝熄风汤补益肝肾及滋养阴液的作用针对本虚，其潜镇降逆、清泄肝阳的作用则兼顾本虚引起的标实诸症。用药犹如用兵，不仅需要针锋相对，尤应投其所畏，才能战无不胜，攻无不克。肝阳上亢，虽与肾水不能涵木直接相关，肺金不能制木亦难逃其责。肝为风木之脏，将军之官。治肝不宜一味潜镇，还宜顺其刚介之性，遂其条达之情。纵观全方，有从正面而治之镇肝、柔肝药物，亦有从侧面疏导之清肝、疏肝药物，有从相生而治之滋水涵木药物，亦有从相克而治之清金制木药物。

第十五章

儿科疾病验方

小儿益气通鼻方

【主治疾病】

中医病名：鼻鼽。

西医病名：过敏性鼻炎。

【药方组成】

太子参　生黄芪　炒白术　炙甘草　桔梗　白芷　荆芥　五味子　苍耳子
辛夷

【功效】

健脾益气通窍。

【适宜证型】

肺脾气虚。

【用法】

水煎服，一次服用 150～200 mL，每日 2 次。

【方药解析】

此方由补中益气汤、苍耳子散、排脓散为底方化裁而来。方中太子参、生黄
芪、炒白术、炙甘草健脾益气，固护肌表；苍耳子、辛夷宣散鼻窍，给邪气外出
之路；桔梗配甘草可消痈排毒；白芷、荆芥畅达阳明，小剂量的白芷、荆芥、苍
耳子、辛夷及桔梗可起到引药上行直达鼻腔的作用；小剂量的五味子味酸、甘、
温，长于收敛肺气，避免宣散太过。

【验案举隅】

徐某，男，6岁。

初诊（2021年3月5日）

主诉：鼻塞流清涕2周。

现病史：患儿2周前无明显诱因出现鼻塞流清涕，鼻痒，无发热，无咳嗽，平素畏寒，畏风，面色少华，略萎黄，舌红，苔薄白，脉浮虚。既往鼻炎、湿疹病史。

中医诊断：鼻鼽（肺脾气虚证）。

治法：健脾益气通窍。

处方：小儿益气通鼻方加减。太子参10 g，生黄芪10 g，炒白术6 g，炙甘草3 g，桔梗3 g，白芷3 g，荆芥3 g，五味子2 g，苍耳子6 g，辛夷6 g。5剂，早、晚温服。

二诊（2021年3月11日）

患儿鼻塞明显缓解，无流涕，仍稍畏风。予初诊方，5剂，以巩固疗效。

【注意事项】

（1）本方乃健脾扶正之剂，如食积者，症见口臭、手足心热、大便酸臭者，不可服用；过敏性鼻炎容易反复发作，急性期不可使用本方，容易闭门留寇，应以祛邪为主。

（2）由于幼儿纯阳之体，易于化热，如有热证表现如鼻塞黄涕、舌红、咽红、口臭等，不宜使用本方。

（3）可逐步采用凉水洗脸，加强面部按摩，促进气血流通，增强正气。

【辨病选方心得】

鼻居于面部正中，是清阳交会之地，鼻主脾胃，足阳明胃经行于鼻两侧，所以脾胃有疾，容易引起鼻部不利。九窍不利，皆是胃病，脾胃不足，不能正常化生气血以濡养全身，卫气化源不足则不能起到固护肌表皮毛腠理，无力抵御外邪，反之脾胃一足，御邪有力，祛邪外出，缓解种种不适。所以选用小儿益气通鼻方治疗过敏性鼻炎，也是治病求本的表现，以补中益气汤强脾胃，补气血，护肌表，苍耳子散祛邪外出，起到标本同治的作用。

小儿鼻窦清方

【主治疾病】

中医病名：鼻渊。

西医病名：急、慢性鼻炎，鼻窦炎，过敏性鼻炎。

【药方组成】

苍耳子　辛夷　白芷　黄芩　桔梗　车前子　路路通　炒栀子　鱼腥草
生甘草

【功效】

疏风清热，通利鼻窍。

【适宜证型】

风热。

【用法】

水煎服，一次服用 150～200 mL，每日 2 次。

【方药解析】

此方由苍耳子散合排脓散为底方加减而成，起到疏散风热、通窍排脓作用。
方中苍耳子、辛夷、白芷通利鼻窍，祛头面部之风热，肺开窍于鼻腔，炒栀子、
黄芩清郁热；桔梗、生甘草、鱼腥草清热排脓促进局部泌物的排出；车前子甘
寒可祛热，性降可祛痰止咳；生甘草调和诸药。

【验案举隅】

崔某，男，8 岁。

初诊（2021 年 4 月 3 日）

主诉：反复咳嗽半月。

现病史：患儿半月前感冒后出现咳嗽，晨起较多，有痰色黄，伴鼻塞流黄
涕，偶前额头痛，无呕吐，无发热。既往鼻窦炎病史。刻下：晨起咳嗽，次数不
多，鼻塞流黄涕，伴前额痛，头昏沉。查体：神志清，精神好，咽后壁见较多黄
色黏涕，肺部呼吸音清，未闻及湿啰音。腹部软，神经系统查体无异常。面色红
润，双目有神，舌红苔薄黄，脉浮数有力。

中医诊断：鼻渊（风热证）。

治法：疏风清热，通利鼻窍。

处方：小儿鼻窦清方加减。苍耳子6 g，辛夷9 g，白芷8 g，黄芩9 g，桔梗5 g，车前子10 g，路路通8 g，炒栀子6 g，鱼腥草15 g，生甘草5 g。5剂，水煎服，一次150 mL，每日2次，并配合鼻腔冲洗。

二诊（2021年4月10日）

患儿晨起无明显咳嗽，无鼻塞流涕，无前额部疼痛，查体咽后壁无黏涕，舌红苔薄白，脉浮数。予初诊方5剂，服法同前。

【注意事项】

（1）方中有苍耳子、鱼腥草等品，不可长期服用，中病即止，有肾功能损伤者慎用。

（2）方中有苦味药应用，口感略差，可酌加少许甜叶菊或者谷芽等药。

（3）鼻窦炎急性期伴发热者，应先于解表，注意鉴别风寒、风热及湿热证。

【辨病选方心得】

鼻窦炎归属于中医学"鼻渊"，是儿科常见病，而且容易反复发作。主要原因有外感风寒郁而化热，风热邪气不解及胆热移脑，熏蒸清窍所致。风热邪气留于鼻腔，郁而化热，肺开窍于鼻，肺热不化，宣发肃降功能失常，发为咳嗽，晨起为阳气逐渐升隆时刻，内有郁热不解，故晨起加重。鼻塞流黄涕、咽后壁见黄涕皆示一派热象。小儿鼻窦清方中以苍耳子散宣散鼻窍，桔梗、生甘草、鱼腥草排脓，黄芩、栀子清热，药味少，药力专，见效快。主要应用于辨证为风热证的治疗，辨证要点：黄涕、鼻塞，脉浮数有力。应用时常配合生理盐水鼻腔负压冲洗，疗效甚佳。

热咳小方

【主治疾病】

中医病名：咳嗽。

西医病名：急性支气管炎。

【药方组成】

桑叶　菊花　生甘草　杏仁　连翘　桔梗　芦根　薄荷　黄芩　浙贝母　瓜蒌子

【功效】

疏风清热，宣肺止咳。

【适宜证型】

风热犯肺。

【用法】

水煎服，一次服用 150～200 mL，每日 2 次。

【方药解析】

此方由桑菊饮化裁而来。方中桑叶、菊花疏散风热，薄荷、连翘辛凉透邪、清热解表，黄芩清肺热，芦根、生甘草清热和中，浙贝母、瓜蒌子清热涤痰止咳，桔梗引药上行于肺，杏仁止咳平喘，共奏宣肺止咳化痰之效。

【验案举隅】

王某，女，9 岁。

初诊（2021 年 4 月 7 日）

主诉：反复咳嗽 1 月余。

现病史：患儿 1 个月前感冒后出现运动后、大声说话时咳嗽加剧，如顿咳状，咳嗽剧烈时两胸胁疼痛，有痰不多，咽喉干痒疼痛。查体：神志清，精神好，面色红润，双目有神，咽红，肺部呼吸音清，未闻及湿啰音。腹部软，神经系统查体无异常。舌红苔薄黄，舌边尖红，脉浮数有力。既往过敏性鼻炎病史，无哮喘病史。

中医诊断：咳嗽（风热犯肺证）。

治法：疏风清热，宣肺止咳。

处方：热咳小方加减。桑叶 6 g，菊花 6 g，生甘草 3 g，杏仁 6 g，连翘 6 g，桔梗 3 g，芦根 12 g，薄荷 3 g，黄芩 6 g，浙贝母 6 g，瓜蒌子 6 g。3 剂，水煎服，一次 200 mL，早、晚分服。

二诊（2021 年 4 月 10 日）

偶咳嗽，咽痒仍有，无胸胁不适。查体：后壁无黏涕，舌红苔薄白，脉浮数。予初诊方加蝉蜕 3 g。5 剂，以巩固疗效。

【注意事项】

（1）内伤咳嗽、风寒咳嗽、痰热闭肺不适用本方证。

（2）服用本方时尽量进食清淡、易消化食物为主，避免油炸食品、饼干、橘子、芒果、桂圆等。

【辨病选方心得】

儿童稚阴稚阳之体，易外邪气侵扰，如风热邪气由口鼻入肺，肺主气司呼吸，风热侵袭，肺失宣降，发为咳嗽，咽痒而阵咳。本方对应方证有六个方面，一是薄荷、桑叶对应的风热不化证；二是桔梗、生甘草对应的咽喉不利证；三是杏仁、桔梗、浙贝母、瓜蒌子对应的肺气不宣证；四是连翘、黄芩对应的热毒证；五是芦根对应的气分津液不足；六是桑叶、菊花对应的肝经风热、郁火等证。临证时遵《温病条辨》加减，气粗、口渴明显加生石膏、天花粉以清热生津，咽喉肿痛者合升降散以双解表里，咳嗽较多加枇杷叶、前胡以清肺止咳。

麻杏清热止咳方

【主治疾病】

中医病名：肺炎喘嗽。

西医病名：急性支气管炎，支气管肺炎，毛细支气管炎。

【药方组成】

炙麻黄　杏仁　生石膏　炙甘草　牛蒡子　黄芩　浙贝母　瓜蒌子

【功效】

清热泻肺，化痰止咳。

【适宜证型】

风热闭肺。

【用法】

水煎服，一次服用 150～200 mL，每日 2 次。

【方药解析】

此方由麻杏石甘汤合贝母瓜蒌散组成，起到清热泻肺化痰作用。方中炙麻黄、杏仁、生石膏、炙甘草组成麻杏石甘汤，清肺止咳；浙贝母、瓜蒌子取贝母瓜蒌散之意，因无津液损伤，故不用天花粉等滋阴药物，避免敛邪，取其清热化痰之效；黄芩以泄肺热为主，牛蒡子辛凉以助清解肺热、化痰通便，可通阳明腑气，痰热有路可出。

【验案举隅】

杨某，男，1 岁。

初诊（2021 年 2 月 6 日）

主诉：咳嗽伴喘息 2 日，发热半日。

现病史：患儿 2 日前曾接触感冒患者后出现咳嗽喘息，喉中痰鸣明显，无犬吠样咳嗽，咳末无鸡鸣样回声，无屏气发作。半天前出现发热，体温最高38.2℃。既往湿疹病史。查体：咽红，双肺呼吸音粗，三凹征弱阳性，闻及喘鸣音，腹部软，舌边尖红，苔薄黄，指纹紫滞。查胸片示支气管炎。

中医诊断：肺炎喘嗽（风热闭肺证）。

治法：清热泻肺，化痰止咳。

处方：麻杏清热止咳方加减。炙麻黄3g，杏仁6g，生石膏15g，炙甘草3g，牛蒡子6g，黄芩6g，浙贝母9g，瓜蒌子9g。2剂，水煎服，200 mL，少量频服，嘱托多拍背促进排痰。

二诊（2021年2月8日）

患儿喘息减轻，仍少许咳嗽，无发热。查体：双肺闻及少许喘鸣音，舌脉如上。予初诊方3剂。

【注意事项】

（1）内伤咳嗽、痰热闭肺、湿热阻肺证皆不适用本方。

（2）如咳嗽剧烈，发热体温难退，呼吸增快，血氧饱和度小于95%者，或胸片示肺部改变明显，建议住院配合西医诊疗。

【辨病选方心得】

小儿因形气未充，卫外不固，正气虚弱，外邪易于侵袭。或有风寒、风热之不同，总以发热为常见之症。因肺气闭郁，不得宣达，腠理失司，而见发热；邪热灼液成痰，随气升，壅阻不通，肃降无权，出现咳嗽、喘息、喉中痰鸣等诸症。肺气郁闭，宣发肃降失调，是其主要病机。麻杏清热止咳方具有宣泄郁热、清肺平喘之功，临证时只要炙麻黄、生石膏巧妙配伍，不论风寒、风热、痰热闭肺，均可起到宣通肺气的作用。

开胃养阴方

【主治疾病】

中医病名：小儿厌食病。

西医病名：消化功能紊乱。

【药方组成】

北沙参　山药　玉竹　麦冬　麦芽　白芍　生甘草　谷芽　石斛

【功效】

甘润养阴，开胃助运。

【适宜证型】

胃阴不足。

【用法】

水煎服，一次服用 150～200 mL，每日 2 次。

【方药解析】

此方由沙参麦冬汤合芍药甘草汤化裁而成，起到清补脾胃阴液、消食开胃的作用。方中北沙参、山药、玉竹、麦冬、石斛滋补肺胃阴液，养阴药与生甘草合用有"甘守津还之意"，白芍配生甘草酸甘以化阴，"小儿心肝有余"，白芍可清泻肝热，起到佐金平木之意，谷芽、麦芽开胃消食。全方可补津液，开胃口，消食健脾。

【验案举隅】

李某，男，8 岁。

初诊（2021 年 2 月 8 日）

主诉：胃纳欠佳 1 年余。

现病史：患儿病 1 年来无诱因下出现胃纳差，无口臭，无咳嗽，无喘息，无腹部不适，大便正常。平素喜欢食肉食、油煎食物。既往曾多次小儿推拿治疗、口服葡萄糖酸锌口服液及口服中药治疗，效果不明显。查体：体重 22 kg，身高 126 cm，面色少华，神志清，精神好，咽红，心肺正常，腹部软。舌红苔薄白，舌中剥脱苔，舌面津液少。手心热，脉细数。

中医诊断：小儿厌食病（胃阴亏虚证）。

治法：甘润养阴，开胃助运。

处方：开胃养阴方加减。北沙参 10 g，山药 10 g，玉竹 10 g，麦冬 10 g，麦芽 10 g，白芍 10 g，生甘草 3 g，谷芽 10 g，石斛 10 g，10 剂，水煎服，每次 200 mL，每日 2 次。配合捏脊治疗，每日睡前 5 分钟，配合山药熬粥 2 日 1 次。

二诊（2021 年 2 月 20 日）

患儿胃纳较前明显好转，剥脱苔减轻。予初诊方，14 剂。嘱少食厚味，饮食清淡为主。

【注意事项】

（1）脾胃阳虚者、湿热阻滞者不可服用本方。

（2）饮食清淡为主，不可过食辛辣、油煎食物。

【辨病选方心得】

胃阴不足是小儿厌食病常见病机，中焦胃用之阴不降，胃体之阳亢盛，以甘润法救胃用，配胃体。用药以甘寒之品为主，开胃养阴方具有清补肺胃阴液而不碍胃的特点，辅以食疗山药粥以滋胃之阴，胃汁充足，自能纳食，山药配合甘寒药物、消食药物有资生汤的含义，芍药甘草汤可化阴，可泻肝，防止肝木横克脾土。本方辨证要点：胃纳欠佳、舌红少苔或地图舌，脉细数，患儿多见形体消瘦。

食 积 方

【主治疾病】

中医病名：积滞。

西医病名：功能性消化不良。

【药方组成】

炒山楂　神曲　麦芽　谷芽　莱菔子　陈皮　茯苓　连翘　法半夏　鸡内金　栀子　淡豆豉

【功效】

消食导滞和胃。

【适宜证型】

乳食内积。

【用法】

水煎服，一次服用 150～200 mL，每日 2 次。

【方药解析】

此方由保和丸合栀子豉汤化裁而成，起到消食、导滞、和胃作用。方中炒山楂消油腻肉积；神曲消食陈腐之积；莱菔子消面食痰浊之积；陈皮、法半夏、茯苓理气和胃，燥湿化痰；连翘、栀子散结清热，鸡内金、淡豆豉健胃消食，谷芽、麦芽开胃消食。诸药合用，有消食导滞、理气和胃之功。

【验案举隅】

王某，男，2 岁。

初诊（2021 年 2 月 9 日）

主诉：低热 5 日。

现病史：患儿 5 日前进食较多食物后呕吐 1 次，后出现发热，波动在 37.5～37.8℃，无寒战，无惊厥，无鼻塞，无咳嗽，伴腹部胀满，大便 1 日 1 行，量不多，大便臭秽，夜眠不安，常哭闹不安，胃纳欠佳。就诊时口臭明显，手心热于手背，舌红苔黄腻，指纹紫滞，现于风关。

中医诊断：积滞（乳食内积证）。

治法：消食导滞和胃。

处方：食积方加减。炒山楂 8 g，神曲 9 g，麦芽 12 g，谷芽 12 g，莱菔子 5 g，陈皮 4 g，茯苓 9 g，连翘 6 g，法半夏 6 g，醋鸡内金 9 g，炒栀子 6 g，淡豆豉 8 g。3 剂，水煎服，每日 1 剂，早、晚温服。嘱饮食尽量简单，容易消化之品。

二诊（2021 年 2 月 13 日）

体温正常，夜间睡眠安稳，大便正常，仍口臭。予初诊方，3 剂，以巩固疗效。嘱饮食清淡，1 周内戒肉类及海鲜之品。

【注意事项】

（1）倡母乳喂养，进食定时定量，不可过饥过饱；不偏食，合理喂养。忌生冷油腻不易消化食物。

（2）不宜在服药期间同时服用滋补性中药，以防滋腻碍胃。

（3）平时应保持良好的大便习惯。

【辨病选方心得】

"小儿食不可过饱，饱则伤脾，脾伤不能磨消于食物，令小儿四肢沉重，身体苦热，面黄腹大"，婴幼儿饮食不当，容易出现积滞。胃主受纳，脾主运化，饮食有节制，可免于积滞之患。部分患儿病初饮食不节，气机阻滞，故脘腹胀满，胃肠不适，胃不和则卧不安，故夜寐不安，时哭闹。腐秽不化，郁积化热，脾运不佳，在上表现为口臭，在下大便臭秽，低热。舌红苔黄腻、手心热也是内有积滞的表现。饮食引起的积滞，必用消导，如山楂、鸡内金、谷芽、麦芽、莱菔子等；陈皮、法半夏、茯苓、甘草乃二陈汤的底方，有降阳明胃气功效，连翘内清郁热；栀子、淡豆豉组成的栀子豉汤具有苦辛宣散上焦郁热，苦辛宣泄陈腐郁热的特殊作用。全方具有较强的消食、导滞、和胃功用。主要应用于食积停滞，脘腹胀满，嗳腐吞酸，不欲饮食，晨起口臭，大便干结臭秽，或者大便稀溏，气味臭秽如败卵。

小儿夜啼方

【主治疾病】

中医病名：小儿夜啼病。

西医病名：不明原因的哭闹不安。

【药方组成】

茯神　枳壳　白芍　生龙骨　生牡蛎　酸枣仁　钩藤　蝉蜕　柴胡

【功效】

泻肝定惊安神。

【适宜证型】

暴受惊恐。

【用法】

水煎服，一次服用150～200 mL，每日2次。

【方药解析】

此方由四逆散为底方加减而成。茯神、酸枣仁补气养心，生龙骨、生牡蛎重镇安心神，柴胡、白芍、枳壳疏肝行气，钩藤、蝉蜕清热平肝安神，全方起到泻肝定惊安神作用。

【验案举隅】

李某，9月龄。

初诊（2021年5月7日）

家长代诉：夜间哭闹不安3日。

现病史：患儿3日前在家玩耍时，突闻鞭炮声后出现惊哭，夜间出现哭闹不安，神情不安，时作惊惕，紧偎母怀，哭声时高时低，时急时缓，大便正常。曾就诊本院急诊，查腹部超声未见异常，予开塞露半只外用后排气不多，但哭闹减轻。查体：神志清，精神好，心肺无异常，腹部软，无红臀，舌边尖红，苔薄白，指纹淡紫，现于风关。

中医诊断：夜啼（暴受惊恐证）。

治法：泻肝定惊安神。

处方：小儿夜啼方加减。茯神10 g，枳壳6 g，白芍10 g，生龙骨10 g，生牡蛎10 g，酸枣仁10 g，钩藤6 g，蝉蜕6 g，柴胡6 g。3剂，水煎服，

100～150 mL，少量多次服用。后患儿母亲回报，患儿服药后当夜即无啼哭。

【注意事项】

（1）如患儿舌尖红赤、小便频数不适，不可服用本方。

（2）乳母饮食不可过食寒凉及辛辣热性食物，勿受惊吓。

（3）婴儿无故啼哭不止，要注意寻找原因，如饥饿、过饱、闷热、寒冷、虫咬、尿布浸渍、衣被刺激等，去除引起啼哭的原因。

【辨病选方心得】

《育婴家秘·夜啼》云："惊惕者，常在梦中哭而作惊。"《幼幼集成·夜啼证治》云："小儿夜啼有数证，有脏寒、有心热、有神不安、有拗哭，此中寒热不同，切宜详辨。神不安而啼者，睡中惊悸，抱母大哭，面色紫黑，盖神虚惊悸，宜安神丸定其心神。"小儿心肝有余，胆气不足，见异物、闻响声时易受惊吓，出现心神不宁、夜寐不安、哭闹不停，多数是在梦中惊哭。小儿夜啼方既有四逆散、钩藤、蝉蜕平肝止惊，又有生龙骨、生牡蛎重镇安神，酸枣仁、茯神补心宁神，有助于睡眠。本方适用于因暴受惊恐所致的夜啼病。

息风止痉方

【主治疾病】

中医病名：肝风。

西医病名：抽动障碍。

【药方组成】

石菖蒲　珍珠母　远志　白芍　天麻　生牡蛎

【功效】

平肝潜阳息风，安神止痉。

【适宜证型】

风阳上扰。

【用法】

水煎服，一次服用 150～200 mL，每日 2 次。

【方药解析】

此方具有平肝潜阳息风、安神止痉作用。方中珍珠母、生牡蛎为介类，具有重镇潜阳、平肝息风功效，石菖蒲、远志开窍醒神，白芍酸收，敛津液而益荣，禀木气而治肝，取酸以治肝，天麻、钩藤甘凉，可息风止惊、清热平肝。全方既有重镇收敛，又有清热泄肝、柔肝止痉的功效。

【验案举隅】

李某，男，9 岁。

初诊（2022 年 5 月 3 日）

主诉：不自主甩手 2 个月。

现病史：3 年前患儿于外院诊断为"抽动症"，病初有双眼频繁眨动，肢体抖动，耸鼻，做鬼脸，腹部悸动不安，好动不静，口中有时发出异常声音。经服用西药硫比利年余，现时常不自主甩手，频繁眨眼，无耸鼻，无腹部悸动，舌红苔薄白，脉弦。

中医诊断：肝风（风阳上扰证）。

治法：平肝潜阳息风，安神止痉。

处方：息风止痉方加减。石菖蒲 6 g，珍珠母 15 g，远志 6 g，白芍 9 g，天麻 6 g，生牡蛎 15 g，菊花 10 g，茯苓 15 g，蝉衣 6 g。10 剂，水煎服，一次 200 mL，每日 2 次，温服。嘱咐饮食清淡为主，远离电子产品。

二诊（2022 年 5 月 15）

患儿偶甩手，仍有眨眼。予初诊方加青葙子 10 g、木瓜 15 g。10 剂。前后以本方加减治疗 2 月余，患儿已无甩手、眨眼等不适，继续巩固服药 1 个月。

【注意事项】

（1）此方药物重镇收敛，当患儿有外感症状时，不宜服用本方，防止闭门留寇。

（2）抽动障碍患儿病情容易反复，服用药物期间注意休息，清淡饮食，避免吃过热、过冷和刺激性较大、油腻的食品，避免患者情绪激动，远离电子产品。

（3）症见便秘者，生牡蛎、珍珠母等介类药物宜减量。

【辨病选方心得】

抽动障碍临床表现有动摇不止的风动现象，主要病位在肝，肝风、肝气、肝火皆可引起风动表现，临床以肝风不止者为主。治疗主要原则为"介类沉潜，甘柔之品摄之，或酸收，或佐咸降，清其营络之热，升者伏矣"。息风止痉方有介类药物珍珠母、生牡蛎潜阳息风，石菖蒲、远志开窍安神，白芍、钩藤、天麻柔肝清热平肝息风。全方适用于肝风之风阳上扰证。肝风上犯，则耸鼻、眨眼，肝风旁窜四肢，则四肢不宁。对于临床中用药加减如下：频繁眨眼者，加菊花、青葙子类平肝明目药物；眴鼻、揉鼻者，加辛夷花、苍耳子、白芷、薄荷等祛风药物；肢体抖动者，加赤芍、木瓜、甘草、伸筋草等甘缓药物；咽喉发出异常声音者，加瓜蒌、桔梗、枳实、枇杷叶、郁金等开宣上焦的药物。当患儿出现外感症状，如咳嗽、喘息等症状时，如抽动症状加重，乃外风引动内风，治疗应先祛除外风。

自汗小方

【主治疾病】

中医病名：小儿汗证。

西医病名：维生素 D 缺乏症。

【药方组成】

黄芪 白术 防风 煅牡蛎 麻黄根 浮小麦 五味子 山药

【功效】

益气固表敛汗。

【适宜证型】

肺卫不固。

【用法】

水煎服，一次服用 150～200 mL，每日服用 2 次。

【方药解析】

本方由玉屏风散化裁而来，起到益气固表敛汗作用。方中重用黄芪益气固表，白术健脾益气，防风走表御风调节开合，煅牡蛎敛阴止汗，浮小麦养心敛汗，麻黄根收涩止汗，五味子酸收敛汗，山药健脾助运护脾胃。

【验案举隅】

孙某，男，2 岁。

初诊（2021 年 7 月 12 日）

主诉：运动后汗出过多 2 个月。

现病史：患儿 2 个月前曾因"肺炎"于我科住院，出院后患儿饮食较前减少，平时安静时易汗出，运动后汗出更多，尤其是头汗，时有汗出湿发，易感冒，无咳嗽，无喘息，无发热等不适。查体及实验室检查未见明显异常，面色少华微黄，舌淡红，苔薄白，脉细。

中医诊断：小儿汗证（肺卫不固证）。

治法：益气固表敛汗。

处方：自汗小方加减。黄芪 10 g，白术 6 g，防风 6 g，煅牡蛎 12 g，麻黄根 10 g，浮小麦 15 g，五味子 3 g，山药 10 g。7 剂，水煎服，每日 1 剂。嘱托家长每日捏脊 5 分钟。

二诊（2021 年 7 月 22 日）

家属告知患儿汗出明显减少。予初诊方，7 剂，以巩固疗效。

【注意事项】

（1）湿热汗出者、饮食积滞者不可用本方。

（2）注意个人卫生，勤换衣被，保持皮肤清洁和干燥，拭汗用柔软干毛巾或纱布擦干，勿用湿冷毛巾，以免受凉。

（3）汗出过多致津伤气耗者，应补充水分及容易消化而营养丰富的食物。勿食辛辣、煎炒、炙烤、肥甘厚味。

【辨病选方心得】

《幼幼集成·诸汗证治》曰："阳加于阴谓之汗。"又曰："心为汗。夫心之所藏，在内者为血，在外者为汗。盖汗乃心之液，而自汗之证，未有不由心肾两虚而得之者，然阴虚阳必凑之，故发热而自汗，阳虚阴必凑之，故发厥而自汗，是皆阴阳偏胜所致也。"汗证多属虚证。自汗以气虚为主；肺卫不固证多汗以头颈胸背为主。肺主气，属卫，卫气具有"温分肉，充皮肤，肥腠理，司开阖"，且"卫气和，则分肉解利，皮肤调柔，腠理致密矣"。小儿肺卫不足，不能正常故护肌表，开合不利，出现自汗，卫气一亏，则不足以固津液，而自渗泄矣，此自汗之由也。黄芪、白术益气，甘者性缓，佐以防风速达于表，煅牡蛎、浮小麦、五味子等皆收敛止汗，山药健脾补脾胃阴液之意。

儿童早熟方

【主治疾病】

中医病名：小儿性早熟。

西医病名：性早熟。

【药方组成】

知母　黄柏　生地黄　茯苓　泽泻　山药　牡丹皮　山茱萸　生牡蛎　浙贝母　皂角刺　昆布　柴胡　蒲公英

【功效】

滋补肾阴，清泻相火。

【适宜证型】

阴虚火旺。

【用法】

水煎服，一次服用150～200 mL，每日2次。

【方药解析】

此方由知柏地黄汤化裁而来，起到滋阴降火、软坚散结功效。方中六味地黄丸滋补真阴，山茱萸酸温滋补肝肾阴液，生地黄滋肾，填精髓；山药滋肾补脾，成三阴共补以收补肾治本之功。牡丹皮配山茱萸以泻肝火，泽泻配生地黄而泻肾降浊，茯苓配山药而渗脾湿，即成三泻。佐以知母、黄柏降相火、去肾火。全方合用有滋阴降火之效，生牡蛎、浙贝母、昆布、皂角刺软坚散结，柴胡入肝经，蒲公英清热补肾消乳核。

【验案举隅】

贾某，女，7岁。

初诊（2021年3月8日）

主诉：发现双侧乳房增大3月余。

现病史：患儿3月余前自觉双侧乳房增大，无其他不适。曾多次就诊西医医院，外院诊断"性早熟"，患儿骨龄8岁，子宫、卵巢超声检查提示已发育。刻下：患儿双侧乳房扪及乳核，无明显触痛，身高体重与一般儿童无殊，月经未至。双侧乳晕无着色，无阴毛及腋毛生长，二便正常，有时夜间汗出，手心热，舌苔花剥苔，脉细数。

中医诊断：性早熟（阴虚火旺证）。

治法：滋补肾阴，清泻相火。

处方：儿童早熟方加减。知母10 g，黄柏6 g，生地黄15 g，茯苓10 g，泽泻10 g，山药10 g，牡丹皮6 g，山茱萸6 g，生牡蛎15 g，浙贝母10 g，皂角刺10 g，昆布10 g，柴胡8 g，蒲公英10 g。14剂，早、晚温服各200 mL。

二诊（2021年3月25日）

患者诉双侧乳房较前明显减小。守初诊方，14剂。继续门诊随访治疗，嘱3

个月后复查子宫、卵巢超声检查。

【注意事项】

（1）有外感症状时不宜服用本方。

（2）本病治疗时间较长，服药 3 个月左右需监测患儿肝肾功能。

（3）儿童不使用含有激素的护肤品、食物，避免接触与年龄不符的音像制品等。

（4）及时对患儿及家长说明性早熟原因，解除思想顾虑，提醒家长注意保护儿童，避免出现身心创伤。

【辨病选方心得】

中医学认为性早熟多是由于多由肾阴亏虚、相火偏亢，阴阳平衡失调引起。小儿具有"稚阴稚阳之体，阴常不足，阳常有余，肾常虚"的特征。基于此再加之饮食不节，营养过剩或长期大量吃含有性激素的药物、食物，以致肾阴阳失衡。根据稚儿的生理特点，常肾阴不足，不能制约肾阳，使相火偏亢，导致"天癸早萌"，性发育启动年龄显著提前。临床常用儿童早熟方为基础方滋阴泄火，根据小儿特点，乳核大者酌加蒲公英、浙贝母、瓜蒌等散结之品；骨龄及第二性征明显者可加龟甲、鳖甲介类增强滋阴泄火功效；情志不畅者，佐以疏肝理气化痰之品。

平肝息风散

【主治疾病】

中医病名：肝风，慢惊风，抽搐，痉风。

西医病名：小儿抽动障碍。

【药方组成】

天麻　钩藤　石决明　栀子　菊花　全蝎　僵蚕　茯神　白芍

【功效】

平肝潜阳，息风止动。

【适宜证型】

肝风内动。

【用法】

每日 1 剂，水煎服，早、晚分服。

【方药解析】

此方由天麻钩藤饮化裁而来。方中主药天麻，味甘性平，归肝经，有息风止痉、平抑肝阳和祛风通络的功效；钩藤性微寒，味甘，归肝、心包经，可清热平肝、息风定惊；二者合用共奏平肝息风之功，共为君药。石决明咸寒，具有平肝潜阳的功效，同时具有除热明目之功，与君药同用，可助君药加强平肝熄风之力；菊花、栀子为佐，轻清升浮，具有疏散风热，平肝除烦的作用，奏清肝降火之功，以折亢阳；全蝎、僵蚕为使药，味辛性平，归肝经，尤其擅长入肝祛风，能引诸风药直达病所，佐助平肝息风药行达表里，搜风剔邪，息风止痉，开痰行滞；白芍味酸入肝经，擅于养血柔肝，使肝体得濡，肝用复常，则肝气条达。茯神甘以入心，擅于益气养血、养心安神，相须为用，柔肝益心，定魄安神。全方共奏平肝清肝、安神息风止动之功。

【验案举隅】

王某，男，10岁。

初诊（2021年6月12日）

主诉：不自主扭脖、眨眼2月余，加重1周余。

现病史：患儿2个月前开始出现不自主扭脖、眨眼，偶有张口清嗓等，当时未予诊治。近1周扭脖、眨眼频繁，前来就诊。刻下：症见脾气大，心烦不安，饮食大便尚可，小便黄。查体示精神可，心肺听诊未闻及异常，余阳性体征尚未见。舌质红、苔黄，脉弦数。查脑电图正常，血常规、肝功、肾功等无明显异常，尿常规检查正常，抗"O"等均正常。

中医诊断：慢惊风（肝风内动证）。

治法：平肝潜阳，息风止动。

处方：平肝息风散加减。天麻9g，钩藤9g，石决明15g，栀子6g，菊花10g，全蝎2g，僵蚕6g，茯神10g，白芍9g。14剂，每日1剂，水煎服，早、晚分服。嘱注意饮食忌口及日常生活调护等。

二诊（2021年6月26日）

患儿眨眼症状减轻，仍有扭脖伸颈、情绪焦躁等症。纳寐可，二便可。舌红苔黄，脉弦数。予初诊方去全蝎、菊花，加伸筋草10g、葛根10g、北柴胡5g。14剂，水煎服。

三诊（2021年7月14日）

患儿症状较前好转，情绪变化时仍有反复。夜眠尚可，二便调，仍情绪焦躁。舌红苔薄黄，根中稍腻，脉弦数。予二诊方去僵蚕，加白扁豆10g、远志

6 g，14 剂。患儿用药 3 个月，复查肝肾功能未见异常，继续服药巩固。

【注意事项】

（1）由于儿童抽动障碍疗程较长，需长期服药。但全蝎等虫类药物有毒性，不宜久用，宜中病即止。

（2）该病的发生多与其家庭日常生活及饮食相关。故应嘱患儿家长，注意日常生活调护，提高免疫力、固护正气。

（3）适当控制观看电视、电脑时间，不看惊险刺激类节目及书籍。饮食宜清淡，忌辛辣刺激、兴奋性食物。

【辨病选方心得】

抽动障碍表现为多发性不自主运动、发声性抽动两种形式，是一种神经心理障碍性疾病。以突发、不受控、频繁快速的肌肉运动为临床特点的抽动性疾病。抽动障碍的患病率在儿童时期越来越高，呈现出递增的趋势，其男女性别的患病比例约为（3～4）∶1，部分患儿最终可发展为难治性抽动障碍。

中医学认为儿童抽动障碍的核心病机为肝风。在《黄帝内经》中有"风胜则动""风胜乃摇""诸暴强直，皆属于风""诸风掉眩，皆属于肝"等论述，表明肝风与抽动类症状的关系密切。肝为风木之脏，主动，主筋，主疏泄及藏血。病理状态下肝脏功能失调，则出现"动之太过"和"动之不足"两种状态。抽动障碍常见眨眼、挤眉、皱鼻、清嗓子、摇头、耸肩、甩胳膊、踢腿等症状，交替出现或游走不定，亢奋多动而有力，难以控制的特点均为"动之太过"而表现为肝亢风动之象。结合本病发病特点，从肝风立论，本病病因为肝风内动致使五脏功能失和，阴阳失衡，气血津液失调，脑髓失养，元神受扰。故以平肝息风为法则，创平肝息风散作为治疗抽动障碍肝风内动证的经验方。

化痰息风散

【主治疾病】

中医病名：肝风，慢惊风，抽搐，痉风。

西医病名：小儿抽动障碍。

【药方组成】

姜半夏　陈皮　太子参　炒白术　五味子　酸枣仁　白芍　麦芽　神曲

【功效】

燥湿化痰，息风止动。

【适宜证型】

脾虚痰聚。

【用法】

每日 1 剂，水煎服，早、晚分服。

【方药解析】

本方由十味温胆汤化裁而来。方中以二陈为君，半半夏、陈皮，均辛温，归脾、胃、肺经，以燥湿理气化痰；太子参、炒白术健脾益气；五味子、酸枣仁养心安神；白芍敛阴柔肝，麦芽、神曲助中焦运化之功。诸药合用以燥湿化痰为主，健脾益气为辅，兼顾安神定智，敛阴柔肝，健运中焦。

【验案举隅】

张某，男，7 岁。

初诊（2021 年 11 月 5 日）

家属代诉：不自主眨眼、手足抽动 2 月余。

现病史：患儿自 2021 年 9 月突然出现挤眉弄眼、手足抽动、性急心烦、喉中痰鸣等症，曾在当地医院检查脑电图正常，诊为"抽动秽语综合征"，曾服"盐酸哌甲酯"等药物，服药后短期内抽动症状明显好转，但出现恶心、周身乏力、食欲减退等表现。刻下：症见挤眉眨眼，手指抽动，自述头后部沉重，夜卧不安，喉中有痰，吭吭作响，纳食呆滞，二便可，舌质红，苔白腻，脉弦滑。

中医诊断：抽搐（脾虚痰聚证）。

治法：以健脾燥湿祛痰为主，佐以息风通窍。

处方：化痰息风散加减。姜半夏 6 g，陈皮 6 g，太子参 10 g，炒白术 9 g，五味子 3 g，酸枣仁 10 g，白芍 9 g，麦芽 10 g，神曲 10 g，柴胡 10 g，石菖蒲 10 g，钩藤 10 g，全蝎 3 g。14 剂，水煎服，每日 1 剂。

二诊（2021 年 11 月 20 日）

药后诸症明显好转，抽动次数明显减少，喉中痰鸣已无，仍觉头沉重易困，失眠不安，纳差，舌脉同前，治以息风宁神、化湿和胃，于上方基础上加减。陈皮 6 g，姜半夏 6 g，茯苓 10 g，炙甘草 3 g，枳实 3 g，竹茹 10 g，黄芩 10 g，柴胡 10 g，青礞石 10 g，藿香 10 g，苍术 10 g，山楂 10 g，麦芽 10 g，神曲 10 g，鸡内金 10 g，酸枣仁 10 g，钩藤 10 g。14 剂，水煎服，每日 1 剂。药后症状缓解，再以上方加减调治 1 个月，随访半年未复发。

【注意事项】

参考"平肝息风散"相关内容。

【辨病选方心得】

本病属儿童行为障碍性疾病，病位主要责之于肝脾。中医学认为小儿气血未盛，神气未充，易喜易怒，若外因风邪、惊恐，或内因饮食积滞、损伤脾胃，均易变生此证。脾虚痰聚，土亏而木来乘，肝亢风动；或情志不畅，肝郁气结，郁久化火，木克脾土，土虚木摇，风痰鼓动。其病理产物为痰浊，痰风邪气为病理因素。因此，清热燥湿化痰、息风宁神可作为治疗肝风的主要治则。抽动为风盛之象，痰鸣吭吭作响为痰浊内生，阻于气道，蒙蔽清窍之征，头重困倦为痰湿所困，夜卧不安，痰热内生，扰动心神，痰浊困滞中焦，则纳食呆滞。方用化痰息风散加减，遂收热清、痰化、神宁之功。痰火清除，肝风平息，则抽动症止。本方由十味温胆汤化裁而来，现代药理研究表明十味温胆汤有良好的安定、镇静、抗惊厥作用。后期以健脾养心，柔肝平肝之法，以绝生痰之源，心得所养，心神安宁，肝气条达柔和，无亢盛生风之变则诸症痊愈。

滋养肝肾制动汤

【主治疾病】

中医病名：小儿多动症。

西医病名：注意缺陷多动障碍。

【药方组成】

熟地黄　山茱萸　山药　泽泻　牡丹皮　茯苓　知母　黄柏　枸杞子　煅龙骨　煅牡蛎　石菖蒲　远志　炙甘草

【功效】

滋养肝肾，平肝潜阳。

【适宜证型】

肝肾阴虚。

【用法】

每日 1 剂，水煎服，早、晚分服。

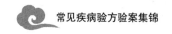
【方药解析】

本方由知柏地黄丸方化裁而来。方中以熟地黄滋肾阴，益精髓；山茱萸滋肾益肝，山药滋肾补脾；泽泻泻肾降浊；牡丹皮泻肝火；茯苓渗脾湿；知母、黄柏清肾中伏火，清肝火；枸杞子滋补肝肾精血；佐以煅龙骨、煅牡蛎平肝潜阳；石菖蒲引诸药至病所、开窍宁神；炙甘草、远志益气血、安心神。全方共奏滋补肝肾、育阴潜阳、宁神益智之功效。

【验案举隅】

李某，男，9岁。

初诊（2022年3月11日）

主诉：多动不宁数月。

现病史：数月前教师反应患儿上课注意力不集中，多动难静。平素急躁易怒，冲动任性，难以自控，神志涣散，学习成绩差，五心烦热，盗汗，喜冷饮，纳便可。舌尖红，苔薄，脉弦数。注意力测试提示中度注意力缺陷多动障碍。

中医诊断：小儿多动症（肝肾阴虚证）。

治法：滋养肝肾，平肝潜阳。

处方：滋养肝肾制动汤加减。熟地黄10 g，山茱萸6 g，山药10 g，泽泻10 g，丹皮9，茯苓10 g，知母10 g，黄柏6 g，枸杞10 g，煅龙骨15 g，煅牡蛎15 g，石菖蒲6 g，远志6 g，炙甘草3 g。14剂，水煎服，每日1剂。并嘱配合行为治疗。

二诊（2022年3月25日）

药后急躁易怒、五心烦热、盗汗等症明显好转，但上课仍不能专心听讲，注意力不集中。予初诊方改知母、黄柏5 g，加五味子6 g、麦冬8 g、珍珠母15 g。14剂，水煎服，每日1剂。并嘱配合行为治疗。

三诊（2022年4月10日）

家长反映患儿症状较前好转，能坚持听讲，回家能完成作业。故而守上方加减调治1个月，嘱临床随访。

【注意事项】

（1）由于本病疗程较长，需长期服药。治疗过程中需顾护脾胃。

（2）该病为行为障碍性疾病，故在口服药物治疗时可配合心理及行为疗法，如教育引导、心理治疗、行为矫正和感觉统合训练等。保证儿童有规律地生活，培养良好的生活习惯。

（3）注意早期发现小儿的异常表现，及早进行疏导及治疗，防止攻击性、破坏性及危险性行为发生。关心、体谅患儿，对其行为及学习进行耐心的帮助与训练，循序渐进，不责骂、不体罚，在进步时给予表扬和鼓励。

（4）保证患儿营养，避免食用含有兴奋性和刺激性的食物和饮料。

【辨病选方心得】

小儿多动症，又称儿童注意缺陷多动障碍，是儿童时期的行为障碍，有明显的注意力集中困难、注意力持续时间短暂、活动过度或冲动的一组综合征。注意缺陷多动障碍是影响患儿学习、社会活动、日常生活和人际关系的重要原因。中医学认为，小儿多动症多因"阳常有余，阴常不足"，阴不制阳，阳失制约则兴奋多动，烦躁易怒，其发病机制与心、肝、脾、肾四脏关系尤为密切，尤其与肝肾密不可分。肝肾阴虚而致的儿童多动症多由于先天禀赋不足，阴精亏损，或久病后肝肾阴虚，无以制阳，虚阳浮亢；水不涵木，木火亢盛，故出现一派阴虚阳亢之证候。故而应用滋养肝肾、平肝潜阳之法治疗肝肾阴虚型多动症疗效甚佳。滋养肝肾制动汤具有滋阴潜阳、补益肝肾、益智聪脑之效，可以改善多动症患儿注意力不集中、行为多动、情绪不稳定等症状。且在口服本方时配合心理及行为疗法，配合耳穴、针刺等外治疗法可增强疗效，尤其在减少药物的副作用及巩固患儿的长期疗效方面具有独特的优势。

小儿行气止痛方

【主治疾病】

中医病名：小儿腹痛。

西医病名：功能性腹痛。

【药方组成】

柴胡　香附　延胡索　青皮　炒枳壳　木香　白芍　炙甘草

【功效】

理气止痛。

【适宜证型】

气滞。

【用法】

每日 1 剂，水煎服，早、晚分服。

【方药解析】

本方由柴胡疏肝散方化裁而来。方中柴胡疏肝解郁为君药；香附理气疏肝而止痛，延胡索能行血中之气滞、气中之血滞而疗诸痛，二药相合，共为臣药，助柴胡以解肝经之郁滞，并增行气活血止痛之效；青皮、枳壳疏肝破气行滞；木香能行肠胃之气，疏肝解郁，和胃运脾并有化湿之功；白芍、炙甘草均为佐药，取芍药甘草汤之意，酸甘并用，入营和阴，养血柔肝，和中缓急止痛；炙甘草调和诸药，亦为使药。诸药相合，共奏疏肝行气、活血止痛之功，使肝气调达、血脉通畅。

【验案举隅】

章某，女，7岁。

初诊（2021年3月11日）

主诉：反复腹痛半年余。

现病史：患儿腹痛反复发作半年余，疼痛部位主要为脐周部，疼痛无明显规律，肚腹硬胀，纳食减少，二便无殊，矢气稍频。予驱蛔，亦无蛔虫排出，予益生菌等口服缓解后又反复。舌红苔白，脉涩。辅助检查：腹部B超检查无阳性发现，血常规和肝功能正常。大便常规及集卵未检到虫卵。

中医诊断：小儿腹痛（气滞证）。

治法：理气止痛。

处方：小儿行气止痛方加减。柴胡6g，香附6g，延胡索6g，青皮6g，炒枳壳6g，木香6g，白芍6g，炙甘草3g。7剂，水煎服，每日1剂。

二诊（2021年3月18日）

患儿腹痛缓解，腹部胀满减轻，纳食仍一般。予初诊方加谷芽10g、麦芽10g。5剂，随访2个月未见发作。

【注意事项】

（1）凡脾虚诸症者，应适当先顾护脾胃，不宜使用本方。本方中大多辛温香燥，易耗气伤阴，故气弱阴虚者慎用。

（2）腹痛只是临床一个症状，可引起腹痛的原因有很多，但由于婴幼儿或儿童不能诉说或表述不清，啼哭往往是最主要的表现，因此必须尽可能详细检查，以免贻误病情。特别是需要鉴别内科腹痛和外科急性腹痛。

（3）嘱患儿注意饮食卫生和饮食调护，保持大便通畅；注意气候变化，防止感受外邪。

（4）嘱呕吐者口服中药时宜少量多次分服。

【辨病选方心得】

腹痛是儿童常见的临床症状，其病因多样，有反复发作、持续时间长的临床特点，影响患儿的正常生活和学习。现代研究表明，学龄期儿童腹痛发病的影响因素中，心理因素占重要的地位，这与中医所说的情志因素致病相似。虽各方面的认识各有差异，但现今儿童由于学业负担过重，生活节奏紧张，常见情志不畅者，故肝气郁结，气机不畅，不通则痛，是腹痛的一个重要病因病机。根据《黄帝内经》"木郁达之"的原则，小儿行气止痛方在治法上采用疏肝柔肝、理气止痛之法，泻肝木、和脾胃、调气机而止腹痛，使气血得以畅通。

热　咳　散

【主治疾病】

中医病名：小儿咳嗽。

西医病名：呼吸道感染。

【药方组成】

杏仁　紫苏叶　桑白皮　法半夏　浙贝母　天竺黄　瓜蒌皮　黄芩　炒栀子

【功效】

清热化痰，宣肺止咳。

【适宜证型】

痰热壅肺。

【用法】

每日1剂，水煎服，早、晚分服。

【方药解析】

本方由杏苏散合桑杏汤化裁而来。方中杏仁苦温而润，肃降肺气而止咳；紫苏叶辛温不燥，发汗解表，宣畅肺气而止咳，一宣一降，共奏宣发肃降肺气的作用，符合肺的生理特点。桑白皮甘寒，泻肺平喘；法半夏、浙贝母、天竺黄、瓜蒌皮联合黄芩清热解毒、燥湿化痰；炒栀子质轻而入上焦，清泄肺热。诸药相和，寒温并用，共奏清热化痰、宣肺止咳之效。

【验案举隅】

韩某，女，5岁。

初诊（2021年12月4日）

主诉：咳嗽5日。

现病史：患儿5日前受凉后开始出现鼻塞流清涕，无热，咳嗽，始为干咳，后转为痰多色淡黄，咳甚则呕，咳嗽时伴有咽痛。胃纳一般，较为挑食，睡眠一般，大便日1次，偏干，小便正常。查体：面色偏黄，形体偏瘦，营养一般。生命体征平稳。咽红，扁桃体Ⅱ度肿大，双下肺可闻及痰鸣音。舌红苔薄黄，脉浮滑。

中医诊断：小儿咳嗽病（痰热壅肺证）。

治法：清热化痰，宣肺止咳。

处方：热咳散加减。苦杏仁10g，紫苏叶9g，桑白皮10g，法半夏6g，浙贝母10g，天竺黄6g，瓜蒌皮10g，黄芩6g，炒栀子6g，姜竹茹5g。5剂，复煎，每次水煎至100 mL，嘱家长予患儿多次小剂量口服，配合拍背促进痰液排出。患儿服药5剂后，诸症缓解。

【注意事项】

（1）本方清宣凉润，风寒咳嗽、阴虚咳嗽及大便溏泄者忌服。本方为治咳轻剂，煎煮时间不宜过长，重症咳嗽亦不适宜。

（2）中药口服可采取复煎，嘱家长予患儿多次小剂量口服。

（3）咳嗽患儿需要定期去户外参加体育锻炼，增强身体抗病能力。

（4）室内经常开窗通风，保持新鲜空气流通，避免接触刺激气味性物体。

（5）如果出现痰液增多时，拍打背部或者是更换体位，能够促进痰液排出。

【辨病选方心得】

东南沿海地区，空气湿度大，长期温暖湿重的气候环境影响人体脾胃运化能力，导致运化升降失常，湿邪内停，形成小儿脾胃偏弱而体内痰湿停滞的体质特点。正如《素问·阴阳应象大论》中所说"秋伤于湿，冬生咳嗽"，受温州地区"湿"气重的影响，在秋冬换季时节，小儿受外来寒邪侵袭，与体内的痰湿邪交织，发为咳嗽，病不易速愈。湿邪易夹寒、夹热、夹瘀，加之小儿脏腑娇嫩，其咳嗽的病因病机虽复杂多样。除地区气候影响外，家长喂养不当、用药不当、护理不当等因素均可使小儿形成肺中痰湿内停、复感风寒且易化热的复杂病证。根据以上特点灵活运用热咳散治疗小儿咳嗽，即能宣发肃降，解外感之邪气，又可清热解毒、燥湿化痰，消肺中之痰湿，辨证论治，疗效显著，值得借鉴。

湿　咳　方

【主治疾病】

中医病名：小儿咳嗽。

西医病名：呼吸道感染。

【药方组成】

法半夏　陈皮　茯苓　生甘草　桔梗　杏仁　炒枳壳　煅海浮石

【功效】

宣肺止咳，燥湿化痰。

【适宜证型】

痰湿阻肺。

【用法】

每日1剂，水煎服，早、晚分服。

【方药解析】

本方由二陈汤化裁而来。方中法半夏辛温性燥，善燥湿化痰，又兼和胃降逆；陈皮可理气行滞、燥湿化痰；茯苓渗湿以助化痰之力，健脾以杜生痰之源；生甘草健脾和中，调和诸药；桔梗辛散苦泄，开宣肺气，祛痰利气；杏仁苦温而润，肃降肺气而止咳。桔梗、杏仁一宣一降，共奏宣发肃降肺气的作用；另桔梗、枳壳二药配伍，桔梗开肺气之郁，并可引苦泄降下之枳壳上行入肺，枳壳降肺气之逆，又能助桔梗利膈宽胸，二者合用，一升一降，一宣一散，具有升降肺气、开郁化痰、宽中利膈的作用。煅海浮石清肺化痰，软坚散结。诸药合用，升降宣散合宜，共奏宣肺止咳、燥湿化痰之功。

【验案举隅】

黄某，男，4岁。

初诊（2022年9月21日）

主诉：咳嗽3日。

现病史：患儿于3日前食"螃蟹"后开始出现咳嗽，晨起及夜间加重，喉间痰鸣，无发热，无鼻塞、流涕，无气喘，纳食欠佳，夜寐欠安，二便调，活动后及夜寐时出汗多。患儿平素常诉眼痒、鼻痒，常有揉眼、搓鼻等，既往有过敏性鼻炎、反复呼吸道感染、湿疹、气喘病史，其父有过敏性鼻炎病史。查体：神清，精神可，呼吸平顺，咽部无充血，双侧扁桃体不大，听诊双肺呼吸音粗，未闻及明显干湿性啰音，双下眼睑瘀黑征（＋）。舌淡红，苔薄白，脉细。

中医诊断：小儿咳嗽（痰湿阻肺证）。

治法：宣肺止咳，燥湿化痰。

处方：湿咳方加减。法半夏6g，陈皮6g，茯苓10g，生甘草3g，桔梗6g，杏仁10g，炒枳壳6g，煅海浮石12g。5剂，复煎，每次水煎至100mL，嘱家长予患儿多次小剂量口服，配合拍背促进痰液排出。

二诊（2022年9月26日）

患儿咳嗽减少，晨起偶有咳嗽，喉间痰减，纳食较前增加。继续守初诊方3剂。

三诊（2022年9月30日）

患儿基本不咳，但时诉喉间有痰难咳出，纳食正常。予初诊方加射干8g、麦冬8g、白术8g，5剂，每日1剂，水煎服。嘱患儿家长平时注意调护，防寒保暖并且避免患儿食用海鲜等致敏食物，1个月后随访未见咳嗽复发。

【注意事项】

（1）燥痰、吐血、消渴、阴虚及血虚者忌服本方。

（2）过敏等特禀质咳嗽患儿要注意饮食和生活调试，避免接触过敏原类物质。需定期去户外参加体育锻炼，增强身体抗病能力。室内经常开窗通风，保持空气流通，避免接触刺激性气味。

（3）如果痰液增多，可予拍打背部或者更换体位，促进痰液排出。

【辨病选方心得】

在治疗小儿咳嗽时，既要重视不同致病因素对机体所造成的影响，还要重视患儿的体质特点，按辨证论治的原则进行处方用药。特禀质咳嗽患儿病程较长，病性属寒，以反复的夜间或凌晨阵发性咳嗽为主要特点，临床表现上具有痰湿质咳嗽的特点，而且特禀质咳嗽患儿还有湿疹、过敏性鼻炎、哮喘等个人过敏史及家族过敏史。特禀质咳嗽病情反复缠绵难愈的根本原因是内有伏痰，"伏痰"不仅包括有形之痰，还包括无形之痰。特禀质患儿痰湿内盛，多是由于脾肺功能失调。因此在治疗方面，对于此类咳嗽需先治脾，脾健得运则痰无以生。脾肺为母子之脏，若中焦枢纽气机壅滞则不利于气化功能，也不利于肺气宣畅，故治咳必须注重脾肺气机的调畅。治疗中可运用湿咳方以燥湿化痰理脾。本方升降宣散合宜，共奏宣肺止咳、燥湿化痰之功，散降相因，使痰饮去而咳自止，降气、祛痰、理脾三者皆可兼顾。

清瘟消疹方

【主治疾病】

中医病名：温病，时疫。

西医病名：小儿手足口病。

【药方组成】

生石膏　知母　生甘草　黄芩　炒栀子　赤芍　贯众　连翘　藿香

【功效】

清热解毒祛湿。

【适宜证型】

湿热犯脾。

【用法】

每日 1 剂，水煎服，早、晚分服。

【方药解析】

本方由清瘟败毒饮化裁而来。方中生石膏味甘、性大寒，具清热泻火、收湿止血之功效，与知母、生甘草联用为白虎汤法，清热解毒。黄芩，味苦，性寒，具清热燥湿、泻火解毒之功；炒栀子性寒，具泻火除烦、清热利湿之功效；黄芩、黄连、炒栀子联用组成黄连解毒汤，具通泄三焦、清泄邪火之功效，但因黄连苦寒，味道强峻，小儿往往抗拒服药，故而不用。黄连、赤芍、贯众清热解毒、凉血止血、散瘀止痛；连翘性寒凉，有清热解毒、散结消肿之功。藿香芳香化湿、和胃止呕、祛暑解表。诸药合用，共奏清热解毒祛湿之功效。

【验案举隅】

张某，男，6 岁。

初诊（2021 年 8 月 17 日）

主诉：发热 2 日。

现病史：患儿 2 日前出现发热，热峰 39.5℃，服退热药可暂时退，每日发热反复 4～5 次，伴偶咳，流涎增多。刻下：症见发热，体温 38.7℃，偶咳，流涎、口臭、纳呆，大便 2 日未行，小便短黄。查体：咽红，咽部有多个红色小疱疹，双侧扁桃体 I 度肿大，心肺无特殊，手足心有数个红色疱疹。舌红苔黄腻，脉滑数。辅助检查：血常规提示白细胞 6.3×10^9/L，淋巴细胞比例 63.60%。

中医诊断：温病（湿热犯脾证）。

治法：清热解毒祛湿。

处方：清瘟消疹方加减。生石膏 15 g，知母 8 g，生甘草 3 g，黄芩 6 g，炒栀子 6 g，赤芍 6 g，贯众 9 g，连翘 10 g，藿香 6 g。3 剂，每日 1 剂，水煎服，药渣熏洗手足。

二诊（2021 年 8 月 20 日）

诉服药后第 2 日热退，流涎减少，咽部、手足心疱疹减少，大便已解，纳食仍少。予初诊方去石膏，加麦芽 6 g、炒神曲 6 g。继服 3 剂而愈。

【注意事项】

（1）素体阳虚或脾胃虚弱者忌用本方。服药期间，忌食生冷、辛辣、刺激性及油腻等。

（2）手足口病患儿要注意隔离，以防传染；家里要注意通风，及时消毒处理；注意饮食起居，合理供给营养，保持充足睡眠休息；患儿要及时补充水分，饮食上主要以温凉、软糯为主，使其易消化，并可缓解口腔内的疼痛感。

（3）注意保持皮肤清洁，切勿挠抓，以防疱疹破溃感染。

【辨病选方心得】

中医学认为本病属"温病""时疫"范畴，多发于长夏季节，中医认为此时暑湿当令，患儿受时邪影响，疫毒由口鼻入体，蕴结于脾肺以致肺气失调，水湿内停，邪气外透肌表，引起发热、疱疹等临床症状。治疗宜以清热解毒、化湿清气之方。但清热之药多苦寒，易于生湿；祛湿之品多温燥，易于助热。故临证需准确把握清热、祛湿的比例。本方清瘟消疹方选方用药有如下特点：一则温散湿郁需防过燥，故加芳香药物调畅气机。芳香之品可以化湿、醒脾，辛能行气，香能通气，故能行中焦气机，即可化湿又可恢复脾运，标本同治；此外，芳香药物可以调和药味，提高小儿服药的依从性。二则清热需防伤阳生湿，慎用大苦大寒之品，可苦寒和辛温合用，以免热滞湿不化。可采用三焦分治法宣上、畅中、渗下，使湿热之邪从三焦分消，寓启上闸，开支河，导水下行之理，可使气畅湿行，脾运复健。三则需时时顾护脾胃。脾胃为湿热病证的中心，是生内湿的根本，加之小儿"脾常不足"之生理特点，故需力保脾胃功能正常。

小儿运脾开胃方

【主治疾病】

中医病名：小儿厌食。

西医病名：消化功能紊乱。

【药方组成】

苍术　陈皮　姜半夏　藿香　佩兰　炒枳壳　炒麦芽　神曲　鸡内金

【功效】

化湿理气，运脾和中。

【适宜证型】

脾失健运。

【用法】

每日 1 剂，水煎服，早、晚分服。

【方药解析】

本方由不换金正气散化裁而来。方中苍术燥湿健脾，为运脾要药，陈皮、姜半夏燥湿化痰，行气消滞；藿香、佩兰芳香化浊，醒脾祛湿；炒枳壳、陈皮理气醒脾和中，炒麦芽、神曲、鸡内金消食开胃。诸药相合，共奏调和脾胃、运脾开胃之功。

【验案举隅】

洪某，女，3 岁。

初诊（2020 年 2 月 1 日）

家人代诉：厌食 2 月余。

现病史：患者近 2 月食欲不振，不思饮食，强迫进食后则脘腹胀满，肢倦乏力喜抱，时伴恶心，嗳气，大便干稀不调，形体发育尚可，精神正常，舌淡红苔白腻，脉濡。

中医诊断：小儿厌食（湿滞中焦，脾胃失司）。

治法：化湿理气，运脾和中。

处方：小儿运脾开胃方加减。苍术 6 g，陈皮 6 g，姜半夏 6 g，藿香 6 g，佩兰 6 g，炒枳壳 6 g，炒麦芽 10 g，神曲 10 g，鸡内金 6 g。7 剂，每日 1 剂，水煎服，并配合中药穴位贴敷治疗。服 7 剂后，诸症减轻，守方再进 14 剂，症状基本消失，后用香砂六君子加减调理 2 月余痊愈。

【注意事项】

（1）脾胃阴虚者，表现为口干、舌红少津、大便干者，不适用本方。

（2）纠正不良饮食习惯，做到"乳贵有时，食贵有节"，不偏食、挑食，不强迫进食，饮食定时适量，少食零食，少食肥甘厚味及不易消化之物，鼓励多进食蔬菜粗粮，慎用滋补品。

（3）保持就餐环境安静，进食时不宜看电子产品等分散注意力。

【辨病选方心得】

脾胃为后天之本，气血生化之源，人之中焦昌盛，气机通达，输布津液，生化气血以营周身，则病无由生。《黄帝内经》早有"四季脾旺不受邪"的说法，然因小儿五脏之中脾常不足，胃小且弱，容物不多，常因内伤饮食，或加外感邪气，伤及弱小之脾胃，致脾胃燥湿紊乱，升降失常，纳运失和，出现一系列脾胃病症。脾胃位于中州，同属中土，脾为阴土，喜燥恶湿，外感湿邪，内伤食滞，脾失健运，湿滞脾胃，致脾运失常。正如《黄帝内经》所谓"土运太过而敦阜，其病腹满；脾运不足而卑监，其病留满痞塞"。小儿运脾开胃方诸药合用行气运脾，芳香化湿，使湿去脾健，气机调畅，脾胃自和。

小儿健脾方

【主治疾病】

中医病名：小儿厌食。

西医病名：消化功能紊乱。

【药方组成】

党参　炒白术　茯苓　生甘草　陈皮　砂仁　白扁豆　五味子　山楂

【功效】

健脾益气，消食助运。

【适宜证型】

脾胃气虚。

【用法】

每日 1 剂，水煎服，早、晚分服。

【方药解析】

本方由异功散化裁。方中党参健脾益气、生津养血；炒白术苦温，健脾燥湿益气；茯苓甘淡渗湿益脾；生甘草益气健脾，调和诸药，以上四君合用，益气健脾。加之陈皮健脾顺胃，理气调中，醒脾助运，使补而不滞；砂仁、白扁豆健脾化湿和胃，符合脾喜燥恶湿的特性，可促进脾运恢复；五味子能养阴生津，可制约党参、炒白术的温燥；山楂消食化瘀，且味酸可健胃纳，与生甘草合用可酸甘化阴。诸药合用，益气健脾，养阴生津，补中有行，补而不滞，补而不燥，且口感良好，易为小儿接受。

【验案举隅】

邓某，女，2岁8个月。

初诊（2022年4月5日）

家长代诉：厌食10月余。

现病史：患儿不思饮食，食而不化，大便偏稀夹不消化物，伴夜卧不宁。查体：面色萎黄，形体消瘦，皮毛憔悴，脘腹胀满，舌淡苔少，指纹淡滞，见于风关。

中医诊断：小儿厌食（脾胃气虚证）。

治法：健脾益气，消食助运。

处方：小儿健脾方加减。党参8g，炒白术6g，茯苓10g，生甘草3g，陈皮6g，砂仁3g，白扁豆10g，五味子3g，山楂10g。7剂，每日1剂，水煎服，并配合中药穴位贴敷治疗。

二诊（2022年4月12日）

患儿食欲较前增进，能由每餐进食1～2口增加到小半碗软饭，睡眠好转，盗汗，守初诊方加糯稻根10g、白芍5g。继服7剂。

三诊（2022年4月19日）

患儿食欲明显好转，面色转红润，神态活泼，固守方继服，2个月后随访患儿食欲正常，体重增加1kg，疗效满意。

【注意事项】

（1）湿热浸淫者不适用本方。

（2）诊断小儿厌食首先要排除儿外科疾病，如食道和胃肠的先天畸形，特别是小肠先天畸形，如果发现问题，需尽快处理。

（3）纠正不良饮食习惯，做到"乳贵有时，食贵有节"，不偏食、挑食，不强迫进食，饮食定时适量，少食零食，少食肥甘厚味及不易消化之物，鼓励多进食蔬菜粗粮，慎用滋补品。

（4）保持就餐环境安静，进食时不宜看电子产品等分散注意力。

【辨病选方心得】

中医学认为小儿厌食症属于"食滞""痰浊"等范畴，病位在脾胃，与肝关系密切，发病原因与先天禀赋不足、后天失养相关。脾胃为气血生化之源，小儿尚未发育完全，具有脾为常虚、肝常有余的特点，脾胃虚弱则气血生化不足，水谷精微运化失权，故治疗当以补益脾胃为本。《景岳全书·脾胃》中指出："脾气皆藏于五脏中，而五脏之气亦藏于脾胃中……故能调五脏者必善治脾，治脾增饮食，亦是安五脏。"现今生活富足，小儿喂养不当，常有不合理的饮食结构与不良饮食习惯，易伤脾肺之气。从临床表现也可看出，五脏蕴藏着脾气，补益脾胃等同于补益五脏之气，也可以治疗五脏相应的临床病症。特别是大病、久病之后，顾护脾胃之气成为临床上主要的治疗方向和治疗手段。本方由异功散化裁而来，全方集益气健脾、养阴生津之功，且补中有行，补而不滞，补而不燥，且口感良好，易为小儿接受。

温补脾肾止遗方

【主治疾病】

中医病名：小儿遗尿。

西医病名：儿童单症状性夜遗尿。

【药方组成】

黄芪　党参　炒白术　茯苓　炙甘草　桑螵蛸　益智仁　巴戟天　补骨脂　金樱子　菟丝子　覆盆子　锁阳　石菖蒲

【功效】

温补脾肾，固涩止遗。

【适宜证型】

脾肾两虚。

【用法】

每日1剂，水煎服，早、晚分服。

【方药解析】

本方由补中益气汤合桑螵蛸散化裁而来。方中黄芪以补益脾肺之气、升阳固表为主，有和胃健脾、补中升阳之功；党参、炒白术、茯苓、炙甘草四君相合，甘温补中，有益气生血之效；桑螵蛸、益智仁、巴戟天、补骨脂、金樱子具有补肾助阳、固精缩尿的功能；菟丝子、覆盆子、锁阳可滋补肝肾、缩尿固精，具有双补肾阴肾阳作用；石菖蒲味辛性温，气味芳香，可化浊祛痰、开窍醒神，可使脑窍清灵，有尿即醒。全方共奏温补脾肾、固涩止遗之效，适用于脾肾两虚的遗尿症。

【验案举隅】

赵某，男，7 岁。

初诊（2021 年 10 月 16 日）

主诉：间断睡中遗尿 1 年余。

现病史：患儿睡中遗尿，醒后方觉，每晚尿床 1～2 次，夜间不易叫醒，与白天玩耍过度及睡前饮水较多有关，小便清长，纳差，眠可，大便稀，每日一行。查体：咽淡红，双侧扁桃体无肿大，咽峡部有滤泡，心脏（－），双肺呼吸音正常。实验室检查：骶尾椎骨质未见明显异常，尿常规未见异常。舌淡、苔薄白，脉沉。

中医诊断：小儿遗尿（脾肾两虚证）。

治法：温补脾肾，固涩止遗。

处方：温补脾肾止遗方加减。黄芪 12 g，党参 10 g，炒白术 9 g，茯苓 10 g，炙甘草 3 g，桑螵蛸 8 g，益智仁 6 g，巴戟天 6 g，补骨脂 6 g，金樱子 6 g，菟丝子 8 g，覆盆子 6 g，锁阳 6 g，石菖蒲 6 g。7 剂（颗粒剂），每日 1 剂，分早、晚 2 次水冲服。并结合中药穴位敷贴外治，同时嘱家长在患儿熟睡后于夜间 11 点左右将其叫醒排尿，使患儿逐渐形成排尿意识；白天适当玩耍，晚上 8 点后勿过多饮水。

二诊（2021 年 10 月 23 日）

遗尿症状较前好转，1 周尿床 2～3 次，纳食较前增多，眠可，大便调，每日一二行。舌淡红，苔薄白，脉细。予初诊方加鸡内金 10 g、炙麻黄 3 g。7 剂，水冲服，注意事项均同前。

三诊（2021 年 10 月 30 日）

遗尿症状缓解，熟睡后易被叫醒，有时会主动起床排尿，纳眠可。予二诊方去炙麻黄。7 剂，注意事项均同前。1 个月后电话随访，患儿尿床症状基本可以控制。

【注意事项】

（1）阴虚火旺者不适用本方。本方可空腹或饭前服用。

（2）对于遗尿患儿，需除外非单症状性夜遗尿及其他潜在疾病引起的夜遗尿，可做骶尾椎 X 线摄片、尿常规检查等，以排除先天性脊椎裂及泌尿系感染。

（3）患儿应在家长的指导下逐步培养合理的作息时间和良好的卫生习惯，白天不仅要注重午休，更勿暴饮暴食、情绪激动及剧烈运动，以防夜间睡眠过深，不易觉醒。

（4）家长同时要顾及患儿的自尊心，在患儿尿床后尽量做到少训斥、责备，多予以宽慰、开导，消除患儿因尿床带来的害羞、紧张心理。白天可予患儿多饮水，勤排尿，每次排尿中段予以稍微憋尿，以刺激膀胱对膨胀感的敏感性。睡前嘱患儿排空小便，有助于减少患儿夜间尿床的次数。

（5）遗尿患儿均伴有不同程度的睡眠深沉，呼之不醒。因此，需嘱患儿家长于每晚 8 点后让患儿少饮水或不饮水，且在患儿熟睡后于晚上 11 点左右将其叫醒排尿，这样反复训练可增强大脑皮质在夜间排尿的觉醒性，以使患儿形成排尿意识而醒来排尿。

【辨病选方心得】

小儿脏腑娇弱，形气未充，脾常不足、肾常虚，以致小儿夜间遗尿。一则小儿肾脾本虚，先天后天皆易因为多种原因损耗两脏阳气；二则夜晚寒凉，外界阳气减弱，受应于天时则脾肾阳气更虚，不足以固摄水液，故尿液容易不受约束自出。肾阳气虚，脾土不升，蒸腾固摄失司，津液上下输布失常，从而导致自遗而溺。临床症见睡中遗尿，不宜唤醒，小便清长；小便次数增多，自汗、动则多汗，面色萎黄或㿠白，神疲乏力，纳呆，大便溏薄；舌质淡、舌苔白，脉沉迟无力。其致病之本在脾肾，临证多从暖肾温脾，固精缩尿而治，兼顾宣肺、开窍、醒神。温补脾肾止遗方在临证治疗方面有如下特点：一则着重肾脾同治，膀胱为州都之官，藏津液，肾与膀胱相表里，主水，司开阖，与膀胱共主调节尿液排泄，肾气通调则膀胱通利小便自出，肾气固摄则膀胱约束小便自控。二则顾护脾之健运，小儿脏腑娇弱，脾肾本虚，加之脾为后天，小儿生长发育、气血生化皆依赖脾气健运，如平日或顾护失调或外邪内伤，都容易损害脾之气机运化；而水赖土运，若脾气不足、脾阳虚弱，气机不运，水液代谢紊乱，更易损伤肾阳而致肾气虚寒不固，同时肾阳不温脾土，土反被水克，使得机体气机之升降，津液之舒布更难调畅，尿液为津液之余，津液输布失调，也会影响尿液按时排泄。故在小儿遗尿症的临床论治上，重视扶脾运脾，当与温肾固摄同等重要。

调补心肾缩尿方

【主治疾病】

中医病名：小儿遗尿。

西医病名：儿童单症状性夜遗尿。

【药方组成】

桑螵蛸　煅龙骨　党参　当归　茯苓　远志　石菖蒲　夜交藤　酸枣仁

【功效】

调补心肾，缩尿止遗。

【适宜证型】

心肾不足，水火不交。

【用法】

每日 1 剂，水煎服，早、晚分服。

【方药解析】

本方由桑螵蛸散化裁而来。方中桑螵蛸甘咸入肾，补肾涩精止遗尿。煅龙骨甘平，涩精止遗、镇心安神，佐以党参补益元气，当归补养营血，二者合用气血双补。茯苓健脾宁心渗湿，使心气下达于肾；远志安神定志，通肾气上达于心；石菖蒲开心窍、益心志，三者相和，则心肾交通。夜交藤、酸枣仁养心安神。诸药合用，涩补并行，心肾并养，寓补于涩，标本同治，共奏调补心肾、缩尿止遗之功。

【验案举隅】

张某，男，12 岁。

初诊（2021 年 10 月 30 日）

主诉：遗尿 1 个月。

现病史：家长述患儿自幼有遗尿史，近 1 个月遗尿复现，色淡黄，味淡，每夜 2～3 次，多梦，唤醒困难，大便偏干，日一行。查体：咽无充血，双肺呼吸音清。心腹（－）。舌质淡红苔白，脉细数。查尿常规未见异常。

中医诊断：小儿遗尿（心肾不交证）。

治法：调补心肾，缩尿止遗。

处方：调补心肾缩尿方加减。桑螵蛸 10 g，煅龙骨 10 g，党参 6 g，当归

6 g，茯苓 10 g，远志 6 g，石菖蒲 6 g，夜交藤 10 g，酸枣仁 12 g。7 剂，水煎服 100 mL，每日 1 剂，早、晚分次温服。并结合中药穴位敷贴外治，同时嘱家长在患儿熟睡后于夜间 11 点左右将其叫醒排尿，使患儿逐渐形成排尿意识；白天适当玩耍，晚 8 点后勿过多饮水。

二诊（2021 年 11 月 7 日）

患儿遗尿减少，每夜可叫醒排尿 1 次，余无不适，小便色、量均正常，大便正常。舌质淡红苔薄白，有裂纹，双肺呼吸音清。心腹（－）。予初诊方去煅龙骨、夜交藤、酸枣仁，加熟地黄 15 g。14 剂，水煎服 100 mL，每日 1 剂，早、晚分次温服。注意事项均同前。

三诊（2021 年 11 月 21 日）

遗尿症状缓解，有时会主动起床排尿，纳眠可。予二诊方去熟地黄。7 剂，注意事项均同前。1 个月后随访，患儿尿床症状基本可以控制。

【注意事项】

阴虚火旺或内有湿热者慎用本方。其余注意事项可参考"温补脾肾止遗方"相关内容。

【辨病选方心得】

小儿"心常有余"，心主血脉，心主神明，小儿受外邪侵袭，本就易扰心神，外邪入里，易化火伤心，易造成心火亢盛。加之小儿"肾常不足"，心火亢盛，火性炎上，心火上炎不能下交于肾，下焦肾水不能得到心火的温煦，肾水本寒，致水火失济。《严氏济生方·小便门》中载："肾藏有寒，寒积膀胱，注于胂脏，小便频数或遗尿而不禁，遂成利病。"又脏腑关系中肾与膀胱相表里，肾主水，肾水温煦不足，则膀胱失于温煦，膀胱为州都之官，津液藏焉，气化则能出矣。肾水失于温煦，则肾气化生减少，膀胱不得肾气固摄，膀胱失约，故导致遗尿。特别青春期阶段儿童生理特点是肾气盛、天癸至、阴阳和，生殖系统迅速发育成熟，肾藏精、主水，主生长发育生殖与脏腑气化，若心火上炎不能下交于肾，肾气封藏失职则发为遗尿。调补心肾缩尿方通过调补心肾，涩精止遗，兼顾养阴生津等，使肾脏藏精主水之功能日渐提高，以趋康复。